U0583897

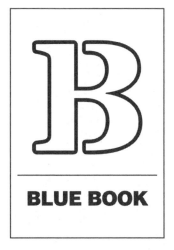

BLUE BOOK

智 库 成 果 出 版 与 传 播 平 台

中医药传承创新蓝皮书

BLUE BOOK OF PRESERVATION AND INNOVATIVE
DEVELOPMENT OF TCM

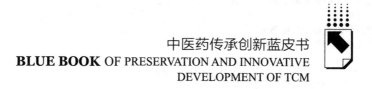

中国中医药传承创新发展报告（2023）

REPORT ON THE PRESERVATION AND INNOVATIVE DEVELOPMENT OF
TRADITIONAL CHINESE MEDICINE (2023)

中医药教育、科技、人才专题

Special Topic of TCM Education, Scientific and Technology and Talent

主　编／张建华　　周尚成　　潘华峰
副主编／闫志来　　饶远立　　梁珊珊

社会科学文献出版社
SOCIAL SCIENCES ACADEMIC PRESS（CHINA）

图书在版编目（CIP）数据

中国中医药传承创新发展报告.2023：中医药教育、科技、人才专题/张建华，周尚成，潘华峰主编；闫志来，饶远立，梁珊珊副主编.--北京：社会科学文献出版社，2023.12
（中医药传承创新蓝皮书）
ISBN 978-7-5228-2781-0

Ⅰ.①中… Ⅱ.①张… ②周… ③潘… ④闫… ⑤饶… ⑥梁… Ⅲ.①中国医药学-研究报告-2023 Ⅳ.①R2

中国国家版本馆 CIP 数据核字（2023）第 218430 号

中医药传承创新蓝皮书

中国中医药传承创新发展报告（2023）
——中医药教育、科技、人才专题

主　　编／张建华　周尚成　潘华峰
副 主 编／闫志来　饶远立　梁珊珊

出 版 人／冀祥德
组稿编辑／任文武
责任编辑／张丽丽
文稿编辑／张　爽
责任印制／王京美

出　　版／社会科学文献出版社·城市和绿色发展分社（010）59367143
　　　　　地址：北京市北三环中路甲 29 号院华龙大厦　邮编：100029
　　　　　网址：www.ssap.com.cn
发　　行／社会科学文献出版社（010）59367028
印　　装／三河市东方印刷有限公司

规　　格／开本：787mm×1092mm　1/16
　　　　　印张：23.75　字数：356 千字
版　　次／2023 年 12 月第 1 版　2023 年 12 月第 1 次印刷
书　　号／ISBN 978-7-5228-2781-0
定　　价／128.00 元

读者服务电话：4008918866

广东省社会科学研究基地"广东省中医药健康服务与产业发展中心"
广州市人文社会科学重点研究基地"广州中医药文化历史研究重点基地"
联合资助

编 委 会

主要编撰者简介

张建华　博士生导师，广东省人大常委会委员、教科文卫委员会副主任，广州中医药大学原党委书记，广东省中医药健康服务与产业发展中心（省社科研究基地）负责人，广东省委宣传部《岭南文化辞典》组织委员会委员，广东省哲学社会科学专家，广东省卫生厅医学科研基金评审专家，主要研究方向为卫生事业管理、高等院校党建与思想政治建设教育、中医药文化自信与传承发展等。近年来主持各级科研课题（项目）9项，其中重大科研课题3项、团队项目1项，公开发表学术论文近40篇，其中在核心期刊发表论文10余篇，撰写的专家咨询报告曾获广东省委常委、广州市委主要领导同志的肯定性批示。

周尚成　管理学博士，广州中医药大学公共卫生与管理学院院长，教授，博士生导师，国家留学基金委公派赴英访问学者，世界中医药学会联合会中医药管理研究专业委员会副主任委员，中华中医药学会人文与管理科学分会副会长。主要研究方向为中医药管理、卫生管理与医疗保障。近年来主持国家自然科学基金项目3项，教育部等省部级以上项目10余项，在国内外相关重要杂志发表了多项重要成果，公开发表学术论文100余篇，其中SSCI/SCI论文7篇，出版专著2部，获得省级政府科技进步奖三等奖1项（排序1）、市级政府社会科学优秀成果奖一等奖2项（均排序1），享受广州市政府特殊津贴专家，获得广州市青年科技奖等多项荣誉，撰写的专家咨询报告曾获广东省委、省政府主要领导同志的肯定性批示。

潘华峰　中医内科学博士，广州中医药大学副校长、科技创新中心主任，教授，博士生导师，享受国务院政府特殊津贴专家，中医内科学脾胃研究学术带头人，兼任中国中医药信息学会副会长、中国民族医学会脾胃病分会副会长、广东省传统医学会副会长、广州中医药历史文化基地负责人、广州大典研究中心学术委员会专家。主要研究方向为中医药文化传播与研究、卫生事业管理、中医药防治消化系统重大疾病的理论与应用。近年来主持国家自然科学基金项目4项、"973"子课题1项、广东省重点领域研发计划1项、其他省部级课题多项，在国内外发表高水平论文180余篇，其中SCI论文15篇。出版专著4部、参编2部。获广东省科技进步一、二等奖，广东省教学成果一等奖，中国产学研合作创新奖等多个奖项，所提出的助力中医药传承发展的相关建议刊登在《广州研究内参》，供有关部门决策参考，积极推广中医药文化资源，不断推进中医药文化传承创新事业，坚定中国特色社会主义文化自信。

前　言

中医药学是一门凝聚着中华民族博大智慧的学科，也是我国独具特色的医疗卫生资源。以习近平同志为核心的党中央、国务院高度重视中医药传承创新发展。2019 年，中共中央、国务院印发《关于促进中医药传承创新发展的意见》，本课题组开始了"中医药传承创新蓝皮书"的研创，从省际中医药事业发展竞争力的角度，聚焦中医药事业"七位一体"的全面评价。

2022 年 11 月 22 日，党的二十大报告明确指出："教育、科技、人才是全面建设社会主义现代化国家的基础性、战略性支撑。"教育优先发展、科技自立自强、人才引领驱动，三者既相互融合又各有侧重，中医药事业现代化是社会主义现代化建设的重要组成部分，中医药教育、科技、人才是中医药事业现代化的基础性、战略性支撑。深化中医药院校教育改革，深化医教协同，进一步推动中医药教育改革与高质量发展，建立高素质的人才队伍，建设高水平的科技创新体系是《"十四五"中医药发展规划》的主要任务，中医药教育、科技、人才发展是中医药传承创新发展的主要形式和内容。从教育、科技、人才的角度认识国家中医药事业发展情况是本书关注的重点。

本书是"中医药传承创新蓝皮书"的第四部，维护人民健康，促进"健康中国"战略实施是中医药事业快速发展的基本出发点，中医医疗、中医养生康复是中医药事业服务人民健康的主要部分，而中医药教育、科技、人才是中医药事业发展的主体，是中医药事业高质量发展的关键所在。从省际竞争力角度出发，对中医药教育、科技、人才进行对比分析、客观评价，比较中医药事业"七位一体"的评价结果，可更加全面细致地了解国家中医药事业发展的基本情况。

本书精选了中医药文化影响力指数报告，并依据中医药传承创新发展省际竞争力排名，精选了上海市和重庆市的中医药传承创新发展优秀案例，为其他省（区、市）中医药传承创新发展提供思路。

最后需要指出的是，由于作者水平有限，本书难免存在不足，敬请广大读者批评指正。

编　者

2023 年 8 月

摘　要

　　中医药传承创新是新时代中国特色社会主义事业的重要内容，客观评价中医药事业的区域竞争力对中医药事业的传承创新具有重要意义。本书基于中医药事业发展"七位一体"的基本理论，从中医医疗服务、中医药产业、中医药养生保健、中医药教育、中医药科技、中医药文化传播与对外交流、中医药政策7个维度对我国中医药事业发展情况进行综合评价。围绕中医药教育、中医药科技和中医药人才三个板块进行细致分析。教育优先发展、科技自立自强、人才引领驱动，三者既相互融合又各有侧重，构成中医药事业"三位一体"基础理论。本书对各地区中医药教育、科技、人才进行评价，分析各地区"三位一体"中医药事业发展的综合水平及差异。从中医药教育、科技和人才评价结果来看，不同地区的评价结果存在差距，其中东部地区整体表现相对突出，在中医药教育、科技、人才的传承创新上更具竞争力；此外，提出建设"中医药强省"目标的省份在中医药教育、科技、人才的总体平均排名上表现出微弱优势，建设"中医药强省"目标对中医药教育、科技、人才的总体发展具有一定的促进作用。但是从整体上看，中医药教育、科技、人才的发展水平还有待进一步提高。我国要结合自身经济、文化发展特点因地制宜，提高中医药教育能力，加强中医药人才的个性化培养；突破传统中医药的发展定势，探索中医药领域的产学研合作新模式和中医药发展的新路径，完善中医药人才培养体系，建立具有高技术水平、高文化自信、高服务能力、高创新水平和高满意度的中医药人才队伍，推动中医药教育、科技和人才互促共进，实现中医药事业的高质量发展。

关键词： 中医药事业　中医药教育　中医药科技　中医药人才

目 录 ⤵

Ⅰ 总报告

Ⅱ 分报告

Ⅲ 专题篇

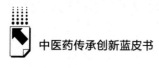
Ⅳ 案例篇

皮书数据库阅读**使用指南**

总 报 告

General Reports

B.1

2023年中国中医药教育、科技、人才发展省际竞争力报告

张建华　周尚成　潘华峰　梁珊珊　周静静　贺凯玥*

摘　要： 党的二十大报告指出，教育、科技、人才是全面建设社会主义现
代化国家的基础性、战略性支撑，要"深入实施科教兴国战略、
人才强国战略、创新驱动发展战略"，"加快建设教育强国、科
技强国、人才强国"。本报告基于中医药教育、中医药科技和中
医药人才"三位一体"理论，采用德尔菲法确定指标权重，使

* 张建华，广东省人大常委会委员、教科文卫委员会副主任，广州中医药大学原党委书记，博
士生导师，主要研究方向为卫生事业管理、高等院校党建与思想政治建设教育、中医药文化
自信与传承发展等；周尚成，管理学博士，教授，博士生导师，主要研究方向为中医药管
理、卫生管理与医疗保障；潘华峰，中医内科学博士，广州中医药大学副校长，教授，博士
生导师，享受国务院政府特殊津贴专家，主要研究方向为中医药文化传播与研究、卫生事业
管理、中医药防治消化系统重大疾病的理论与应用；梁珊珊，广州中医药大学公共卫生与管
理学院在读硕士研究生，主要研究方向为社会医学与卫生事业管理；周静静，广州中医药大
学公共卫生与管理学院在读博士研究生，主要研究方向为疾病负担、卫生政策、慢病管理；
贺凯玥，广州中医药大学公共卫生与管理学院在读硕士研究生，主要研究方向为社会医学与
卫生事业管理。

用国家统计行业的数据，利用综合评价分析方法对中医药教育、中医药科技和中医药人才的省际竞争力进行评价，并对 2020 年与 2021 年的发展情况进行比较分析。评价结果显示，我国东部地区在中医药教育、科技和人才的传承创新上更具竞争力，整体得分和排名最佳，中部地区的评价结果相对均衡，西部地区在中医药人才发展上表现较好。提出建设"中医药强省"目标对中医药教育、科技和人才的总体发展有一定的促进作用，但是其影响并不显著。对比 2020～2021 年的数据发现，31 个省（区、市）中排名发生变化的有 20 个。对于中医药教育、科技和人才的发展应当因地制宜，制定符合地方特色和需求的战略规划，并加大政策支持力度，使中医药科技、教育和人才实现互促共进。

关键词： 中医药　传承创新　省际竞争力

一　中国中医药教育、科技、人才传承创新概述

（一）概念界定

早在 2017 年 10 月 18 日，党的十九大报告就指出："坚持中西医并重，传承发展中医药事业。"党的二十大报告提出，"促进中医药传承创新发展，健全公共卫生体系，加强重大疫情防控救治体系和应急能力建设，有效遏制重大传染性疾病传播"。中医药是我国古代科学的瑰宝，是我国各族人民在与疾病作斗争的历程中逐步形成并不断发展的医药科学，为世界贡献了中医药治疗方案与中医药智慧。中医药的传承创新发展离不开教育、科技、人才三方面的支撑。三者都事关现代化建设。其中，教育在三者中居于基础性和先导性地位；科学技术是第一生产力，也是国家综合实力的重要体现；人才是第一资源、创新是第一动力，培养创新型人才是国家、民族长远发展大计。

1. 中医药教育

中医药教育是关于中医药知识、理论和实践的教学活动。它旨在传承和弘扬中华传统医药文化，培养具有中医药专业知识和技能的人才。中医药教育的内容包括中医基础理论、诊断方法、治疗方案、中药药理、针灸和推拿等技术，以及中医药养生和预防保健等方面的知识。通过中医药教育，学生可以学习中医药的哲学思想、独特的诊断治疗方法，进而为中医药传承创新发展作出贡献。中医药教育对传承和发展中医药文化以及提高人民健康水平具有重要意义。

国家中医药教育在过去几十年中取得了显著进展。中国拥有一系列中医药高等学府和研究机构，它们都致力于培养中医药专业人才，提供了丰富的中医药专业课程，涵盖中医基础理论、针灸、中药学及临床实践。通过教育系统，国家培养了大量中医药师和中医药相关研究人员，推动了中医药的传承和应用。此外，国家还注重提高中医药教育的地位和质量，加强教学团队建设，推动中医药教育与现代医学教育的融合。这些措施有助于培养更多具备综合医学知识和中医药专业技能的人才。

2. 中医药科技

中医药科技指在中医药领域应用科学技术方法和手段，促进中医药的发展和改进。它涉及中医药的理论基础研究、临床实践研究、药物研发等方面的工作。中医药科技发展的目标是深化对中医药理论的认识，探索研究中药药理机制、有效性和安全性，开发新的中药和中医治疗方案，并提高中医药的临床应用水平。中医药科技的发展通常涉及实验室研究、临床观察、流行病学调查和文献研究等研究方法。中医药科技的发展可以加深人们对中医药的了解，促进中医药的科学化、现代化和国际化进程，为人民的健康和福祉作出贡献。

国家中医药科技发展取得了重要的突破。中国政府一直致力于推动中医药现代化研发，投入大量资源支持中医药科研项目。这些项目涉及各个领域，包括中药的药理学研究、中医治疗方法的效果评估，以及中药的临床应用。通过科学研究，中医药在临床实践中得到更广泛的认可，为中医药的创新发展奠定了坚实的基础。中医药科技也注重与现代科技的结合。随着科技的进步，中医药科技不断探索利用现代技术手段来加强中医药疗效的评估和验证。例如，运用分子生物学、遗传学和生物信息学等技术手段研究中药物质基础和作用机制，为中医药的现代化发展提供科学支撑。

3. 中医药人才

中医药人才指具备中医药专业知识和技能，能够在中医药领域从事相关工作的人员。中医药人才包括中医师、中药师、针灸师、推拿师等专业人士。他们通过系统的中医药教育培训和实践经验的积累，掌握了中医药的理论以及传统的诊断治疗方法和技术。中医药人才能够在中医药和现代医学交叉领域中发挥作用，为人们提供综合性的医疗服务和健康管理建议。中医药人才对于推广中医药文化、传承中医药传统知识，以及满足人民的健康需求具有重要意义。中医药人才的专业能力和贡献对提高人民的健康水平和促进中医药的发展具有关键作用。

国家重视中医药的传承和创新，为确保中医药传统知识得到传承，中国制定了一系列政策和措施。例如，设立了中医药专业学校，鼓励年轻人学习中医药相关知识，推动中医药继续教育发展，并提供奖学金和资助计划。此外，中国还鼓励中医药师参与国际合作和学术交流，从而促进中医药的国际传播和创新。

（二）中医药教育、科技、人才三者间的关系

中医药教育、科技和人才是保护、传承和创新发展中医药的重要方面。中医药教育、科技和人才也是相互关联、相互促进的三个重要因素。首先，中医药教育与科技之间存在密切的关系。科技是推动中医药发展的重要动力，通过科技的不断进步和应用，中医药的研究、临床实践和药物研发能够实现更大的突破和发展。教育则是传承中医药知识与技能的重要途径，专业的中医药教育，能够培养出优秀的中医药人才，为中医药科技的发展提供人力资源和智力支持。中医药科技的不断发展和创新为中医药教育提供了新的教学资源和技术手段。通过运用现代科技手段，如虚拟仿真技术、远程教学

等，可以更好地传授中医药知识和技能，提高中医药教育的质量和效果。其次，中医药科技与人才之间也存在密切的关系。科技的发展需要具备专业知识和技能的人才的支持，中医药领域也需要具备深厚中医药理论基础和丰富实践经验的专业人才。中医药人才是中医药科技创新的关键推动力。优秀的中医药人才具备丰富的临床经验和中医药理论知识，能够将传统经验与现代科技相结合，推动中医药科技的研究和创新。最后，中医药教育与人才之间也是相互关联的。中医药教育的目的是培养具备中医药专业知识和技能的人才，通过教育的方式传承中医药的理论和实践经验，培养具备科研能力和临床实践能力的中医药人才。而优秀的中医药人才可以成为教育的推动者和引领者，通过他们的经验和实践，为中医药教育的不断改进和发展提供指导与支持。

综上，中医药科技、教育和人才是紧密相连的三个环节，彼此之间相互促进和依存。中医药科技、教育和人才之间形成了一个良性循环。科技推动教育进步，教育培养优秀的人才，而人才反哺教育并推动科技进步，三者相互依存、相互促进，共同推动中医药事业的发展。因此，本报告综合中医药教育、科技、人才三个方面，对国家中医药传承创新发展进行评价，并对省际、区域的不同情况进行进一步分析。

二 中国中医药教育、科技、人才传承创新发展评价指标体系

（一）指标体系的确定方法与过程

2023版中国中医药教育、科技、人才传承创新发展评价指标体系主要通过德尔菲法确立。德尔菲法可以应用于多领域的咨询决策，其主要通过匿名方式征询专家意见，实质是利用专家集体的知识和经验，针对的是无法直接进行定量分析且比较复杂的问题，具体步骤如下：

（1）遴选专家组成专家组，本研究选择的专家主要为医疗管理领域的专家；

（2）依据研究内容，编制专家调查问卷；

（3）分发问卷，实施调查；

（4）回收和整理问卷信息；

（5）统计分析调查结果；

（6）形成调查结论。

2023 版蓝皮书的评价指标体系沿袭了 2020 版、2021 版和 2022 版蓝皮书的部分指标体系及其权重。与之前不同的是，2023 版蓝皮书从"中医药教育"、"中医药科技"和"中医药人才"三个方面详细展开对中医药传承创新发展的研究，构建了 2023 版中医药教育、科技、人才传承创新发展评价指标体系。

（二）指标调整

与 2022 版的中医药传承创新发展评价指标进行对比，2023 版中医药教育、科技板块的指标有所调整，具体见表 1。

表 1　2023 版中医药教育、科技板块的指标调整情况

2022 版指标	2023 版指标	调整原因
中医住院医师规范化培训基地数年增长率	中医住院医师规范化培训基地数	统计口径改变
每万人口中医药科学研究与技术开发机构 R&D 经费	每万人口中医药课题立项总经费	统计口径改变
中医药科学研究与技术开发机构 R&D 人员数	删除"中医药科学研究与技术开发机构 R&D 人员数"指标	无更新

（三）指标体系

在 Excel 2019 上对利用德尔菲法得到的评价结果进行处理，计算专家评分权重均值，再将专家评分权重均值进行标准化处理，最终得到各指标标准化权重。调整后中医药教育、科技、人才传承创新发展评价指标体系共 3 个二级指标、16 个三级指标，各指标及其权重如表 2 所示。

表2　2023版中医药教育、科技、人才传承创新发展
评价指标体系各级指标及其标准化权重

一级指标	二级指标	权重	三级指标	性质	权重
中医药教育	中医教育与培养	0.338	每万人口中医研究生数	正向	0.179
			每万人口中医本科生数	正向	0.186
			国家中医药管理局中医药重点学科数	正向	0.169
			被授予国家名中医称号的人数	正向	0.149
			中医药优势特色教育培训基地数	正向	0.155
			中医住院医师规范化培训基地数	正向	0.162
中医药科技	中医药科技发展	0.278	每万人口中医药课题立项总经费	正向	0.259
			中医药学术论文发表数	正向	0.243
			中医药专利授予数	正向	0.249
			中医药课题立项数	正向	0.249
中医药人才	中医药人才发展	0.384	每千人口医疗卫生机构中医药人员数	正向	0.181
			每千人口中医类医院卫生技术人员数	正向	0.181
			每千人口中医执业(助理)医师数	正向	0.188
			中医类医院中药师占药师比例	正向	0.153
			医师人均每日担负诊疗人次	正向	0.155
			医师人均每日担负住院床日	正向	0.142

（四）数据来源

1. 中医药教育数据

中医药教育数据主要来自国家中医药管理局发布的《全国中医药统计摘编》及国家中医药管理局官网。其中，由于中医研究生数、中医本科生数仅能获得全国范围的数据，因此各省（区、市）每万人口中医研究生数、本科生数按照2020年全国各省（区、市）中医研究生数、本科生数比例计算得到；国家中医药管理局未组织新一轮中医药重点学科、中医药优势特色教育培训基地的申报和国家名中医的评选工作，因此采用2020年存量数量作为最新数据。

2. 中医药科技数据

（1）每万人口中医药课题立项总经费。数据来源于泛研网全球科技项

目交互分析系统，以"中医"、"中药"、"中医药"或"中西医结合"为关键词（模糊包含）对项目主题进行检索，检索时间范围为2021年全年。再进一步统计各省（区、市）中医药课题的立项总经费。以2020年全国第七次人口普查各省（区、市）人口总数为分母，计算每万人口中医药课题立项总经费，单位为万元。

（2）中医药学术论文发表数。中文论文数据来源于知网（CNKI）、维普和万方数据库。英文论文数据来源于 PubMed 数据库，检索时间范围为2021年全年。

（3）中医药专利授予数。数据来源于国家知识产权局专利检索及分析系统。

（4）中医药课题立项数。数据来源于泛研网全球科技项目交互分析系统，以"中医"、"中药"、"中医药"或"中西医结合"为关键词（模糊包含）对项目主题进行检索，检索时间范围为2021年全年。

3. 中医药人才数据

中医药人才数据来源于《全国中医药统计摘编》及《中国卫生健康统计年鉴》、2017~2021年全国31个省（区、市）中医人才资源报告。

三 省际中医药教育、科技、人才传承创新发展评价结果

（一）评价总得分及排名情况

31个省（区、市）的中医药教育、中医药科技和中医药人才的各项得分、总得分及排名情况如表3所示。就指标评价而言，中医药教育、中医药科技和中医药人才的得分情况不甚理想，中医药人才指标均分为69.49分，中医药教育指标均分为72.66分，中医药科技指标均分为70.62分，总体均分为70.88分，总得分超过均分的省（区、市）共计13个，其中有7个位于东部地区，数量过半。从总得分及排名情况来看，排名前5位的省（区、

市）包括北京市、四川省、上海市、广东省和天津市，除了四川省位于西部地区，其余 4 个皆位于东部地区；排名后 5 位的省（区、市）包括海南省、宁夏回族自治区、青海省、山西省和新疆维吾尔自治区，其中有 3 个省（区）位于西部地区，东部地区和中部地区各有 1 个。北京市总得分为 91.50 分，总排名第一，且中医药人才、教育和科技三项指标得分均排名第一；总排名最后的海南省总得分为 60.58 分，中医药人才、教育和科技三项指标均得分较低，其中中医药人才和中医药教育两项指标的得分排名最后。总体来看，我国 31 个省（区、市）的中医药人才、教育和科技指标评价得分并不理想，最高分与最低分之间差距较大，其中总得分最高和最低相差 30.92 分，中医药人才指标的最高分和最低分相差 30.77 分，中医药教育指标的最高分和最低分相差 32.24 分，中医药科技指标的最高分和最低分相差 32.13 分。

表 3　2021 年 31 个省（区、市）中医药教育、中医药科技
和中医药人才评价指标得分及排名情况

单位：分

省（区、市）	中医药教育	中医药科技	中医药人才	总得分	总排名
北　京	96.11	92.35	86.83	91.50	1
四　川	75.53	81.82	76.21	77.54	2
上　海	75.60	79.25	70.89	74.81	3
广　东	77.51	86.21	63.97	74.73	4
天　津	77.20	69.02	76.27	74.57	5
山　东	76.61	80.87	67.74	74.39	6
湖　南	76.48	78.12	69.62	74.30	7
河　南	73.78	74.51	70.69	72.80	8
浙　江	72.96	75.32	69.89	72.44	9
江　苏	74.97	78.46	65.43	72.28	10
吉　林	72.66	72.00	71.63	72.08	11
陕　西	72.09	73.24	69.75	71.51	12
甘　肃	70.18	67.06	74.59	71.00	13
重　庆	66.00	67.06	76.25	70.23	14

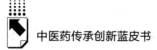

续表

省(区、市)	中医药教育	中医药科技	中医药人才	总得分	总排名
辽　宁	73.29	70.95	66.28	69.95	15
湖　北	73.40	67.27	68.25	69.72	16
西　藏	68.54	60.22	76.76	69.38	17
广　西	73.37	69.14	65.55	69.19	18
贵　州	71.38	67.61	68.36	69.18	19
内蒙古	67.11	62.03	75.65	68.98	20
福　建	75.19	66.47	65.12	68.90	21
河　北	72.66	67.39	66.61	68.87	22
黑龙江	71.38	68.91	65.58	68.47	23
安　徽	71.39	68.15	66.08	68.45	24
云　南	69.81	66.41	67.49	67.97	25
江　西	72.70	68.89	62.98	67.91	26
新　疆	70.11	61.70	68.15	67.02	27
山　西	68.63	63.69	67.42	66.79	28
青　海	66.32	60.69	71.28	66.66	29
宁　夏	65.50	61.71	66.95	65.00	30
海　南	63.87	62.81	56.06	60.58	31

根据聚类分析，31 个省（区、市）大致可以分成四类，不同类别的省（区、市）之间差距较大。第一类为北京市，表现最好，总得分超过 90 分，明显高于其他省（区、市）；第二类包括四川省、上海市和陕西省等 11 个省（区、市），总得分均值为 73.77 分；第三类包括甘肃省、重庆市和宁夏回族自治区等 18 个省（区、市），总得分均值为 68.54 分；第四类为海南省，表现相对不好，总得分为 60.58 分，明显低于其他省（区、市）。根据相关性分析（见表 4），中医药教育和中医药科技之间存在显著的正相关关系，相关系数为 0.457，中医药科技和中医药人才之间也存在显著的正相关关系，相关系数为 0.831，相较而言，中医药科技和中医药人才之间的关系更加紧密。

表4　中医药教育、中医药科技、中医药人才的相关性分析

指标	中医药教育	中医药科技	中医药人才
中医药教育	1		
中医药科技	0.457**	1	
中医药人才	0.28	0.831**	1

** 表示 $p<0.01$。

（二）深度分析

1.区域分析

根据地理位置将我国31个省（区、市）划分为东部地区、中部地区和西部地区。东部地区包括11个省（市），分别是北京、天津、河北、辽宁、上海、江苏、浙江、福建、山东、广东、海南；中部地区包括8个省，分别是山西、安徽、江西、湖南、湖北、河南、吉林、黑龙江；西部地区包括12个省（区、市），分别是广西、四川、重庆、贵州、云南、西藏、陕西、甘肃、青海、宁夏、新疆、内蒙古。就区域排名而言，东部地区表现更好，总体平均排名为11.5，中医药教育指标平均排名为9.8，中医药科技指标平均排名为10.9，这两项指标排名明显优于中部和西部地区；西部地区的总体平均排名靠后，但是在中医药人才指标上，西部地区平均排名好于东部地区和中部地区。

具体而言，东部地区各省（市）的指标评价得分差距较大，位居第一的北京市和排名最后的海南省均位于东部地区，而且中医药人才指标排名后10位的省（区、市）有6个位于东部地区；西部地区各省（区、市）的指标评价得分也存在较大差异，其中四川省总排名第二，宁夏回族自治区总排名第三十；中部地区各省的指标评价得分差距较小。

就各项指标而言，在中医药教育方面，东部地区排名最靠前，中部地区次之，西部地区排名最后；在中医药科技方面，东部地区和西部地区排名差距较大，二者相差10.4个名次；在中医药人才方面，西部地区的平均排名

更靠前，比东部地区和中部地区高出 6.5 个名次，如表 5 所示。相对而言，东部、中部、西部三个区域中医药人才指标排名差距更小，表明三个地区在人才发展方面表现得更为均衡。

表 5　2021 年三大区域中医药教育、中医药科技、中医药人才的平均排名情况

地区	中医药教育	中医药科技	中医药人才	总体平均排名
东部	9.8	10.9	18.5	11.5
中部	15.1	15.0	18.5	17.9
西部	22.3	21.3	12.0	18.8

2. 是否提出建设"中医药强省"目标的省（区、市）情况分析

与上一年相同，2021 年我国有 21 个省（区、市）提出了建设"中医药强省"目标，有 10 个省（区、市）未提出。据统计，在中医药人才、中医药教育和中医药科技指标的总体平均排名上，提出建设"中医药强省"目标的省（区、市）优于未提出该目标的省（区、市），二者相差 2.8 个名次；在中医药教育和中医药科技指标排名上，提出建设"中医药强省"目标的省（区、市）排名更靠前，提出建设"中医药强省"目标的省（区、市）比未提出该目标的省（区、市）中医药教育指标排名高 5 个名次、中医药科技指标排名高 6.3 个名次；在中医药人才指标排名上，提出建设"中医药强省"目标的省（区、市）并未体现出自己的优势，其排名比未提出该目标的省（区、市）低 2.5 个名次（见表 6）。总体来看，提出建设"中医药强省"目标的省（区、市）和未提出该目标的省（区、市）在总体平均排名上存在差距，但是根据非参数检验，如表 7 所示，是否提出该目标对各省（区、市）中医药教育、中医药科技、中医药人才各项的得分和总得分不存在显著差异，说明虽然提出建设"中医药强省"目标对中医药人才、教育和科技的总体发展具有一定的促进作用，但是其影响并不显著，尤其在中医药人才发展方面，该目标的提出并没有表现出积极作用。

表6 是否提出建设"中医药强省"目标的省（区、市）排名情况

是否提出建设"中医药强省"目标	省（区、市）数量（个）	中医药教育	中医药科技	中医药人才	总体平均排名
是	21	14.4	14.0	16.8	15.1
否	10	19.4	20.3	14.3	17.9
对比	-11.0	5.0	6.3	-2.5	2.8

表7 中医药教育、中医药科技、中医药人才得分的非参数检验

指标	提出建设"中医药强省"目标（中位数）		MannWhitney 检验统计量 U 值	MannWhitney 检验统计量 z 值	p
	否（$n=10$）	是（$n=21$）			
中医药教育	69.326	72.705	71	-1.437	0.151
中医药科技	64.637	69.019	62	-1.817	0.069
中医药人才	69.521	68.247	88	-0.718	0.473
总得分	69.18	71.002	86	-0.803	0.422

（三）2020年与2021年指标评价结果对比

2020年和2021年我国31个省（区、市）中医药教育、中医药科技和中医药人才指标的排名及变化情况如表8所示。就31个省（区、市）的总排名而言，2020~2021年总排名没有发生变化的省（区、市）共11个，分别是北京市、河北省、上海市、浙江省、福建省、山东省、广西壮族自治区、海南省、四川省、宁夏回族自治区、新疆维吾尔自治区，其中北京市排名稳居第一；有9个省（区）的总排名上升，其中西藏自治区的排名上升幅度最大，上升了8个名次；有11个省（区、市）的总排名下降，其中安徽省、贵州省和云南省的排名下降幅度最大，都下降了5个名次。

就中医药人才指标而言，2020~2021年排名没有变化的省（区、市）共5个，分别是内蒙古自治区、北京市、广西壮族自治区、海南省、江西省；有11个省（区、市）的排名上升，其中贵州省的排名上升幅度最大，

从第 22 名上升到第 15 名，共上升 7 个名次；有 15 个省（区、市）的排名下降，其中宁夏回族自治区的排名下降幅度最大，从第 16 名下降到第 21 名，共下降 5 个名次。就中医药教育指标而言，2020~2021 年排名没有变动的省（区、市）共 4 个，分别是西藏自治区、湖南省、广东省、北京市；有 17 个省（区、市）的排名上升，其中浙江省和湖北省的排名上升幅度最大，前者从第 20 名上升到第 14 名，后者从第 17 名上升到第 11 名，均上升 6 个名次；有 10 个省（区、市）的排名下降，其中贵州省的排名下降幅度最大，从第 10 名下降到第 21 名，共下降 11 个名次。就中医药科技指标而言，2020~2021 年排名没有变动的省（区、市）共 10 个，分别是西藏自治区、山西省、北京市、浙江省、福建省、海南省、宁夏回族自治区、江苏省、青海省、云南省；有 8 个省（区、市）排名上升，其中吉林省的排名上升幅度最大，从第 22 名上升到第 11 名，共上升 11 个名次；有 13 个省（区、市）名次下降，其中安徽省的排名下降幅度最大，从第 10 名下降到第 17 名，共下降 7 个名次。

表 8 2020 年和 2021 年各省（区、市）中医药教育、科技、人才指标的排名情况

省(区、市)	中医药教育		中医药科技		中医药人才		总排名		总排名变化情况
	2021 年	2020 年	2021 年	2020 年	2021 年	2020 年	2021 年	2020 年	
西 藏	26	26	31	31	2	3	17	25	8
吉 林	16	19	11	22	8	14	11	17	6
黑龙江	20	22	15	21	25	29	23	28	5
湖 南	5	5	7	17	14	13	7	11	4
内蒙古	27	28	27	29	6	6	20	23	3
山 西	25	27	25	25	20	19	28	29	1
辽 宁	13	11	12	11	23	25	15	16	1
广 东	2	2	2	3	29	28	4	5	1
陕 西	18	15	10	16	13	11	12	13	1
北 京	1	1	1	1	1	1	1	1	0
河 北	17	16	19	18	22	24	22	22	0
上 海	6	3	5	2	10	12	3	3	0

省(区、市)	中医药教育		中医药科技		中医药人才		总排名		总排名变化情况
	2021年	2020年	2021年	2020年	2021年	2020年	2021年	2020年	
浙 江	14	20	8	8	12	9	9	9	0
福 建	8	7	23	23	28	27	21	21	0
山 东	4	6	4	5	18	21	6	6	0
广 西	12	14	13	12	26	26	18	18	0
海 南	31	29	26	26	31	31	31	31	0
四 川	7	9	3	4	5	4	2	2	0
宁 夏	30	31	28	28	21	16	30	30	0
新 疆	23	24	29	27	17	18	27	27	0
天 津	3	4	14	9	3	7	5	4	-1
河 南	10	12	9	7	11	10	8	7	-1
湖 北	11	17	20	15	16	17	16	15	-1
甘 肃	22	23	22	19	7	5	13	12	-1
江 苏	9	13	6	6	27	23	10	8	-2
江 西	15	8	16	13	30	30	26	24	-2
青 海	28	30	30	30	9	8	29	26	-3
重 庆	29	25	21	20	4	2	14	10	-4
安 徽	19	21	17	10	24	20	24	19	-5
贵 州	21	10	18	14	15	22	19	14	-5
云 南	24	18	24	24	19	15	25	20	-5

四 省际中医药教育、科技、人才
传承创新发展评价结论

（一）中医药教育

2020~2021年全国大部分省（区、市）中医药教育得分稳中有变。全国每万人口中医本科生数和每万人口中医研究生数均稳步增长；国家中医药管理局中医药重点学科数也有所增加。其中，被授予国家名中医称号的人数、中医药优势特色教育培训基地数和中医住院医师规范化培训基地数，由于没有开展新一轮的评定，因此没有发生变化，同之前数据保持一致。中医药教育总体得分方面，北京市、广东省、天津市、山东省、湖南省排在前5位，海南省、宁夏回族自治区、重庆市、青海省、内蒙古自治区排在后5位。2020~2021年北京市（1.75分）、黑龙江省（1.73分）、江苏省（1.55分）、浙江省（1.51分）、四川省（1.07分）中医药教育得分增长最为明显；重庆市（-3.04分）、贵州省（-2.7分）、海南省（-2.38分）、云南省（-2.17分）和江西省（-2.16分）中医药教育得分下降最为明显。广东省中医药教育得分的变化幅度最小，仅为0.01分。湖南省的得分情况也较为稳定，得分差值仅为0.24分。

具体而言，北京市的中医药教育得分排名第一，在各项分指标上除中医住院医师规范化培训基地数指标在全国排第14名以外，其余各项分指标均居全国第1位，并且得分远远超过第2位，说明北京市在中医药教育资源方面具有明显的优势。广东省在中医住院医师规范化培训基地数指标方面排名全国第一。在中医本科生人数和中医研究生人数方面，由于不同省（区、市）的教育侧重点有所不同，北京市、天津市、上海市的中医研究生人数超过中医本科生人数，而其他省份更加偏重中医本科生教育。这说明，中医药教育发展还存在一定程度的不协调、不一致。因此，在发展中医药教育，特别是人才培养的过程中，各省份要从自身出发，明确定位，从多个维度综合改善，软硬兼施，全方位提高中医药教育水平。特别需要强调的是，要充分发挥中国传统医药的天然优势，将优质的中医药教育资源下沉到基层地区，积极开展治未病，提高健康的公平性。在原有中医药政策的基础上，出台更具针对性的政策，强优势、补短板，全方位提高中医药教育水平。

从整体来看，各项指标省际差距有所缩小，这说明随着一系列中医药相关政策的实施和落地，中医教育特别是中医本科生的培养公平性有了明显的提高，但同时要注意到部分省（区、市）间的部分指标依旧存在较为明显的差距。不同省（区、市）常住人口差别较大，因此各省（区、市）中医研究生和中医本科生的规模不尽相同。在积极推动建设"中医药强省"的同时，各省份要结合自身经济、文化发展特点提高中医药教育能力，加强中医药人才的个性化培养。

（二）中医药科技

创新是中医药发展的永恒主题，通过对 2019～2021 年各省（区、市）的国家中医药科技项目建设情况进行汇总分析，发现 2021 年中医药科技发展整体水平有所提高。本报告从中医药科技的投入角度（每万人口中医药课题立项总经费）和产出角度（中医药学术论文发表数、中医药专利授予数和中医药课题立项数）进行评价指标体系构建，较全面地检索了 2018～2021 年中医药课题、学术论文和专利等中医药科技成果的省际分布情况，发现 2021 年与 2020 年相比，总体仍保持在同一个水平，态势稳中向好，各省（区、市）中医药科技发展水平的差距正在缩小。其中，北京市在中医药科技领域的投入与产出上具有绝对优势，各项指标排名均靠前；广东省中医药科技领域投入指标排名靠后，但其中医药科技总得分位居全国第二，体现出广东省拥有较强的科技实力；四川省中医药科技总得分位居全国第三，是西部地区得分最高的省份，其发展较为均衡，各项指标排名均靠前。除此以外，部分落后省份在 2021 年也取得了较大进步，如云南省和陕西省，在中医药科技各项指标的得分上均有所提高。各项数据表明，各地区中医药科技发展水平的差距正在缩小，加上各地鼓励中医药科技发展的政策落地，中医药科技事业发展前景向好。科技平台建设是中医药发展的关键支撑，是中医药传承发展工作顺利进行的必要保证，是中医药守正创新目标得以实现的重要前提，应当重视中医药科技的发展进步，积极推动中医药科技创新工作，促进传统中医药与现代科学的深度融合，推动中医药科技的不断创新和发展。

整体来看，各省（区、市）在中医药科技方面有所改善，地区差异有所缩小，各地对中医药科技的重视使得科技环境有所改善。创新离不开科技的支撑，不论是中医药产业的高质量发展，还是中医药的传承创新，都离不开科技的支持，必须认识到中医药基础理论研究的重要性，并加大相关领域

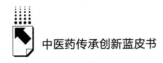
的投入力度，为关键技术攻关和相关领域的关键问题解决提供专项支持，突破传统中医药的发展定势，探索中医药领域的产学研合作新模式和中医药发展的新路径。

（三）中医药人才

统计数据表明，2017~2021年，我国中医药人才规模不断扩大，中医药人才发展结构得到优化，中医人才临床效率和质量不断提高。为满足我国中医临床服务的需求，各省（区、市）积极响应"十四五"中医药人才培养规划，加大了对中医药人才培养的投入力度，推动了中医药人才规模的快速扩张。其中，北京市、天津市、重庆市、四川省的中医药人才发展表现尤为突出，在中医药人才数量、中医药人才结构和中医药人才服务能力上取得显著成绩。东部、中部和西部地区中医药人才储备均在稳步增加，中医药人才质量也在逐步提高。中医药人才的相关发展政策规划逐步发挥引领和推动作用，提出建设"中医药强省"目标的省（区、市）人才发展总趋势优于未提出建设"中医药强省"目标的省（区、市）。

在新的时代背景下，需要加快中医药人才培养，推进中医药传承创新，以适应"健康中国"战略实施。综合文献研究发现，我国在高水平中医药相关人才的数量和质量、中医药基层服务人才队伍的建设、中西医结合人才的培养和中医药人才激励机制的完善等方面仍存在较大的上升空间，未来中医药人才培养应着重深化医教协同改革，规范中医医师培训制度，形成有助于人才成长的师承教育制度，完善中医药人才培养体系，健全中医药人才评价和激励机制，为建设一支具有高技术水平、高文化自信、高服务能力、高创新水平和高满意度的中医药人才队伍而努力！

参考文献

[1]《高举中国特色社会主义伟大旗帜　为全面建设社会主义现代化国家而团结奋

斗——在中国共产党第二十次全国代表大会上的报告》，中国政府网，2022 年 10 月 25 日，https：//www. gov. cn/xinwen/2022-10/25/content_ 5721685. htm。

[2]《决胜全面建成小康社会　夺取新时代中国特色社会主义伟大胜利——在中国共产党第十九次全国代表大会上的报告》，中国政府网，2017 年 10 月 27 日，https：//www. gov. cn/zhuanti/2017-10/27/content_ 5234876. htm。

[3] 牛浩等：《新时代中医药高等教育创新发展的使命及路径》，《中医杂志》2023 年第 8 期。

[4] 方子寒等：《"中医药重大科学问题和工程技术难题（2019—2021 年）"在国家科技布局中的应用》，《中国中药杂志》2023 年第 5 期。

[5] 曹楠、王志伟：《我国中医药人才配置区域均衡性及空间演进分析》，《中国卫生经济》2023 年第 4 期。

[6] 鲁娜、张蕊、李影华：《基层中医院中医药人才继续教育的困境与对策》，《中国全科医学》2023 年第 S1 期。

[7] 蔡嫣然等：《"十四五"我国中医药科技创新平台建设未来态势分析》，《世界科学技术—中医药现代化》2023 年第 3 期。

[8] 王少娜等：《德尔菲法及其构建指标体系的应用进展》，《蚌埠医学院学报》2016 年第 5 期。

B.2
中国中医药传承创新发展评价报告

张建华　周尚成　潘华峰　梁珊珊　马海燕*

摘　要： 本报告基于中医药事业"七位一体"的构成理论与卫生系统绩效评价理论，采用德尔菲法确定指标权重，使用国家统计局的相关数据，用综合评价分析方法对中国中医药省际竞争力进行评价。结果显示，2021年我国东部地区在中医药传承创新发展上排名靠前，其次为中部地区、西部地区，东部地区和中部地区较2020年平均排名均有所上升。与2020年排名相比，2021年排名下降的省（区、市）有10个，排名上升的省（区、市）有9个。本报告指出，我国的中医药事业发展具有一定的地域特色，除了促进汉医药文化的发展，也要大力支持和传承其他民族医药文化，提升中医药的文化影响力，促进民众对中医药的认可。

关键词： 中医药　传承创新　省际竞争力　对比分析

---

* 张建华，广东省人大常委会委员、教科文卫委员会副主任，广州中医药大学原党委书记，博士生导师，主要研究方向为卫生事业管理、高等院校党建与思想政治建设教育、中医药文化自信与传承发展等；周尚成，管理学博士，教授，博士生导师，主要研究方向为中医药管理、卫生管理与医疗保障；潘华峰，中医内科学博士，广州中医药大学副校长，教授，博士生导师，享受国务院政府特殊津贴专家，主要研究方向为中医药文化传播与研究、卫生事业管理、中医药防治消化系统重大疾病的理论与应用；梁珊珊，广州中医药大学公共卫生与管理学院在读硕士研究生，主要研究方向为社会医学与卫生事业管理；马海燕，广州中医药大学公共卫生与管理学院在读硕士研究生，主要研究方向为社会医学与卫生事业管理。

一 中医药传承创新发展评价指标体系

（一）指标调整

与 2022 版的中医药传承创新发展评价指标体系相对比，2023 版中医药传承创新发展评价指标体系有如下调整（见表1）。

表1 2023 版中医药传承创新发展评价指标体系调整情况

2022 版指标	2023 版指标	调整原因
中医住院医师规范化培训基地数年增长率	中医住院医师规范化培训基地数	统计口径改变
中医药科研	修改为"中医药科技"	更改一级指标名称
每万人口中医药科学研究与技术开发机构 R&D 经费	每万人口中医药课题立项总经费	统计口径改变
中医药科学研究与技术开发机构 R&D 人员数	删除"中医药科学研究与技术开发机构 R&D 人员数"指标	无更新

（二）指标体系

本报告沿用 2020 版、2021 版、2022 版中医药传承创新蓝皮书指标评价体系，从中医药事业发展"七位一体"角度出发，构建包括中医医疗服务以及中医药养生保健、中医药教育、中医药产业、中医药科技、中医药政策、中医药文化传播与对外交流等一级指标在内的指标体系。2023 版中医药传承创新发展评价指标体系共包含 7 个一级指标、12 个二级指标、47 个三级指标，各级指标及其权重如表 2 所示。

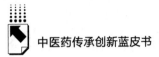

表2　2023版中医药传承创新发展评价指标体系各级指标及权重

一级指标	一级指标权重	二级指标	三级指标	三级指标权重
中医医疗服务	0.168	中医医疗资源	每百万人口中医类医院数	0.176
			每千人口中医类医院卫生技术人员数	0.179
			每千人口中医类医院床位数	0.169
			每千人口中医执业（助理）医师数	0.186
			中医类医院中药师占药师比例	0.152
			中医类医院医护比	0.138
		中医医疗服务效率	人均就诊中医类医疗机构次数	0.184
			每万人中医类医院出院人次数	0.170
			中医类医院病床使用率	0.163
			医师人均每日担负诊疗人次	0.167
			医师人均每日担负住院床日	0.153
			中医类医院平均住院天数	0.163
		中医医疗费用	住院病人负担占可支配收入比例	0.348
			门诊病人负担占可支配收入比例	0.348
			出院患者日均费用占可支配收入比例	0.305
		中医康复发展	设有康复医学科的中医类医院比例	0.288
			每万人中医类医院康复医学科床位数	0.241
			每万人中医类医院康复医学科门诊人次数	0.246
			每万人中医类医院康复医学科出院人次数	0.225
中医药养生保健	0.133	中医治未病服务	每万人中医治未病人次数	0.269
			每万人中医健康管理人数	0.242
			0~3岁儿童中医健康管理率	0.231
			65岁以上老人中医健康管理率	0.258
中医药教育	0.148	中医教育与培养	每万人口中医研究生数	0.179
			每万人口中医本科生数	0.186
			国家中医药管理局中医药重点学科数	0.169
			被授予国家名中医称号的人数	0.149
			中医药优势特色教育培训基地数	0.155
			中医住院医师规范化培训基地数	0.162

续表

一级指标	一级指标权重	二级指标	三级指标	三级指标权重
中医药产业	0.136	中医药第一产业	药材播种面积	0.150
			中药保护品种数	0.157
		中医药第二产业	中药材产值	0.143
			中药相关药品生产企业数	0.136
		中医药第三产业	中成药类销售额占比	0.131
			中药材类销售额占比	0.153
			中药相关药品经营企业数	0.130
中医药科技	0.142	中医药科技发展	每万人口中医药课题立项总经费	0.259
			中医药学术论文发表数	0.243
			中医药专利授予数	0.249
			中医药课题立项数	0.249
中医药政策	0.149	中医药政策颁布	中医药年人均财政投入	0.271
			省级政府部门发布的中医药卫生政策数目占卫生政策总数的比例	0.252
			省级卫健委发布的中医药卫生政策数目占卫生政策总数的比例	0.238
			是否提出建设"中医药强省"目标	0.238
中医药文化传播与对外交流	0.125	中医药文化传播与对外交流	中医药博物馆数量	0.336
			中医药百度搜索指数	0.352
			中医药来华留学生数	0.312

（三）数据来源

中医康复发展数据均来源于《全国中医药统计摘编》。

中医药养生保健数据来源于《全国中医药统计摘编》、《2019年中医药事业发展统计提要报告》及《2020年中医药事业发展统计提要报告》。

中医药产业数据来源于国家统计局、国家药品监督管理局、商务部、《中国农村统计年鉴》以及药融云数据库。

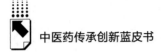

中医药文化传播与对外交流数据来源:"中医药博物馆数量"来自全国博物馆年度报告信息系统;"中医药百度搜索指数"为 2021 年以"中医药"为关键词的百度搜索指数平均值;"中医药来华留学生数"来自国家中医药管理局发布的《全国中医药统计摘编》和国家统计局,由于 2021 年《全国中医药统计摘编》只有全国总数,因此该指标排名与得分根据 2018 年全国总数以及各省(区、市)数据进行推测得到。

中医药政策数据来源:"中医药年人均财政投入"数据来自国家统计局、国家中医药管理局发布的《全国中医药统计摘编》。"省级政府部门发布的中医药卫生政策数目占卫生政策总数的比例"和"省级卫健委发布的中医药卫生政策数目占卫生政策总数的比例"数据来源于 31 个省(区、市)政府部门官方网站以及省级卫健委的官方网站,以"中医药""医药卫生"为关键词,进行搜索、筛选并统计得出的政策条文数量。"是否提出建设'中医药强省'目标"指标是结合现有文献资料、各个省(区、市)的政府部门官方网站以及省级卫健委官方网站的相关资料,整理并归纳 31 个省(区、市)提出建设"中医药强省"目标的实际情况。

二 省际中医药传承创新发展评价得分及排名情况

31 个省(区、市)的中医药传承创新发展评价涵盖了中医医疗服务、中医药养生保健、中医药教育、中医药产业、中医药科技、中医药政策以及中医药文化传播与对外交流等评价维度。从中医药传承创新发展评价得分及排名来看,中医药传承创新发展排名前五的省(市)分别为北京市、广东省、浙江省、四川省和上海市,其中只有北京市的中医药传承创新发展评价得分超过 80 分。在排名前五的省(区、市)中,有 4 个省(市)(北京市、广东省、浙江省和上海市)位于东部地区,有 1 个省(四川省)位于西部地区。排名后 5 位的省(区)分别为海南省、西藏自治区、新疆维吾尔自治区、青海省和辽宁省,其中有 3 个省(区)(青海省、新疆维吾尔自治区、西藏自治区）位于西部地区，有两个省（辽宁省、海南省）位于东部地区（见表3）。

表3 31个省（区、市）中医药传承创新发展评价得分及排名

单位：分

省 （区、市）	中医医疗服务	中医药养生保健	中医药教育	中医药产业	中医药科技	中医药政策	中医药文化传播与对外交流	总分	排名
北　京	74.48	79.10	96.11	72.25	92.35	78.33	92.18	83.30	1
广　东	63.87	64.14	77.51	86.27	86.21	81.55	88.44	77.83	2
浙　江	76.21	70.04	72.96	76.16	75.32	81.48	94.13	77.80	3
四　川	74.66	67.00	75.53	78.46	81.82	82.02	83.58	77.51	4
上　海	69.75	67.35	75.60	72.71	79.25	82.50	92.42	76.77	5
湖　南	69.11	69.65	76.48	75.68	78.12	88.66	80.29	76.74	6
江　苏	66.04	67.96	74.97	73.04	78.46	80.30	92.15	75.70	7
山　东	64.94	64.55	76.61	79.41	80.87	73.83	89.85	75.27	8
陕　西	67.73	78.12	72.09	73.87	73.24	77.98	81.68	74.64	9
云　南	68.22	77.48	69.81	80.37	66.41	81.21	78.16	74.25	10
河　南	70.03	62.61	73.78	79.84	74.51	74.38	84.47	74.01	11
湖　北	69.87	66.38	73.40	78.17	67.27	78.39	79.96	73.21	12
甘　肃	76.74	72.62	70.18	71.72	67.06	78.28	74.60	73.13	13
重　庆	80.16	74.17	66.00	74.37	74.29	74.92	74.92	73.10	14
吉　林	66.93	74.81	72.66	69.56	72.00	78.00	76.70	72.77	15
天　津	57.74	72.75	77.20	68.57	69.02	79.72	83.03	72.11	16
安　徽	67.27	64.92	71.39	73.44	68.15	73.20	83.10	71.38	17
江　西	66.51	61.63	72.70	71.48	68.89	76.25	82.37	71.22	18
黑龙江	62.93	62.60	71.38	74.11	68.91	78.79	81.32	71.15	19
河　北	63.17	62.41	72.66	74.63	67.39	79.78	78.55	71.02	20
广　西	62.37	63.32	73.37	70.45	69.14	80.39	78.46	70.86	21
福　建	68.56	61.74	75.19	65.47	66.47	77.50	78.38	70.47	22
贵　州	67.00	67.57	71.38	72.17	67.61	71.48	74.30	70.09	23
内蒙古	77.57	68.49	67.11	66.15	62.03	73.16	72.27	69.74	24
宁　夏	75.51	75.93	65.50	62.57	61.71	71.50	69.35	69.01	25
山　西	61.57	62.66	68.63	68.35	63.69	80.43	76.56	68.65	26

续表

省 (区、市)	中医医 疗服务	中医药 养生保健	中医药 教育	中医药 产业	中医药 科技	中医药 政策	中医药文 化传播与 对外交流	总分	排名
辽 宁	62.32	61.30	73.29	64.30	70.95	67.20	81.18	68.37	27
青 海	64.47	78.16	66.32	62.05	60.69	78.06	68.64	68.24	28
新 疆	65.92	62.47	70.11	66.03	61.70	76.20	67.07	67.17	29
西 藏	59.39	66.30	68.54	61.15	60.22	83.50	66.90	66.54	30
海 南	51.96	64.48	63.87	61.54	62.81	73.54	69.55	63.63	31

三 中国中医药传承创新发展深度分析

（一）区域分析

根据我国现行区域划分标准，将 31 个省（区、市）划分为东部、中部、西部三个区域，其中东部地区共 11 个省（市），包括北京市、天津市、河北省、辽宁省、上海市、江苏省、浙江省、福建省、山东省、广东省和海南省；中部地区包括山西省、吉林省、黑龙江省、安徽省、江苏省、河南省、湖北省和湖南省 8 个省；西部地区共 12 个省（区、市），包括内蒙古自治区、广西壮族自治区、重庆市、四川省、贵州省、云南省、西藏自治区、山西省、甘肃省、青海省、宁夏回族自治区和新疆维吾尔自治区。从总体上看，东部地区的中医药教育、中医药科技、中医药政策、中医药文化传播与对外交流三个维度的排名分别是 9.8、10.9、14.9 和 9.8，居三大区域首位；中部地区中医药产业维度排名为 13.0，居三大区域首位；西部地区的中医医疗服务、中医药养生保健的平均排名分别为 13.1、11.7，居三大区域首位。从总排名来看，东部地区的总排名为 12.9，中部地区为 15.5，西部地区为 19.2。对区域内的省（区、市）进行排名，位于东部地区的北京市排名居于首位，但是海南省排名靠后，名次的极差为 30，表明东部地区中医药传承创新发展不平衡问题较为突出；在中部地区中，区域内排名第一的是湖南省（全国排第 6 位），区域内排名末位的是山西省（全国排第 26 位），名次的极差为 20，中部地区各省份中医药传承创新发展相对较为均衡；在西部地区中，区域内排名第一的是四川省（全国排第 4 位），区域内排名末位的是西藏自治区（全国排第 30 位），这表明西部地区中医药传承创新发展不平衡问题也较为突出。从两年平均排名来看，东部地区连续两年位居第一，与 2022 版的排名对比，平均排名有所上升；对比 2022 版排名，中部地区 2023 版中医药传承创新发展平均排名上升了 1.8 个名次；最后是西部地区，平均排名较 2022 版排名有所下降。通过对我国三大区域中医药传承创新发展平均排名进行分析，可以看出东部地区中医药传承创新发展实力较强，中部和西部地区平均排名虽然靠后，但具有一定的发展潜力（见表 4）。

表 4　2023 版三大区域中医药传承创新发展平均排名情况及对比

区域	中医医疗服务	中医药养生保健	中医药教育	中医药产业	中医药科技	中医药政策	中医药文化传播与对外交流	总排名	2022 版总排名
东部	18.9	18.0	9.8	15.5	10.9	14.9	9.8	12.9	13.9
中部	16.4	19.8	15.1	13.0	15.0	15.6	14.3	15.5	17.3
西部	13.1	11.7	22.3	18.4	21.3	17.3	22.8	19.2	17.1

（二）是否提出建设"中医药强省"目标情况分析

截至 2021 年 12 月 31 日，已有 21 个省（市）提出建设"中医药强省"目标，分别是天津市、河北省、山西省、吉林省、黑龙江省、江苏省、浙江省、安徽省、江西省、山东省、河南省、湖北省、湖南省、广东省、广西壮族自治区、四川省、贵州省、云南省、山西省、甘肃省和青海省，仍有 10 个省（区、市）未提出建设"中医药强省"目标。本报告对 31 个省（区、市）依据是否提出建设"中医药强省"目标进行划分，探讨该目标的提出对中医药传承创新发展产生的影响。如表 5 所示，在中医医疗服务方面，提出建设

"中医药强省"目标的省份排名落后于未提出的省份，表明提出建设"中医药强省"目标在中医医疗服务方面未体现出明显的优势。但从总体来看，提出建设"中医药强省"目标的省份在中医药养生保健、中医药教育、中医药产业、中医药科技、中医药政策和中医药文化传播与对外交流方面均优于未提出的省份。在总排名上，提出建设"中医药强省"目标的省份总排名比未提出的省份高7.1个名次，并且从两年对比情况来看，提出建设"中医药强省"目标的省份与未提出该目标的省份排名差距有所扩大，表明提出建设"中医药强省"目标对中医药传承创新发展具有一定的促进作用。

表5 2023版提出与未提出建设"中医药强省"目标的省（区、市）平均排名及对比

是否提出建设"中医药强省"目标	中医医疗服务	中医药养生保健	中医药教育	中医药产业	中医药科技	中医药政策	中医药文化传播与对外交流	总排名	2022版总排名
是	16.8	15.7	14.4	12.6	14.0	14.1	14.0	13.7	14.0
否	14.4	16.6	19.4	23.2	20.3	20.0	20.3	20.8	20.1
对比	-2.4	0.9	5.0	10.6	6.3	5.9	6.3	7.1	6.1

（三）2022版、2023版中医药传承创新发展评价得分排名对比分析

2023版各省（区、市）的中医药传承创新发展评价得分排名变化情况如图1所示，与2022版相比，2023版排名上升的省（区、市）共有9个，其中排名上升最快的是湖南省，从第14位上升到第6位，主要受中医药政策方面的影响；其次为天津市，从第21位上升到第16位，主要受中医药文化传播与对外交流排名上升的影响；与2022版相比，2023版排名下降的省（区、市）共有10个，其中贵州省下降了7个名次，主要受中医药政策、中医药文化传播与对外交流排名变动的影响；甘肃省、云南省、重庆市和内蒙古自治区均下降了4个名次。

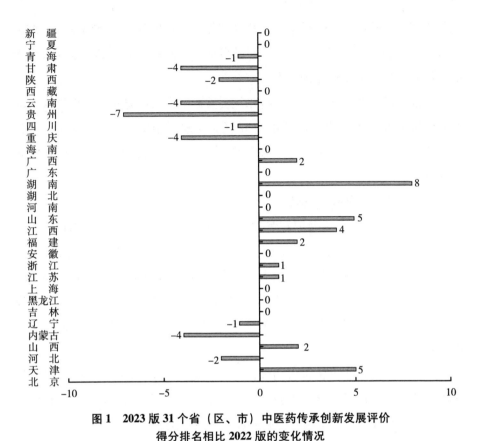

**图1 2023版31个省（区、市）中医药传承创新发展评价
得分排名相比2022版的变化情况**

四 中医药传承创新"七位一体"发展情况

（一）中医康复发展评价

中医康复发展是中医医疗服务的重要组成部分，本部分对其单独进行详细介绍。

中医康复学以中医基础理论为指导，运用多种传统康复治疗方法解决患者躯体、精神等多个方面的功能障碍，使其尽可能恢复身心健康及生活能力，并最终顺利回归家庭及社会。而中医康复医学涉及的内容较多，囊括了

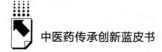

老年康复、心脏康复、骨科康复、神经康复、运动康复、产后康复、心理康复等，涉及的人群广泛，覆盖了全年龄段的人。除此之外，其不仅注重患者的整体康复，还强调辨证康复观。

受健康模式的转变、人口老龄化等因素影响，目前老年人、慢性病人群及亚健康人群为中医康复医疗的主要服务对象。中医治疗疾病具有"简、验、廉、效"的特点，在社区、基层推广中有较大的优势。中医康复发展空间巨大。

1. 中医康复发展政策概况

2020 年，习近平总书记在教育文化卫生体育领域专家代表座谈会上指出"让广大人民群众就近享有公平可及、系统连续的预防、治疗、康复、健康促进等健康服务"①。从此，我国康复事业发展进入新的阶段。《中医药发展战略规划纲要（2016—2030 年）》提出，要加强中医医院康复科室建设，支持康复医院设置中医药科室，加强中医康复专业技术人员配备。

2017 年，党的十九大报告明确提出"实施健康中国战略"，在健康中国战略的推动下，我国医疗卫生服务更多地关注人民群众整体健康水平的提升，康复作为维护和改善功能的服务成为健康中国战略的重要内容。

2021 年，《关于印发中医药康复服务能力提升工程实施方案（2021—2025 年）的通知》提到，预计到 2025 年，三级中医医院和二级中医医院设置康复（医学）科的比例分别达到 85%、70%，康复医院全部设置传统康复治疗室，鼓励其他提供康复服务的医疗机构提供中医药康复服务。

2. 中医康复发展数据来源

为保障数据的真实有效，本部分的研究数据来源于《全国中医药统计摘编》。本部分对我国 2017~2021 年的中医康复发展情况进行了评价。

3. 中医康复发展评价指标

本部分设置的中医康复发展评价指标主要包括每万人中医类医院康复医

---

① 《这项工作，总书记强调"放在优先发展战略位置"》，http：//www.qstheory.cn/zhuanqu/2021-03/09/c_1127190094.htm。

学科床位数、每万人中医类医院康复医学科门诊人次数、每万人中医类医院康复医学科出院人次数。各指标计算公式如下：

（1）每万人中医类医院康复医学科床位数＝2021年中医类医院康复医学科床位数÷2021年末总人口数×10000。

（2）每万人中医类医院康复医学科门诊人次数＝2021年中医类医院康复医学科门诊总人次数÷2021年末总人口数×10000。

（3）每万人中医类医院康复医学科出院人次数＝2021年中医类医院康复医学科出院总人次数÷2021年末总人口数×10000。

4. 中医康复发展情况

2021年，我国中医类医院康复医学科在服务资源建设上取得较大进步，我国中医类医院康复医学科床位数为70793张；2021年中医类医院康复医学科门诊总人次数为1122.796万人次；2021年中医类医院康复医学科出院总人次数为1223969人次。（见表6）

表6　2017~2021年中医康复发展各指标情况

指标	2017年	2018年	2019年	2020年	2021年
中医类医院康复医学科床位数（张）	41891	50404	58911	66955	70793
中医类医院康复医学科门诊总人次数（人次）	9701875	10373107	11774541	10251799	11227960
中医类医院康复医学科出院总人次数（人次）	848145	1024155	1178547	1123389	1223969
每万人中医类医院康复医学科床位数（张）	0.299	0.358	0.417	0.474	0.501
每万人中医类医院康复医学科门诊人次数（人次）	69.293	73.808	83.502	72.598	79.484
每万人中医类医院康复医学科出院人次数（人次）	6.057	7.287	8.358	7.955	8.664

从中医类医院康复医学科床位数来看，2017~2021 年该指标呈增长趋势。截至 2021 年，我国中医类医院康复医学科床位数为 70793 张，相较于 2017 年增加了 28902 张；每万人中医类医院康复医学科床位数也从 2017 年 0.299 张增加到 0.501 张；2018~2021 年中医类医院康复医学科床位数的同比增长率依次为 20.32%、16.88%、13.65%、5.73%。我国中医类医院康复医学科床位数虽一直在增长，但同比增长率有所下降（见图 2 和图 3）。

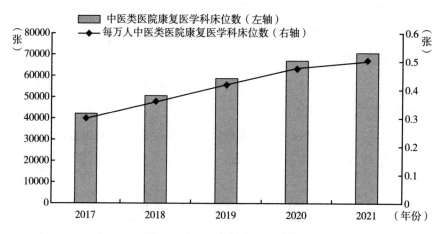

图 2　2017~2021 年中医类医院康复医学科床位数情况

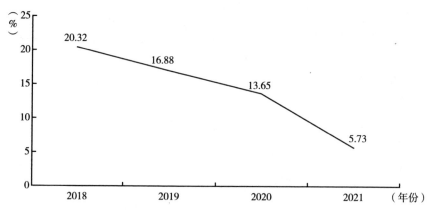

图 3　2018~2021 年中医类医院康复医学科床位数同比增长率

从中医类医院康复医学科门诊总人次数来看，2019 年中医类医院康复医学科门诊总人次数最高，2020 年有所下降，很大程度上是受到疫情的影响。2021 年，中医类医院康复医学科门诊总人次数有所增长，比 2020 年增加了976161 人次；每万人中医类医院康复医学科门诊人次数也从 2017 年的 69.293人次增加至 79.484 人次；2018~2021 年中医类医院康复医学科门诊总人次数同比增速依次为 6.92%、13.51%、-12.93%、9.52%。我国中医类医院康复医学科门诊总人次数波动相对较大，于 2020 年出现负增长（见图 4 和图 5）。

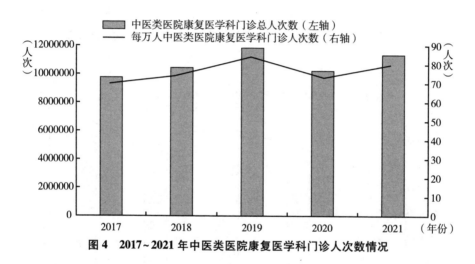

图 4　2017~2021 年中医类医院康复医学科门诊人次数情况

从中医类医院康复医学科出院总人次数来看，2017~2021 年总体呈增长趋势，但 2020 年该指标数值出现下降。截至 2021 年，我国中医类医院康复医学科出院总人次数为 1223969 人次，相较于 2017 年增加了 375824 人次；每万人中医类医院康复医学科出院人次数也从 2017 年的 6.057 人次增加至 2021 年的8.664 人次；2018~2021 年中医类医院康复医学科出院总人次数的同比增速依次为 20.75%、15.08%、-4.68%、8.95%，我国中医类医院康复医学科出院总人次数各年同比增长率整体呈下降趋势，2020 年为负增长（见图 6 和图 7）。

5. 结论与建议

综上所述，我国中医康复医疗资源量及医疗服务量均取得了较大发展。2021 年，中医康复医疗资源量仍处于稳步上升态势，我国中医类医院康复

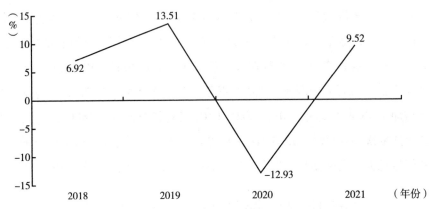

图5　2018~2021年中医类医院康复医学科门诊总人次数同比增长率

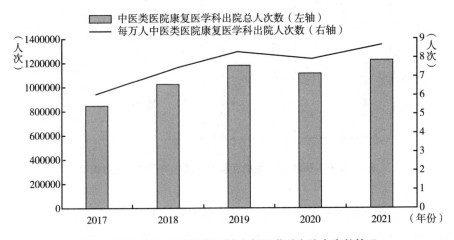

图6　2017~2021年中医类医院康复医学科出院人次数情况

医学科服务量总体呈现增长趋势，由于疫情影响，2020年中医类医院康复医学科门诊总人次数和出院总人次数有所下降。

中医康复是一种将中医理论与康复治疗相结合的综合性医疗模式。它强调恢复和改善患者的身心功能，提高患者的生活质量。中医康复的历史可以追溯到古代，《黄帝内经》等古籍中有对康复方法的记载。随着时间的推移，中医康复逐渐发展成一个独立的学科体系，并得到了广泛应用。中医康复的特点可以概括为以下几个方面。第一，应用中医理论。中医康复采用中

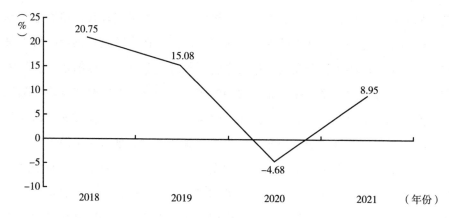

图7　2018～2021年中医类医院康复医学科出院总人次数同比增长率

医经典理论作为指导，强调整体观念、辨证施治和个体化治疗。第二，综合运用多种治疗手段。中医康复综合运用药物治疗、针灸、推拿按摩、膏方外用、气功等多种治疗手段，促进身体功能恢复。第三，强调个体化治疗。中医康复注重因人而异的治疗方法，根据患者的病情和体质特点制订个性化的康复计划。中医康复的优势可以概括为以下几点。第一，视野独特。中医康复注重人的整体性，将身体、心理及社会环境等因素考虑在内，以个体化治疗促进身体功能恢复。第二，多学科交叉。中医康复需要医师、中医师、康复师等的合作，形成协同效应，为患者提供全方位的康复服务。第三，治疗方法多样。中医康复拥有丰富多样的治疗方法，可根据患者的具体情况选择最合适的治疗方式。除此之外，中医康复在慢性病管理和康复领域有独特优势，能够减轻症状、改善生活质量、延缓病程进展。总之，中医康复结合中医理论和康复治疗技术，强调个性化治疗，具有独特的优势和价值，为患者提供了一个综合而有效的治疗选择，这是中医康复医学发展的先天优势和重要基础。

我国对中医康复持有积极的态度，并给予政策支持。国家和地方政府出台了一系列相关政策和措施从多方面支持中医康复事业的发展。政策方面。政府通过制定法律法规、出台政策文件等形式，为中医康复提供政策支持和指导，促进中医康复事业的发展。人才培养方面。加强中医康复人才培养，设立相关专业学科，建设培训机构，提供岗位培训和继续教育，培养更多具备中医康复专业知识与技能的人才。科研方面。支持中医康复领域的科学研究，鼓励和资助相关科研项目，推动中医康复理论和技术的创新发展。临床实践方面。推动中医康复在临床实践中的应用，建立中医康复临床路径和规范，推广中医康复治疗方法，增强康复效果。国际交流与合作方面。积极参与国际中医康复领域的交流与合作，加强与其他国家和地区在中医康复方面的合作与交流，推动中医康复的国际化发展。总体而言，我国政府对中医康复持支持态度，并采取了一系列的政策和措施促进中医康复事业的发展。这些举措有助于促进中医康复的研究、应用和人才培养，提升康复患者的生活质量。

综上所述，为保障我国中医康复事业的发展，本部分提出以下几点建议。第一，构建中医康复学科体系的理论基础。依据系统性的文献研究和实践验证，整合和总结中医康复领域的理论知识。总结临床实践经验，同时深入分析和总结中医康复的治疗效果与机制。加强中医康复科学研究，通过严谨的科学方法，验证中医康复的治疗效果和作用机制。第二，加强现代科学技术的利用。例如，借助现代信息技术，如人工智能、大数据分析和远程监测等，改进中医康复的诊断和治疗过程。结合生物医学工程技术，如生物传感器，改进中医康复的治疗工具和辅助设备。第三，改善康复设施和环境。提升公共场所、交通工具、社区、学校等的无障碍设施建设水平，为残疾人提供更便利的出行和生活环境。第四，加强康复技术研发和创新。支持康复技术的创新与研发，推动康复辅助器具和康复工程技术的改进与应用，提高康复治疗效果和效率。第五，加大政策和资金支持力度。制定和完善与康复相关的政策法规，加大财政投入力度，提供更多资金支持康复事业发展。鼓励社会力量参与康复事业，推动中医康复事业发展。第六，大力开展中医康复治疗知识宣传活动。现如今自媒体发展迅猛，各大平台用户注册率高，可利用短视频、推文等方式宣传与中医康复相关的知识，加大面向社会公众的康复知识普及力度，提高人们对康复的认识和理解水平。开展康复宣传教育活动，促进社会对老年人、慢性病人群及亚健康人群的关爱和支持。

（二）中医药养生保健评价

1. 数据来源及指标解释

（1）数据来源

基于数据可及性原则，本部分使用的原始数据来源于国家中医药管理局发布的《全国中医药统计摘编》《2019 年中医药事业发展统计提要报告》《2020 年中医药事业发展统计提要报告》，主要选取 2017~2021 年的数据进行分析。

为保证指标体系的延续性及可比性，在构建 2023 版中医药传承创新发展评价指标体系时，中医药养生保健部分仍由每万人中医治未病人次数、每万人中医健康管理人数、0~3 岁儿童中医健康管理率、65 岁以上老人中医健康管理率 4 个指标构成。但由于无法获得以上 4 个指标 2021 年分省份原始统计数据，我们使用 2017~2019 年相关指标分省份数据，结合 2021 年分省份人口数据进行拟合估算，计算公式如下。

①每万人中医治未病人次数 = 2021 年全国中医类医院治未病总人次数×[（2017 年某省份治未病人次数÷2017 年全国中医类医院治未病总人次数）+（2018 年某省份治未病人次数÷2018 年全国中医类医院治未病总人次数）+（2019 年某省份治未病人次数÷2019 年全国中医类医院治未病总人次数）]÷3÷2021 年该省份总人口数×10000。

②每万人中医健康管理人数 = 2021 年全国中医类医院健康管理总人数×[（2017 年某省份中医类医院健康管理人数÷2017 年全国中医类医院健康管理总人数）+（2018 年某省份中医类医院健康管理人数÷2018 年全国中医类医院健康管理总人数）]÷2÷2021 年该省份总人口数×10000。

③0~3 岁儿童中医健康管理率 =（2017~2019 年某省份中医类医院 0~3 岁儿童中医健康管理累计人数）÷3÷2021 年该省份总人口数×100%。

④65 岁以上老人中医健康管理率 =（2017~2019 年某省份中医类医院65 岁以上老人中医健康管理累计人数）÷3÷2021 年该省份总人口数×100%。

鉴于以上 4 个指标受数据限制较大，故本部分不再进行深入讨论。本部分采用《中医药传承创新蓝皮书：中国中医药传承创新发展报告（2020）》所选统计指标，并根据数据可及性原则对指标进行调整，将指标分成以下三类。

①中医治未病类：中医类医院（包括中医医院、中西医结合医院、民族医医院）治未病人次数。

②中医健康检查类：中医类医院（包括中医医院、中西医结合医院、民族医医院）健康检查人次数；

③中医预防保健类：中医类医院（包括中医医院、中西医结合医院、民族医医院）预防保健科实有床位数、门急诊人次、出院人次。

（2）指标概念解释

中医类医院：具有中医传统专科特色的临床科室，能运用中医中药防治疾病，满足人民群众对中医药服务需求的医疗机构，包括各级中医医院、中西医结合医院、民族医医院。

中医医院：中医（综合）医院和中医专科医院，不包括中西医结合医院和民族医医院。

中医类医院治未病人次数：医疗卫生机构治未病科（中心）的门诊服务人次数。

健康检查人次数：医疗卫生机构体检人次数、体检中心单项健康检查人次数。

实有床位数：年底固定实有床位数。包括正规床、简易床、监护床、超过半年加床、正在消毒和修理床位、因扩建或大修而停用床位。不包括产科新生儿床、接产室待产床、库存床、观察床、临时加床和病人家属陪侍床。

2. 具体指标情况

（1）中医治未病发展情况

从中医类医院治未病总人次数上看，中医治未病工作水平整体保持上升趋势。2017～2021年中医类医院治未病总人次数年均增长率为4.19%，该指标2021年出现较大幅度的上升，同比增速为11.97%，呈现较好的发展态势，具体数据如表7所示。

表7　2017~2021 年中医治未病发展情况

单位：人次，%

年份	中医类医院治未病总人次数	中医医院治未病人次数	中医医院治未病人次数占比	中西医结合医院治未病人次数	中西医结合医院治未病人次数占比	民族医医院治未病人次数	民族医医院治未病人次数占比
2017	19829791	17840876	89.97	1492040	7.52	496875	2.51
2018	20155791	17313955	85.90	1830290	9.08	1011546	5.02
2019	20115387	17550702	87.25	1701107	8.46	863578	4.29
2020	20873136	18649619	89.35	1587823	7.61	635694	3.05
2021	23371493	20260823	86.69	2294377	9.82	816293	3.49

　　三类中医类医院治未病服务开展情况如图 8 所示。从治未病人次数占比来看，2021 年中医治未病服务依然主要集中在中医医院，该类医院占比虽较 2020 年稍有下降，但仍超过八成；与之相比，2021 年中西医结合医院及民族医医院治未病人次数整体占比仍较低，但从变化趋势看，2018 年以来占比持续下降的趋势在 2021 年有所转变，出现回升。从具体治未病人次数

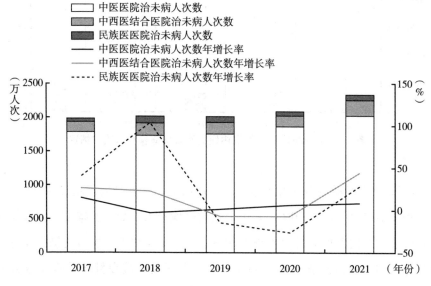

图 8　2017~2021 年三类中医类医院治未病人次数及年增长率情况

上看，2021年三类中医类医院治未病人次数均有所增长，其中中西医结合医院及民族医医院在经历2019~2020年的负增长后，2021年增长率大幅攀升，分别为44.50%及28.41%，展现出中医类医院治未病服务蓬勃的发展态势。

（2）中医健康检查发展情况

如图9所示，从整体数据来看，2021年全国健康检查人次数出现上升，总人次数超2.86亿人次，较2020年上升31.68%，与2017年数据相比，增长近60%。近年来，我国持续大力推进"健康中国"建设从"以治病为中心"向"以人民健康为中心"转变，尤其是在经历了新冠肺炎疫情后，全社会前所未有地关注健康、追求健康及维护健康，民众逐渐树立"每个人是自己的健康第一责任人"的理念，健康检查成为更多人日常保健的重要一环。

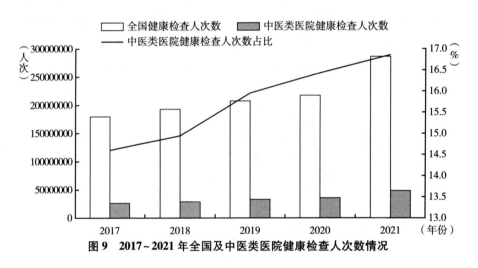

图9　2017~2021年全国及中医类医院健康检查人次数情况

2021年中医类医院健康检查人次数亦出现大幅提高，超过4800万人次，较2020年增加35.10%，高于全国健康检查人次数增长幅度。此外，从表8可见，中医类医院健康检查人次数占全国健康检查人次数比例亦保持上升趋势，但整体占比依然不足17%，说明中医类医院在健康检查服务方面仍不具竞争优势。

表8 2017~2021年全国中医类医院健康检查人次数及占比情况

单位：人次，%

年份	中医类医院健康检查人次数	中医类医院健康检查人次数占全国健康检查人次数比例	中医医院健康检查人次数	中西医结合医院健康检查人次数	民族医医院健康检查人次数
2017	26261437	14.60	22244285	3404957	612195
2018	28854422	14.94	24531976	3720442	602004
2019	33121393	15.95	28279633	4105019	736741
2020	35725951	16.43	30178916	4826183	720852
2021	48264650	16.86	39673227	7488913	1102510

从2017~2021年三类中医类医院健康检查人次数来看，2021年三类中医类医院健康检查人次数均较2020年显著增加，其中中西医结合医院、民族医医院健康检查人次数年增长率均超50%；而与2017年相比，此三类中医类医院健康检查人次数分别增长78.35%、119.94%和80.09%，展现出三类中医类医院健康检查事业欣欣向荣的发展态势。

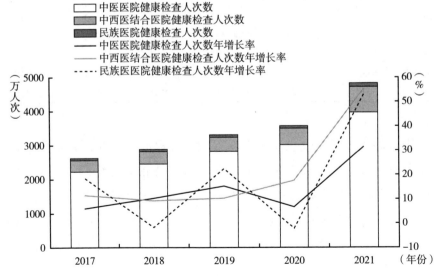

图10 2017~2021年三类中医类医院健康检查人次数及年增长率情况

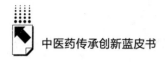

从各类中医类医院健康检查人次数占比情况来看,2021年中医医院此项指标占比达82.20%,而中西医结合医院、民族医医院占比虽较2020年略有提升,但仍较低,分别为15.52%和2.28%,这表明中医医院仍然是中医类健康检查服务的主要提供者。

(3)中医预防保健发展情况

从表9可以看出,2021年中医类医院预防保健业务开展依然有限,中医类医院预防保健科各项指标占比均较低,其中门急诊人次占比跌破1%,实有床位数及出院人次占比均不足0.05%。从变化幅度上看,实际指标数值及其占比均较2020年有所下滑,预防保健业务规模进一步缩减。尤其是在出院人次指标上,在经过连续数年的平缓下降后,2021年出现大幅减少,出院人次减少45.51%,占比下降0.0157个百分点,相关业务骤减。

表9 2017~2021年中医预防保健发展情况

年份	中医类医院预防保健科实有床位数(张)	占中医类医院实有床位总数比例(%)	中医类医院预防保健科门急诊人次(人次)	占中医类医院门急诊总人次比例(%)	中医类医院预防保健科出院人次(人次)	占中医类医院出院总人次比例(%)
2017	595	0.0625	6040243	1.0263	11570	0.0411
2018	581	0.0569	6406042	1.0441	9742	0.0320
2019	561	0.0514	6928468	1.0584	9596	0.0293
2020	673	0.0586	6945629	1.2062	9195	0.0316
2021	509	0.0425	6433521	0.9668	5010	0.0159

从2021年三类中医类医院预防保健指标数据及其占比情况看,中医医院在预防保健科门急诊人次指标上依旧保持较大优势,占比超80%;而民族医医院该项指标占比则由2020年的1.45%下降至0.35%,占比进一步缩小。而在预防保健科实有床位数及出院人次指标上,中西医结合医院的占比大幅提升,出现与中医医院平分秋色的局面(见图11、图12和图13)。

从变化趋势来看,与2020年相比,2021年中医医院及民族医医院在三

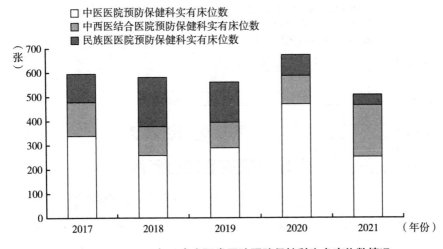

图 11　2017~2021 年三类中医类医院预防保健科实有床位数情况

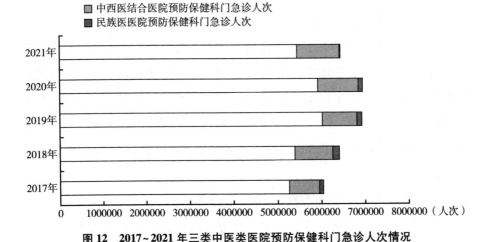

图 12　2017~2021 年三类中医类医院预防保健科门急诊人次情况

个预防保健类指标上均出现不同程度的下降，其中中医医院出院人次减少了60.82%，民族医医院门急诊人次、出院人次分别减少了77.80%、72.38%。与之相对，中西医结合医院三个指标均有所增长，尤其是实有床位数及出院人次两个与住院医疗服务相关的指标，分别较2020年上升了82.91%和25.96%。

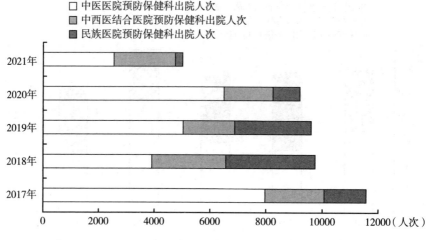

图 13　2017~2021 年三类中医类医院预防保健科出院人次情况

3.结论与建议

（1）中医药养生保健整体发展仍显不足

从 2021 年中医药养生保健指标数据来看，虽然中医治未病、健康检查相关指标均保持稳中有升的发展趋势，但整体发展仍然受限，受重视程度依然不高。如 2021 年中医健康检查人次数仅占全国健康检查人次数的16.86%，与西医健康检查相比不具竞争优势；而中医预防保健相关指标数据显示，相关科室在资源占比较低、业务开展不足的影响下 2021 年规模进一步缩减。

（2）中医药养生保健门急诊业务发展更具优势

从 2017~2021 年数据来看，中医药养生保健各类业务发展趋势不同，在主要以门急诊形式开展的中医治未病、健康检查等业务方面，相关指标保持较好的正向增长趋势；与之相对，与住院业务相关的指标，如预防保健科实有床位数、出院人次等指标，呈下降趋势，并于 2021 年出现较大幅度减少。究其原因，一方面是因为新冠肺炎疫情期间，大部分医院调整科室、重新分配床位以应对疫情需求；另一方面，从服务需求的角度考虑，中医药养生保健类业务以门急诊需求为主，涉及住院的需求较少，因而门急诊业务发展更具优势。

（3）"健康中国"行动有利于中医药养生保健发展

2016年国务院颁布《"健康中国2030"规划纲要》后，于2019年出台《健康中国行动（2019—2030年）》；党的二十大报告亦提出到2035年建成"健康中国"的宏伟目标，强调把保障人民健康放在优先发展的战略位置。与此同时，自2020年以来，民众对自身身心健康的关注度日益提高，全社会积极参与"健康中国"行动。"健康中国"行动围绕疾病预防和健康促进两大核心任务展开，与中医药倡导的"未病先防、既病防变、瘥后防复""饮食有节，起居有常，不妄作劳""精神内守，病安从来"的养生保健理念不谋而合。中医药养生保健包含的调养精神、体格锻炼、合理饮食、适时养生、科学用药等内容，亦与"健康中国"行动广泛深入开展健康科普活动、倡导文明健康的生活方式、不断提升居民的健康素养和健康水平的内涵一致。应积极响应《健康中国行动（2019—2030年）》对中医药养生保健发展所提出的目标要求，不断提高中医药养生保健服务可得性，引导和规范中医药养生保健服务发展，进一步发挥中医药在保障人民健康方面的独特优势和重要作用。

（三）中医医疗服务评价

1. 数据来源和指标调整

中医医疗服务指在中医理论指导下为人民群众提供健康维护服务的总称，是一种具有中医特色的医疗服务，以中医医疗机构为主体，并在中医的整体观以及辨证论治观的思想指导下，通过望、闻、问、切和辅助仪器，综合运用阴阳五行、脏腑经络、病因病机、辨证论治等理论来指导诊断和治疗，并以中医适宜诊疗技术和中医方剂为主要治疗手段和治疗方法，为个体提供中医方面的诊断、检查、治疗、手术、护理、药剂、康复等照护生命、诊治疾病的健康促进服务。区别于现代西方医学，中医药服务特有的治未病管理、中医特色健康管理、中医健康养老、中医康复护理以及中医药参与的公共卫生应急体系等内容已成为中医医疗服务能力和特色优势水平提升的主要形式。中医药医疗服务能力涉及的对象体现在以下两个方面：以医疗机构和医务人员为代表的供给方和以患者或接受中医药服务的居民为代表的需求方。中医药事业传承、创新和发展的主要场所是各级各类中医医院、中医临床科室、中医诊所、中医门诊等，中医医疗服务是中医医疗机构提供的主要服务内容，是中医医疗机构建设的重要环节。

本部分从"中医医疗资源""中医医疗服务效率""中医医疗费用"三个维度对中医医疗服务进行评价。数据来源于《全国中医药统计摘编》和《中国卫生健康统计年鉴》。

中医医疗资源维度主要评价中医医疗机构的资源配置情况。其中，每百万人口中医类医院数和每千人口中医类医院床位数两个指标反映了中医医疗机构建设情况；每千人口中医类医院卫生技术人员数与每千人口中医执业（助理）医师数两个指标反映了中医类医院人员配置情况；中医类医院医护比和中医类医院中药师占药师比例两个指标反映了中医类医院人员结构情况。每百万人口中医类医院数、每千人口中医类医院床位数、每千人口中医类医院卫生技术人员数、每千人口中医执业（助理）医师数反映了中医资源的人均配置情况。中医医疗服务效率维度主要评价的是中医医疗机构医疗服务资源的投入和产出情况，用于衡量医疗服务机构提供医疗服务的能力，即医疗服务机构的最大产出率。其中，人均就诊中医类医疗机构次数、每万人中医类医院出院人次数、中医类医院平均住院天数指标主要用来评价中医类医疗机构医疗服务水平和需求情况。中医类医院病床使用率、医师人均每日担负诊疗人次、医师人均每日担负住院床日主要用来评价中医医疗服务的投入产出情况。中医医疗服务效率是衡量医院医疗资源分配和经营管理水平的重要指标，对医院运营总费用及中医医疗卫生资源的分配起着决定性作用。中医医疗费用维度主要评价病人在中医类医疗机构就诊时，为治病而发生的各种费用。本部分的中医医疗费用评价拟从就医患者的角度出发选取相关指标，指标数值越大，说明患者在中医医疗服务上的花费越高。中医医疗费用下的具体指标包括住院病人负担占可支配收入比例、门诊病人负担占可支配收入比例、出院患者日均费用占可支配收入比例，用来衡量医疗费用给患者造成的经济负担，反映中医医疗费用对患者生活的影响程度。中医医疗服务一级指标下的各级指标及其权重如表 10 所示。

表 10　中医医疗服务一级指标下的各级指标及其权重

一级指标	二级指标	二级指标权重	三级指标	性质	三级指标权重
中医医疗服务	中医医疗资源	0.283	每百万人口中医类医院数	正向	0.176
			每千人口中医类医院卫生技术人员数	正向	0.179
			每千人口中医类医院床位数	正向	0.169
			每千人口中医执业（助理）医师数	正向	0.186
			中医类医院中药师占药师比例	正向	0.152
			中医类医院医护比	正向	0.138
	中医医疗服务效率	0.261	人均就诊中医类医疗机构次数	正向	0.184
			每万人中医类医院出院人次数	正向	0.170
			中医类医院病床使用率	正向	0.163
			医师人均每日担负诊疗人次	正向	0.167
			医师人均每日担负住院床日	正向	0.153
			中医类医院平均住院天数	负向	0.163
	中医医疗费用	0.236	住院病人负担占可支配收入比例	负向	0.348
			门诊病人负担占可支配收入比例	负向	0.348
			出院患者日均费用占可支配收入比例	负向	0.305

2. 结果

（1）中医医疗服务省际评价

从中医医疗资源、中医医疗服务效率、中医医疗费用三个维度对 2021 年 31 个省（区、市）中医医疗服务开展评价，31 个省（区、市）评价得分和排名情况如表 11 所示。从总分及排名结果来看，排名前五的省（区、市）分别是浙江省（79.15 分）、内蒙古自治区（79.03 分）、北京市（78.88 分）、甘肃省（78.25 分）和重庆市（77.92 分）。排名后 5 位的省分别是广东省（63.88 分）、山西省（63.76 分）、辽宁省（63.72 分）、黑龙江省（62.43 分）和海南省（57.46 分）。总体而言，中医医疗服务评价得分情况一般，平均分为 70.36 分，有 17 个省（区、市）得分超过平均分。

表 11　2021 年 31 个省（区、市）中医医疗服务评价得分及排名

单位：分

省(区、市)	中医医疗资源	中医医疗服务效率	中医医疗费用	总分	排名
浙　江	65.42	76.17	98.87	79.15	1
内蒙古	86.89	61.13	89.36	79.03	2
北　京	89.43	70.83	75.13	78.88	3
甘　肃	81.17	78.82	74.12	78.25	4
重　庆	75.99	84.50	72.99	77.92	5
云　南	65.82	78.55	82.90	75.25	6
宁　夏	67.07	69.04	91.61	75.16	7
四　川	71.59	81.27	70.23	74.41	8
上　海	56.12	81.01	89.01	74.40	9
青　海	79.09	65.77	75.02	73.41	10
湖　南	70.92	75.02	74.60	73.41	11
陕　西	72.93	70.75	76.09	73.16	12
安　徽	64.39	70.27	81.94	71.67	13
河　南	71.38	72.73	69.76	71.34	14
贵　州	67.06	75.86	71.01	71.20	15
湖　北	65.84	72.55	75.23	70.93	16
西　藏	74.78	57.04	79.97	70.43	17
江　苏	60.20	71.96	78.55	69.69	18
福　建	58.36	68.18	80.14	68.24	19
江　西	61.87	72.09	70.33	67.85	20
山　东	65.98	64.88	71.77	67.37	21
吉　林	74.39	60.96	63.49	66.60	22
河　北	65.60	63.95	69.09	66.11	23
广　西	64.00	75.33	58.22	66.04	24
新　疆	68.45	71.90	56.10	65.86	25
天　津	67.68	66.34	57.34	64.10	26
广　东	55.89	70.96	65.65	63.88	27
山　西	69.65	54.88	66.49	63.76	28
辽　宁	68.35	54.04	68.86	63.72	29
黑龙江	70.89	55.86	59.53	62.43	30
海　南	55.20	58.61	58.89	57.46	31

（2）中医医疗服务省际评价变化

2018 年、2021 年各省（区、市）的中医医疗服务评价得分排名情况见表 12。为确保 2021 年与往年中医医疗服务评价得分具有可比性，对 2018 年

和 2021 年中医医疗资源、中医医疗服务效率以及中医医疗费用指标采用 2020 年的指标权重计算得分和排名。与 2018 年相比，2021 年中医医疗服务排名不变的省（区）有内蒙古自治区（排第 2 位）、广东省（排第 27 位）、海南省（排第 31 位）和甘肃省（排第 4 位）；排名上升的省（区、市）共有 13 个，其中安徽省排名上升幅度最大，从第 22 位上升至第 13 位，其次是贵州省（上升 8 位）、云南省（上升 7 位）和西藏自治区（上升 7 位）。其中，安徽省、云南省主要是受到中医医疗资源排名上升的影响，而贵州省和西藏自治区主要是受到中医医疗服务费用排名上升的影响。排名下降的共有 14 个省（区、市），其中下降幅度最大的是新疆维吾尔自治区，从第 14 位下降至第 25 位，主要是受中医医疗资源和中医医疗服务效率排名下降的影响。排名下降幅度较大的还有天津市和辽宁省，其中天津市的中医医疗服务效率排名有所提升，但中医医疗资源和中医医疗费用排名下降幅度较大。辽宁省的中医医疗资源排名上升 2 位，但是中医医疗费用排名下降幅度较大，从第 11 位下降至 23 位。

表 12　2018 年和 2021 年 31 个省（区、市）中医医疗服务评价得分排名情况

省(区、市)	中医医疗资源		中医医疗服务效率		中医医疗费用		中医医疗服务		中医医疗服务排名变动
	2018 年	2021 年	2018 年	2021 年	2018 年	2021 年	2018 年	2021 年	
北　京	1	1	15	16	8	12	1	3	-2
天　津	7	16	23	21	23	30	17	26	-9
河　北	16	22	24	24	18	22	21	23	-2
山　西	13	13	30	30	27	24	30	28	2
内蒙古	2	2	21	25	3	3	2	2	0
辽　宁	17	15	28	31	11	23	20	29	-9
吉　林	12	7	29	26	22	26	25	22	3
黑龙江	15	12	27	29	24	27	28	30	-2
上　海	28	29	1	3	1	4	5	9	-4
江　苏	22	27	11	13	5	9	12	18	-6

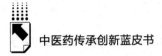
省(区、市)	中医医疗资源		中医医疗服务效率		中医医疗费用		中医医疗服务		中医医疗服务排名变动
	2018 年	2021 年	2018 年	2021 年	2018 年	2021 年	2018 年	2021 年	
浙 江	9	23	5	6	2	1	3	1	2
安 徽	30	24	16	18	10	6	22	13	9
福 建	25	28	20	20	6	7	18	19	−1
江 西	27	26	19	12	19	19	26	20	6
山 东	20	19	22	23	13	17	19	21	−2
河 南	18	10	17	10	17	21	16	14	2
湖 北	21	20	9	11	7	11	10	16	−6
湖 南	14	11	18	9	16	14	15	11	4
广 东	29	30	14	15	21	25	27	27	0
广 西	24	25	13	8	31	29	29	24	5
海 南	31	31	26	27	28	28	31	31	0
重 庆	8	5	4	1	20	16	8	5	3
四 川	11	9	3	2	25	20	11	8	3
贵 州	23	18	6	7	26	18	23	15	8
云 南	26	21	7	5	9	5	13	6	7
西 藏	4	6	31	28	29	8	24	17	7
陕 西	10	8	10	17	15	10	9	12	−3
甘 肃	5	3	2	4	12	15	4	4	0
青 海	3	4	25	22	14	13	7	10	−3
宁 夏	19	17	12	19	4	2	6	7	−1
新 疆	6	14	8	14	30	31	14	25	−11

（3）中医医疗服务区域评价

按照地理区域将 31 个省（区、市）划分为东部、中部和西部三个地区。2018~2021 年三大区域中医医疗服务的平均得分和平均排名变化情况如表 13 所示。

从总体上看，东部地区中医医疗服务平均得分及平均排名呈下降趋势，中部地区和西部地区呈上升趋势。西部地区中医医疗服务发展情况最好，平均得分为 73.34 分，平均排名为 11.25；其次是东部地区，平均得分为 68.45 分，平均排名为 18.82；中部地区平均得分为 68.50 分，平均排名为 19.25，东部地区和中部地区平均得分差距不大。在东部地区，有 3 个省（市）总分超过全国平均水平（得分在 70.36 分以上）；在西部地区中，有 10 个省（区、市）总分超过全国平均水平；在中部地区中，有 4 个省总分超过全国水平。从各个区域内部看，东部地区的内部发展差距最大，排名第 1 的北京市与排名第 31 的海南省均位于东部地区；其次是西部地区，区域内排名最靠前的是内蒙古自治区（第 2 名），排名末位的是新疆维吾尔自治区（第 25 名）；中部地区中医医疗服务平均排名最低，内部各个省份发展最为均衡，区域内排名最好的是湖南省（第 11 名），最差的是黑龙江省（第 30 名）。

2021 年东部地区的平均得分和排名与 2018 年相比总体呈下降趋势，主要是由于中医医疗费用平均得分和排名下降。可以认为 2021 年东部地区的居民在中医医疗方面的费用支出占居民可支配收入的比例有所升高。2021 年，在中医医疗资源和中医医疗服务效率方面，西部地区的平均排名较大幅度地高于中部地区和东部地区，分别比东部地区高了 10.91 个名次和 5.42 个名次；在中医医疗费用方面，三个地区的平均排名相对较为接近，差距较小。

表 13　2018~2021 年三大区域中医医疗服务平均得分和平均排名情况

单位：分

指标	区域	2018 年		2019 年		2020 年		2021 年	
		平均得分	平均排名	平均得分	平均排名	平均得分	平均排名	平均得分	平均排名
中医医疗服务	东部	68.59	15.82	71.05	16.36	68.90	19.00	68.45	18.82
	中部	65.03	21.50	68.63	20.38	68.57	19.50	68.50	19.25
	西部	70.12	12.50	73.09	12.75	74.07	10.92	73.34	11.25

续表

指标	区域	2018 年		2019 年		2020 年		2021 年	
		平均 得分	平均 排名	平均 得分	平均 排名	平均 得分	平均 排名	平均 得分	平均 排名
中医 医疗 资源	东部	57.76	18.64	65.46	20.91	64.50	21.82	64.38	21.91
	中部	55.86	18.75	66.26	17.63	68.23	15.50	68.67	15.38
	西部	64.15	11.75	72.90	10.42	72.96	11.00	72.90	11.00
中医医 疗服务 效率	东部	70.01	17.18	68.95	16.64	67.88	18.55	67.90	18.09
	中部	67.03	20.63	66.23	20.25	66.87	19.13	66.80	18.13
	西部	73.28	11.83	71.47	12.58	74.40	11.58	72.50	12.67
中医 医疗 费用	东部	80.01	12.36	80.07	12.73	75.30	15.55	73.94	16.18
	中部	73.81	17.75	74.13	18.50	70.86	18.88	70.17	18.50
	西部	73.80	18.17	75.08	17.33	75.01	14.50	74.80	14.17

（4）是否提出建设"中医药强省"目标的省（区、市）的中医医疗服务评价

将 31 个省（区、市）按照是否提出"中医药强省"目标进行对比分析，观察 2018～2021 年平均得分和平均排名的变化情况。截止到 2021 年，我国共有 21 个省（区、市）提出建设"中医药强省"目标，与上一年一致。目前，尚有 10 个省（区、市）未提出建设"中医药强省"目标。从表 14 可以看出，提出建设"中医药强省"目标的省（区、市）中医医疗资源和中医医疗费用两项指标的平均排名均落后于未提出建设"中医药强省"目标的省（区、市）；在中医医疗服务效率方面，提出建设"中医药强省"目标的省（区、市）的平均排名（15.84）领先于未提出建设"中医药强省"目标的省（区、市）（16.25）。在中医医疗服务指标上，提出建设"中医药强省"目标的省（区、市）平均得分和平均排名均落后于未提出建设"中医药强省"目标的省（区、市）。

表14　2018~2021年是否提出建设"中医药强省"目标的省（区、市）
中医医疗服务平均得分及平均排名情况

单位：分

指标	是否提出建设"中医药强省"目标	2018年		2019年		2020年		2021年	
		平均得分	平均排名	平均得分	平均排名	平均得分	平均排名	平均得分	平均排名
中医医疗服务	是	67.35	17.29	70.26	17.47	70.11	17.26	69.50	17.37
	否	69.38	14.43	72.73	13.67	71.94	14.00	71.71	13.83
中医医疗资源	是	57.38	17.41	66.80	17.42	67.36	17.16	67.55	17.21
	否	62.61	14.29	71.30	13.75	70.92	14.17	70.74	14.08
中医医疗服务效率	是	70.16	16.82	69.12	16.58	70.58	15.53	69.49	15.84
	否	70.92	15.00	69.40	15.08	69.45	16.75	69.25	16.25
中医医疗费用	是	76.19	15.53	75.65	16.53	72.81	17.19	71.92	17.24
	否	75.79	16.57	78.11	15.17	76.64	13.50	76.21	13.40

（5）中医医疗资源具体情况

2018~2021年31个省（区、市）中医医疗资源维度下各三级指标数值
及排名情况见表15~表20。

表15　2018~2021年31个省（区、市）每百万人口中医类医院数及排名情况

单位：所

省（区、市）	2018年		2019年		2020年		2021年	
	指标数值	排名	指标数值	排名	指标数值	排名	指标数值	排名
北　京	9.33	2	9.56	2	9.59	4	9.91	4
天　津	3.72	15	3.71	18	4.04	17	4.22	16
河　北	3.76	14	3.82	14	4.14	15	4.32	15
山　西	6.51	5	6.78	5	7.22	5	7.30	5
内蒙古	9.00	4	9.06	4	9.77	2	10.29	2
辽　宁	4.63	11	4.85	9	4.93	10	5.27	10
吉　林	4.47	13	4.72	13	5.61	9	6.06	8
黑龙江	4.69	10	4.93	8	5.68	8	6.08	7
上　海	1.20	31	1.28	31	1.29	31	1.33	31
江　苏	2.17	28	2.37	28	2.32	29	2.25	29
浙　江	3.56	17	3.71	19	3.47	22	3.49	22

省（区、市）	2018 年		2019 年		2020 年		2021 年	
	指标数值	排名	指标数值	排名	指标数值	排名	指标数值	排名
安　徽	2.17	29	2.40	27	3.26	24	3.21	24
福　建	2.33	27	2.37	29	2.36	28	2.34	28
江　西	2.52	23	2.59	24	2.90	25	3.30	23
山　东	3.21	21	3.55	20	3.68	19	3.81	19
河　南	3.40	20	3.77	17	4.39	14	5.05	12
湖　北	2.50	24	2.56	26	2.58	27	2.95	25
湖　南	3.10	22	3.27	22	3.54	21	3.73	21
广　东	1.62	30	1.60	30	1.52	30	1.57	30
广　西	2.42	25	2.58	25	2.63	26	2.78	27
海　南	2.36	26	3.17	23	3.27	23	2.84	26
重　庆	5.25	7	5.99	7	5.96	7	5.85	9
四　川	3.60	16	3.79	16	3.92	18	4.10	17
贵　州	3.50	18	3.53	21	3.68	19	3.76	20
云　南	3.50	19	3.81	15	4.09	16	3.97	18
西　藏	11.34	1	11.40	1	13.42	1	14.48	1
陕　西	4.58	12	4.75	12	4.60	13	4.78	13
甘　肃	5.76	6	6.50	6	6.55	6	6.79	6
青　海	9.12	3	9.54	3	9.63	3	9.93	3
宁　夏	4.80	9	4.75	11	4.86	11	5.10	11
新　疆	4.87	8	4.80	10	4.68	12	4.75	14

表 16　2018～2021 年 31 个省（区、市）每千人口中医类医院床位数及排名情况

单位：张

省（区、市）	2018 年		2019 年		2020 年		2021 年	
	指标数值	排名	指标数值	排名	指标数值	排名	指标数值	排名
北　京	1.15	2	1.18	3	1.17	3	1.27	3
天　津	0.62	25	0.63	26	0.68	27	0.70	26
河　北	0.68	19	0.72	22	0.81	17	0.84	18
山　西	0.57	27	0.63	27	0.69	26	0.73	25
内蒙古	1.18	1	1.24	1	1.34	1	1.38	2
辽　宁	0.74	14	0.76	17	0.80	18	0.82	21
吉　林	0.73	15	0.78	15	0.89	11	1.00	7

续表

省(区、市)	2018 年		2019 年		2020 年		2021 年	
	指标数值	排名	指标数值	排名	指标数值	排名	指标数值	排名
黑龙江	0.76	13	0.81	13	0.96	7	1.00	7
上 海	0.45	31	0.45	31	0.46	31	0.46	31
江 苏	0.68	18	0.73	19	0.70	25	0.68	27
浙 江	0.84	9	0.87	10	0.82	16	0.81	22
安 徽	0.59	26	0.65	25	0.84	14	0.84	18
福 建	0.56	28	0.57	28	0.58	28	0.60	28
江 西	0.68	22	0.71	24	0.78	22	0.87	15
山 东	0.67	23	0.72	23	0.73	24	0.77	24
河 南	0.77	12	0.84	11	0.87	12	0.95	11
湖 北	0.81	11	0.81	14	0.86	13	0.89	12
湖 南	0.88	7	0.91	8	1.01	6	1.02	6
广 东	0.50	29	0.51	30	0.50	30	0.52	30
广 西	0.68	20	0.72	21	0.75	23	0.80	23
海 南	0.47	30	0.54	29	0.58	28	0.57	29
重 庆	1.03	4	1.14	4	1.13	5	1.16	4
四 川	0.84	8	0.91	7	0.95	8	1.00	7
贵 州	0.71	17	0.77	16	0.79	21	0.84	18
云 南	0.66	24	0.74	18	0.80	18	0.87	15
西 藏	0.68	21	0.73	20	0.83	15	0.89	12
陕 西	0.88	6	0.91	9	0.94	9	0.97	10
甘 肃	1.10	3	1.20	2	1.29	2	1.39	1
青 海	1.02	5	1.03	5	1.15	4	1.15	5
宁 夏	0.72	16	0.82	12	0.80	18	0.85	17
新 疆	0.83	10	0.93	6	0.91	10	0.89	12

**表 17　2018~2021 年 31 个省(区、市)每千人口中医
类医院卫生技术人员数及排名情况**

单位：人

省(区、市)	2018 年		2019 年		2020 年		2021 年	
	指标数值	排名	指标数值	排名	指标数值	排名	指标数值	排名
北 京	1.69	1	1.77	1	1.77	1	1.95	1
天 津	0.78	6	0.80	10	0.92	7	0.98	6
河 北	0.62	21	0.66	21	0.75	18	0.82	16

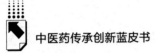
续表

省(区、市)	2018 年		2019 年		2020 年		2021 年	
	指标数值	排名	指标数值	排名	指标数值	排名	指标数值	排名
山 西	0.53	31	0.56	31	0.62	26	0.66	27
内蒙古	1.07	2	1.12	2	1.24	2	1.33	2
辽 宁	0.58	26	0.61	25	0.66	24	0.71	24
吉 林	0.73	11	0.77	15	0.91	8	0.96	8
黑龙江	0.63	20	0.67	20	0.78	16	0.81	17
上 海	0.59	24	0.61	26	0.62	26	0.64	29
江 苏	0.75	10	0.80	11	0.78	16	0.79	20
浙 江	0.93	3	1.00	3	0.96	6	0.98	6
安 徽	0.53	30	0.56	30	0.66	24	0.70	25
福 建	0.60	23	0.62	24	0.62	26	0.65	28
江 西	0.61	22	0.65	23	0.73	21	0.78	21
山 东	0.72	14	0.76	16	0.79	15	0.84	15
河 南	0.72	15	0.78	12	0.83	12	0.92	9
湖 北	0.70	16	0.70	19	0.75	18	0.80	19
湖 南	0.76	8	0.84	7	0.86	10	0.89	12
广 东	0.59	25	0.61	27	0.60	30	0.62	30
广 西	0.76	7	0.81	9	0.86	10	0.90	11
海 南	0.55	28	0.60	29	0.59	31	0.59	31
重 庆	0.84	5	0.89	5	0.90	9	0.91	10
四 川	0.72	12	0.77	14	0.82	13	0.89	12
贵 州	0.64	19	0.70	18	0.74	20	0.81	17
云 南	0.57	27	0.66	22	0.72	23	0.78	21
西 藏	0.54	29	0.61	28	0.62	26	0.70	25
陕 西	0.92	4	0.96	4	0.98	4	1.00	5
甘 肃	0.69	17	0.88	6	1.02	3	1.12	3
青 海	0.76	9	0.84	8	0.97	5	1.02	4
宁 夏	0.72	13	0.77	13	0.80	14	0.89	12
新 疆	0.68	18	0.72	17	0.73	21	0.77	23

表18　2018~2021年31个省（区、市）每千人口中医执业（助理）
医师数及排名情况

单位：人

省（区、市）	2018 年		2019 年		2020 年		2021 年	
	指标数值	排名	指标数值	排名	指标数值	排名	指标数值	排名
北　京	0.91	1	0.98	1	0.99	1	1.02	1
天　津	0.58	5	0.62	4	0.77	2	0.84	2
河　北	0.45	10	0.48	10	0.55	10	0.61	9
山　西	0.45	10	0.48	11	0.54	11	0.56	11
内蒙古	0.61	4	0.65	3	0.73	4	0.78	4
辽　宁	0.37	20	0.39	23	0.42	21	0.45	19
吉　林	0.45	10	0.46	13	0.56	9	0.58	10
黑龙江	0.31	26	0.34	26	0.42	21	0.45	19
上　海	0.37	20	0.40	21	0.42	21	0.45	19
江　苏	0.36	22	0.40	20	0.41	24	0.43	25
浙　江	0.50	9	0.55	8	0.53	12	0.55	12
安　徽	0.24	31	0.27	31	0.43	19	0.45	19
福　建	0.41	14	0.44	14	0.45	15	0.49	15
江　西	0.28	28	0.31	29	0.37	29	0.40	29
山　东	0.43	13	0.47	12	0.52	13	0.54	13
河　南	0.39	17	0.42	15	0.46	14	0.52	14
湖　北	0.31	26	0.32	28	0.35	30	0.38	30
湖　南	0.40	15	0.41	17	0.45	15	0.47	16
广　东	0.38	19	0.41	19	0.39	25	0.41	26
广　西	0.35	24	0.39	24	0.44	17	0.47	16
海　南	0.25	30	0.29	30	0.32	31	0.37	31
重　庆	0.53	7	0.58	6	0.62	7	0.64	8
四　川	0.62	3	0.67	2	0.71	5	0.77	5
贵　州	0.34	25	0.39	25	0.39	25	0.45	19
云　南	0.28	28	0.34	27	0.39	25	0.41	26
西　藏	0.63	2	0.61	5	0.74	3	0.79	3
陕　西	0.39	17	0.41	18	0.43	19	0.45	19
甘　肃	0.54	6	0.55	9	0.62	7	0.67	6
青　海	0.51	8	0.56	7	0.63	6	0.65	7
宁　夏	0.40	15	0.42	16	0.44	17	0.46	18
新　疆	0.36	22	0.39	22	0.39	25	0.41	26

表 19 2018~2021 年 31 个省（区、市）中医类医院中药师
占药师比例及排名情况

单位：%

省(区、市)	2018 年		2019 年		2020 年		2021 年	
	指标数值	排名	指标数值	排名	指标数值	排名	指标数值	排名
北 京	64.02	2	64.56	2	65.38	2	64.74	2
天 津	59.78	8	60.76	6	58.91	10	57.66	11
河 北	47.44	23	45.25	24	44.46	27	45.07	25
山 西	63.18	3	62.25	5	61.47	4	60.67	6
内蒙古	62.24	5	62.98	4	61.07	6	60.90	5
辽 宁	62.04	7	64.26	3	63.87	3	63.02	3
吉 林	58.68	11	59.35	8	61.19	5	62.57	4
黑龙江	62.55	4	59.29	9	58.86	12	58.90	9
上 海	59.50	10	59.95	7	59.04	8	59.12	7
江 苏	47.61	22	47.49	20	48.51	20	49.15	18
浙 江	46.15	27	45.45	23	45.41	25	45.32	24
安 徽	49.70	19	47.28	21	50.75	17	49.34	17
福 建	44.51	28	45.09	25	45.50	24	43.50	26
江 西	42.24	29	39.34	29	37.80	29	37.12	30
山 东	54.08	17	52.59	16	52.17	15	51.58	16
河 南	55.29	14	55.43	14	52.92	14	52.18	14
湖 北	55.13	16	55.47	13	58.88	11	55.47	12
湖 南	56.31	12	54.93	15	52.14	16	51.86	15
广 东	47.06	25	46.93	22	45.80	22	45.95	23
广 西	40.48	30	39.03	30	37.65	30	37.98	29
海 南	34.64	31	36.04	31	34.43	31	33.03	31
重 庆	47.61	21	47.70	19	48.44	21	47.54	22
四 川	46.39	26	44.32	28	42.99	28	42.98	28
贵 州	47.61	20	44.62	27	45.15	26	48.68	19
云 南	47.12	24	44.94	26	45.75	23	43.47	27
西 藏	88.60	1	89.58	1	80.95	1	83.33	1
陕 西	55.60	13	55.53	12	55.08	13	54.04	13
甘 肃	55.20	15	52.24	17	48.82	19	47.54	21
青 海	62.07	6	57.38	11	59.00	9	59.09	8
宁 夏	50.60	18	49.00	18	49.05	18	48.48	20
新 疆	59.61	9	58.76	10	59.46	7	58.46	10

表 20　2018~2021 年 31 个省（区、市）中医类医院医护比及排名情况

省(区、市)	2018 年		2019 年		2020 年		2021 年	
	指标数值	排名	指标数值	排名	指标数值	排名	指标数值	排名
北　京	1.03	6	1.02	29	1.02	29	1.02	29
天　津	1.18	2	0.89	30	0.84	30	0.87	30
河　北	1.07	4	1.09	27	1.12	27	1.17	26
山　西	0.93	9	1.22	22	1.25	21	1.27	20
内蒙古	0.90	11	1.22	21	1.25	21	1.28	19
辽　宁	0.92	10	1.15	25	1.22	24	1.27	20
吉　林	0.94	7	1.18	24	1.27	18	1.24	24
黑龙江	0.93	8	1.21	23	1.2	25	1.24	24
上　海	0.85	13	1.14	26	1.14	26	1.13	28
江　苏	0.80	17	1.30	18	1.27	18	1.27	20
浙　江	0.81	16	1.27	20	1.25	21	1.26	23
安　徽	0.70	25	1.49	8	1.4	12	1.42	12
福　建	0.76	21	1.35	15	1.33	17	1.33	16
江　西	0.77	20	1.39	13	1.39	13	1.4	13
山　东	0.83	14	1.30	17	1.27	18	1.3	18
河　南	0.81	15	1.44	10	1.44	9	1.47	8
湖　北	0.74	23	1.44	11	1.41	11	1.43	11
湖　南	0.77	18	1.66	2	1.62	3	1.6	2
广　东	0.75	22	1.39	14	1.38	14	1.4	13
广　西	0.65	30	1.62	4	1.58	6	1.6	2
海　南	0.69	27	1.51	7	1.52	7	1.45	10
重　庆	0.67	29	1.62	3	1.62	3	1.58	5
四　川	0.73	24	1.44	12	1.44	9	1.47	8
贵　州	0.67	28	1.60	5	1.64	2	1.58	5
云　南	0.69	26	1.57	6	1.59	5	1.59	4
西　藏	3.06	1	0.46	31	0.47	31	0.49	31
陕　西	0.62	31	1.74	1	1.69	1	1.66	1
甘　肃	1.06	5	1.46	9	1.52	7	1.56	7
青　海	1.15	3	1.05	28	1.11	28	1.15	27
宁　夏	0.77	19	1.35	16	1.34	15	1.31	17
新　疆	0.87	12	1.30	19	1.34	15	1.38	15

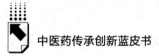

（6）中医医疗服务效率具体情况

2018~2021年31个省（区、市）中医医疗服务效率维度下的各三级指标数值及排名情况见表21~表26。

表21 2018~2021年31个省（区、市）人均就诊中医类医疗机构次数及排名情况

单位：次

省(区、市)	2018 年		2019 年		2020 年		2021 年	
	指标数值	排名	指标数值	排名	指标数值	排名	指标数值	排名
北　京	2.77	1	2.86	1	2.10	1	2.71	1
天　津	1.42	4	1.48	4	1.41	4	1.66	4
河　北	0.55	21	0.61	21	0.59	20	0.65	21
山　西	0.44	27	0.45	28	0.45	27	0.51	26
内蒙古	0.81	12	0.85	12	0.80	11	0.88	10
辽　宁	0.42	29	0.43	30	0.39	29	0.43	30
吉　林	0.53	22	0.54	22	0.55	22	0.7	19
黑龙江	0.37	31	0.38	31	0.35	31	0.4	31
上　海	1.92	2	1.96	2	1.63	2	1.85	2
江　苏	0.94	7	1.01	7	0.83	9	0.89	9
浙　江	1.75	3	1.88	3	1.55	3	1.73	3
安　徽	0.42	28	0.49	26	0.66	15	0.71	15
福　建	0.85	11	0.89	9	0.81	10	0.91	8
江　西	0.45	25	0.52	23	0.54	23	0.61	24
山　东	0.60	17	0.66	17	0.61	18	0.7	17
河　南	0.58	20	0.63	19	0.61	19	0.71	15
湖　北	0.60	19	0.61	20	0.52	24	0.65	21
湖　南	0.42	30	0.43	29	0.43	28	0.51	26
广　东	1.01	6	1.16	5	0.86	7	0.98	7
广　西	0.64	15	0.67	14	0.62	17	0.7	18
海　南	0.45	26	0.48	27	0.48	26	0.46	28
重　庆	0.87	8	0.99	8	0.99	6	1.17	6
四　川	1.02	5	1.12	6	1.06	5	1.19	5
贵　州	0.47	23	0.52	24	0.48	25	0.56	25
云　南	0.60	18	0.67	16	0.67	14	0.73	13
西　藏	0.74	13	0.67	15	0.75	13	0.73	13
陕　西	0.63	16	0.69	13	0.59	21	0.67	20

省(区、市)	2018 年		2019 年		2020 年		2021 年	
	指标数值	排名	指标数值	排名	指标数值	排名	指标数值	排名
甘 肃	0.85	10	0.85	11	0.83	8	0.9	10
青 海	0.64	14	0.66	18	0.62	16	0.64	23
宁 夏	0.85	9	0.87	10	0.78	12	0.86	12
新 疆	0.47	24	0.51	25	0.39	30	0.45	29

表 22　2018~2021 年 31 个省(区、市)每万人中医类医院出院人次数及排名情况

单位：人次

省(区、市)	2018 年		2019 年		2020 年		2021 年	
	指标数值	排名	指标数值	排名	指标数值	排名	指标数值	排名
北 京	215.97	16	231.38	16	144.39	25	213.04	17
天 津	143.78	28	149.83	27	124.75	28	156.46	28
河 北	201.03	20	204.35	21	194.91	19	196.91	21
山 西	124.37	30	136.49	30	119.69	30	120.97	31
内蒙古	276.12	3	261.55	10	223.68	12	232.11	12
辽 宁	162.56	25	144.23	28	122.66	29	130.21	29
吉 林	161.83	26	177.74	25	158.87	21	183.30	22
黑龙江	168.27	23	189.91	22	133.00	27	166.67	24
上 海	171.29	22	183.21	23	146.90	23	176.60	23
江 苏	225.05	13	247.01	13	206.44	16	212.12	19
浙 江	240.44	10	264.34	8	210.33	14	226.88	14
安 徽	196.57	21	212.88	19	209.09	15	212.34	18
福 建	166.89	24	178.10	24	149.27	22	161.41	26
江 西	213.68	17	230.42	17	225.98	11	243.49	10
山 东	203.16	19	211.06	20	188.38	20	208.61	20
河 南	227.14	11	248.99	12	228.05	10	248.12	9
湖 北	251.19	9	261.73	9	203.78	18	239.72	11
湖 南	275.37	4	294.41	3	286.59	3	299.79	3
广 东	161.40	27	174.05	26	144.58	24	162.12	25
广 西	226.45	12	254.63	11	243.16	8	261.94	7
海 南	135.44	29	143.58	29	117.79	31	121.40	30
重 庆	307.03	2	337.25	2	304.18	2	333.80	2
四 川	265.06	7	293.82	4	267.71	4	291.90	4

续表

省（区、市）	2018 年		2019 年		2020 年		2021 年	
	指标数值	排名	指标数值	排名	指标数值	排名	指标数值	排名
贵　州	261.39	8	277.88	7	246.43	7	272.34	5
云　南	220.17	14	241.39	14	254.19	5	266.24	6
西　藏	109.30	31	120.77	31	136.15	26	158.17	27
陕　西	273.14	5	281.38	6	231.63	9	253.44	8
甘　肃	331.36	1	361.56	1	339.67	1	348.46	1
青　海	208.96	18	220.34	18	252.37	6	223.40	15
宁　夏	219.91	15	239.23	15	206.15	17	213.48	16
新　疆	267.11	6	293.62	5	211.62	13	232.04	13

表 23　2018~2021 年 31 个省（区、市）中医类医院病床使用率及排名情况

单位：%

省（区、市）	2018 年		2019 年		2020 年		2021 年	
	指标数值	排名	指标数值	排名	指标数值	排名	指标数值	排名
北　京	74.91	23	73.66	23	47.0	29	58.9	27
天　津	75.13	22	77.11	22	59.8	24	69.0	20
河　北	81.65	19	78.41	20	66.6	22	65.3	24
山　西	71.99	24	69.72	26	57.4	26	57.3	28
内蒙古	68.86	29	62.07	30	46.6	30	47.1	31
辽　宁	70.03	27	61.77	31	50.6	28	51.6	29
吉　林	71.87	25	71.76	24	58.7	25	62.8	25
黑龙江	69.61	28	70.83	25	43.1	31	51.4	30
上　海	95.59	1	97.06	1	73.6	13	82.7	3
江　苏	87.08	7	86.97	6	77.1	9	78.4	10
浙　江	86.62	9	86.55	7	74.3	12	75.5	15
安　徽	88.72	6	85.20	11	73.3	15	68.2	21
福　建	80.38	20	80.42	16	66.7	21	69.8	19
江　西	84.90	14	84.19	13	78.1	8	76.3	13
山　东	83.69	17	80.27	17	73.2	16	78.2	11
河　南	86.47	10	86.04	8	79.1	6	80.6	5
湖　北	89.85	5	90.35	4	73.2	16	77.6	12
湖　南	85.75	12	85.88	9	79.8	5	80.2	6
广　东	85.58	13	85.77	10	73.5	14	75.6	14

省（区、市）	2018 年		2019 年		2020 年		2021 年	
	指标数值	排名	指标数值	排名	指标数值	排名	指标数值	排名
广　西	86.13	11	87.16	5	82.2	4	79.1	7
海　南	70.67	26	67.68	27	57.3	27	59.9	26
重　庆	80.33	21	78.32	21	76.7	10	78.7	9
四　川	93.28	2	93.53	2	82.5	3	83.9	1
贵　州	89.98	3	84.22	12	78.7	7	78.8	8
云　南	86.79	8	83.82	14	82.7	2	82.2	4
西　藏	65.87	30	65.84	29	—	—	—	—
陕　西	84.68	15	80.16	19	67.1	20	71.1	18
甘　肃	82.88	18	81.01	15	74.4	11	72.0	17
青　海	64.34	31	67.66	28	83.6	1	75.3	16
宁　夏	83.72	16	80.21	18	67.5	19	67.1	22
新　疆	89.92	4	92.23	3	72.9	18	83.1	2

注：由于数据可获得性方面的原因，2020~2021 年数据仅为中医医院病床使用率及排名。

表 24　2018~2021 年 31 个省（区、市）医师人均每日担负诊疗人次及排名情况

单位：人次

省（区、市）	2018 年		2019 年		2020 年		2021 年	
	指标数值	排名	指标数值	排名	指标数值	排名	指标数值	排名
北　京	12.15	3	11.99	3	7.96	5	10.17	3
天　津	10.17	5	10.45	5	7.70	7	8.61	5
河　北	5.19	22	5.88	19	4.98	21	5.32	22
山　西	4.90	27	4.96	27	4.55	23	5.00	25
内蒙古	4.88	28	4.92	28	4.02	28	4.58	27
辽　宁	4.93	26	5.02	26	4.54	24	5.04	23
吉　林	5.19	23	5.31	22	4.44	25	5.92	16
黑龙江	4.68	30	4.43	29	3.46	31	4.20	29
上　海	18.45	1	17.82	1	14.59	1	17.13	1
江　苏	9.77	6	10.09	6	8.06	4	8.18	7
浙　江	12.46	2	12.17	2	10.07	2	10.71	2
安　徽	6.63	16	6.83	15	5.83	13	6.41	12
福　建	9.22	8	9.26	7	7.72	6	8.61	5
江　西	5.63	21	5.60	21	5.04	20	5.43	20

续表

省（区、市）	2018 年		2019 年		2020 年		2021 年	
	指标数值	排名	指标数值	排名	指标数值	排名	指标数值	排名
山 东	5.08	25	5.12	25	4.41	26	5.04	23
河 南	6.62	17	6.80	16	5.66	15	5.87	17
湖 北	6.75	14	6.87	14	5.55	16	6.33	13
湖 南	4.12	31	4.05	31	3.75	30	4.27	28
广 东	10.90	4	10.61	4	8.62	3	9.52	4
广 西	7.04	13	6.91	13	5.74	14	6.30	15
海 南	7.24	12	7.32	12	6.46	12	6.33	13
重 庆	7.37	11	7.75	11	7.13	8	7.82	8
四 川	7.56	10	7.87	9	6.75	11	7.35	9
贵 州	6.01	20	5.72	20	5.16	18	5.35	21
云 南	8.49	9	7.86	10	6.90	10	6.90	11
西 藏	4.70	29	4.13	30	4.77	22	4.20	29
陕 西	6.04	18	6.06	18	5.07	19	5.57	18
甘 肃	6.75	15	6.53	17	5.54	17	5.57	18
青 海	6.02	19	5.22	24	4.08	27	3.75	31
宁 夏	9.26	7	8.43	8	6.95	9	7.07	10
新 疆	5.09	24	5.29	23	3.91	29	4.87	26

表25 2018~2021年31个省（区、市）医师人均每日担负住院床日及排名情况

单位：日

省（区、市）	2018 年		2019 年		2020 年		2021 年	
	指标数值	排名	指标数值	排名	指标数值	排名	指标数值	排名
北 京	1.39	30	1.40	30	0.91	31	1.07	31
天 津	1.56	29	1.56	29	1.16	30	1.27	30
河 北	2.06	20	2.02	21	1.78	16	1.68	21
山 西	1.87	25	1.91	24	1.57	23	1.60	25
内蒙古	1.84	26	1.71	28	1.39	29	1.37	29
辽 宁	2.20	17	2.04	18	1.66	21	1.68	21
吉 林	1.75	28	1.78	26	1.47	26	1.66	23
黑龙江	2.28	15	2.37	14	1.41	28	1.73	17
上 海	1.90	24	1.81	25	1.47	27	1.55	26
江 苏	2.11	18	2.13	16	1.74	18	1.69	20

省（区、市）	2018 年		2019 年		2020 年		2021 年	
	指标数值	排名	指标数值	排名	指标数值	排名	指标数值	排名
浙　江	2.02	23	1.92	23	1.58	22	1.53	27
安　徽	2.89	8	2.78	8	2.30	10	2.15	12
福　建	2.03	22	2.04	19	1.68	20	1.73	17
江　西	2.67	10	2.61	12	2.32	9	2.31	10
山　东	2.05	21	2.00	22	1.74	17	1.86	14
河　南	2.67	11	2.69	11	2.38	7	2.32	9
湖　北	2.96	7	3.02	4	2.26	11	2.43	6
湖　南	2.62	12	2.71	10	2.58	5	2.61	3
广　东	2.09	19	2.03	20	1.72	19	1.77	16
广　西	2.38	14	2.44	13	2.20	12	2.12	13
海　南	1.84	27	1.77	27	1.53	24	1.51	28
重　庆	2.97	6	3.07	3	2.74	2	2.83	1
四　川	3.07	4	3.09	2	2.61	3	2.61	3
贵　州	3.15	3	2.82	7	2.59	4	2.57	5
云　南	3.16	2	2.90	6	2.77	1	2.69	2
西　藏	1.27	31	1.29	31	1.49	25	1.61	24
陕　西	2.84	9	2.73	9	2.18	13	2.25	11
甘　肃	3.01	5	2.99	5	2.54	6	2.39	8
青　海	2.22	16	2.05	17	1.97	14	1.73	17
宁　夏	2.45	13	2.32	15	1.90	15	1.80	15
新　疆	3.25	1	3.42	1	2.36	8	2.43	6

表 26　2018~2021 年 31 个省（区、市）中医类医院平均住院天数及排名情况

单位：天

省（区、市）	2018 年		2019 年		2020 年		2021 年	
	指标数值	排名	指标数值	排名	指标数值	排名	指标数值	排名
北　京	14.8	31	12.66	30	12.20	2	11.2	3
天　津	11.0	27	10.79	29	11.90	3	11.0	4
河　北	9.2	10	9.24	14	9.30	17	9.4	15
山　西	11.0	28	10.57	26	11.00	4	11.0	4
内蒙古	9.4	17	9.33	18	9.40	15	9.5	13
辽　宁	11.0	29	10.68	28	11.00	4	11.0	4

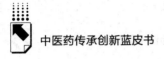

续表

省(区、市)	2018 年		2019 年		2020 年		2021 年	
	指标数值	排名	指标数值	排名	指标数值	排名	指标数值	排名
吉 林	10.8	26	10.41	25	10.90	6	11.3	2
黑龙江	10.6	25	10.67	27	10.30	7	10.4	7
上 海	8.9	4	8.43	3	8.60	28	8.0	30
江 苏	9.2	14	8.98	9	9.00	21	8.7	25
浙 江	10.2	22	9.78	21	9.90	11	9.4	15
安 徽	9.0	7	8.63	5	8.90	24	8.5	28
福 建	9.2	11	8.99	10	9.10	19	8.9	21
江 西	9.3	15	9.29	17	9.10	19	9.0	19
山 东	9.3	16	9.25	16	9.50	14	9.6	12
河 南	10.3	23	10.06	23	10.20	9	10.2	8
湖 北	9.9	21	9.83	22	10.30	7	10.0	9
湖 南	9.2	12	9.05	13	9.20	18	9.3	18
广 东	9.1	8	8.83	7	8.90	24	8.6	27
广 西	8.9	5	8.78	6	8.60	28	7.8	31
海 南	8.6	3	8.52	4	8.70	27	8.7	25
重 庆	9.2	13	9.03	12	9.60	13	9.4	15
四 川	10.3	24	10.09	24	10.00	10	10.0	9
贵 州	8.4	1	8.21	1	8.20	30	8.3	29
云 南	9.0	6	8.83	8	8.90	24	8.9	21
西 藏	12.0	30	12.73	31	12.73	1	12.7	1
陕 西	9.6	20	9.25	15	9.70	12	9.8	11
甘 肃	8.5	2	8.41	2	9.00	21	8.9	21
青 海	9.5	18	9.44	19	8.20	30	9.5	13
宁 夏	9.1	9	9.03	11	9.00	21	9.0	19
新 疆	9.5	19	9.71	20	9.40	15	8.9	21

注：由于数据可获得性方面的原因，2020~2021 年数据仅为中医医院平均住院天数及排名。

（7）中医医疗费用具体情况

2018~2021 年 31 个省（区、市）中医医疗费用维度下各三级指标数值及排名情况见表27~表29。

表 27　2018~2021 年 31 个省（区、市）门诊病人负担占可支配收入比例及排名情况

单位：%

省（区、市）	2018 年		2019 年		2020 年		2021 年	
	指标数值	排名	指标数值	排名	指标数值	排名	指标数值	排名
北　京	0.78	9	0.76	9	0.89	14	0.81	14
天　津	0.84	14	0.81	14	0.96	21	0.87	20
河　北	0.89	20	0.79	11	0.89	14	0.85	18
山　西	1.01	26	1.03	28	1.12	28	1.03	29
内蒙古	0.69	4	0.70	5	0.82	9	0.72	4
辽　宁	0.96	23	0.96	23	1.09	27	1.04	30
吉　林	1.05	27	1.01	27	1.08	26	0.91	22
黑龙江	1.19	30	1.20	31	1.28	31	1.16	31
上　海	0.52	2	0.51	2	0.57	2	0.51	2
江　苏	0.71	5	0.68	3	0.73	3	0.73	7
浙　江	0.51	1	0.49	1	0.50	1	0.45	1
安　徽	0.87	19	0.82	15	0.82	9	0.77	9
福　建	0.73	7	0.72	8	0.76	5	0.68	3
江　西	0.94	21	0.96	24	1.00	23	0.94	23
山　东	0.85	16	0.83	18	0.90	17	0.83	16
河　南	0.80	10	0.80	12	0.84	11	0.79	11
湖　北	0.82	13	0.82	16	0.95	20	0.81	14
湖　南	0.98	24	0.99	26	1.04	25	0.95	25
广　东	0.73	6	0.71	6	0.77	6	0.72	4
广　西	0.86	17	0.88	20	0.93	19	0.87	20
海　南	0.85	15	0.81	13	0.80	8	0.78	10
重　庆	1.06	28	0.99	25	1.02	24	0.96	26
四　川	0.86	18	0.82	17	0.85	12	0.79	11
贵　州	1.19	31	1.13	30	1.13	29	1.02	28
云　南	0.74	8	0.71	7	0.75	4	0.72	4
西　藏	1.00	25	0.92	21	0.88	13	0.80	13
陕　西	0.95	22	0.93	22	0.97	22	0.86	19
甘　肃	0.81	11	0.86	19	0.90	17	0.83	16
青　海	0.81	12	0.77	10	0.89	14	0.94	23
宁　夏	0.68	3	0.69	4	0.77	6	0.73	7
新　疆	1.18	29	1.07	29	1.26	30	0.99	27

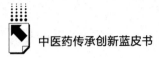

表28　2018~2021年31个省（区、市）住院病人负担占可支配收入比例及排名情况

单位：%

省(区、市)	2018 年		2019 年		2020 年		2021 年	
	指标数值	排名	指标数值	排名	指标数值	排名	指标数值	排名
北　京	31.08	22	29.54	21	33.69	28	29.51	22
天　津	34.80	28	33.44	27	38.42	31	36.68	31
河　北	28.92	19	28.31	19	29.12	19	28.87	20
山　西	35.49	29	34.88	29	32.27	24	29.32	21
内蒙古	21.24	3	20.47	3	21.53	3	20.08	3
辽　宁	25.86	7	25.99	14	28.81	17	27.48	18
吉　林	30.92	21	30.32	22	33.28	26	33.86	29
黑龙江	28.63	18	27.62	18	31.90	23	30.46	24
上　海	20.51	1	20.36	2	22.10	4	21.02	4
江　苏	26.58	10	25.70	10	26.45	13	24.62	9
浙　江	22.22	4	20.66	4	20.73	2	18.18	2
安　徽	24.72	5	22.86	5	23.64	5	21.88	5
福　建	26.16	8	24.85	8	26.25	10	24.69	10
江　西	28.57	17	27.49	16	27.36	15	26.17	16
山　东	28.00	16	27.56	17	28.95	18	27.81	19
河　南	31.97	23	30.74	23	31.75	21	30.79	25
湖　北	25.51	6	24.81	7	28.59	16	26.65	17
湖　南	26.82	11	24.95	9	24.75	8	23.86	8
广　东	32.78	25	31.78	24	33.45	27	31.20	26
广　西	36.69	30	36.38	30	37.31	30	32.11	27
海　南	34.33	27	33.98	28	36.42	29	34.33	30
重　庆	27.24	14	25.71	12	26.40	12	25.00	13
四　川	33.79	26	32.37	26	31.87	22	29.81	23
贵　州	27.54	15	25.71	11	25.34	9	23.49	7
云　南	26.57	9	24.19	6	24.08	6	22.61	6
西　藏	38.41	31	37.55	31	31.03	20	25.36	14
陕　西	26.86	12	25.83	13	26.34	11	24.81	12
甘　肃	27.23	13	26.89	15	27.28	14	25.57	15
青　海	29.83	20	28.31	20	24.21	7	24.70%	11
宁　夏	20.89	2	19.80	1	18.69	1	17.55	1
新　疆	32.11	24	32.14	25	32.48	25	33.38	28

表 29 2018~2021 年 31 个省（区、市）出院患者
日均费用占可支配收入比例及排名情况

单位：%

省(区、市)	2018 年		2019 年		2020 年		2021 年	
	指标数值	排名	指标数值	排名	指标数值	排名	指标数值	排名
北 京	2.11	1	2.35	4	2.40	4	2.33	5
天 津	3.18	23	3.12	24	3.34	27	3.53	27
河 北	3.20	24	3.12	23	3.12	25	3.04	26
山 西	3.12	21	3.10	22	2.90	17	2.62	13
内蒙古	2.22	3	2.11	1	2.14	2	1.99	2
辽 宁	2.24	4	2.38	5	2.55	6	2.50	7
吉 林	2.75	10	2.78	14	2.96	18	2.92	23
黑龙江	2.61	8	2.44	6	2.99	20	2.88	21
上 海	2.32	6	2.44	7	2.62	9	2.74	15
江 苏	2.85	12	2.82	15	2.89	16	2.80	18
浙 江	2.21	2	2.17	2	2.15	3	2.04	3
安 徽	2.69	9	2.59	9	2.61	7	2.54	9
福 建	2.83	11	2.71	11	2.85	15	2.78	16
江 西	3.07	20	2.93	18	2.96	18	2.86	19
山 东	3.00	17	2.96	20	3.06	23	2.90	22
河 南	3.05	19	3.01	21	3.02	21	2.95	24
湖 北	2.58	7	2.53	8	2.77	14	2.67	14
湖 南	2.88	14	2.72	12	2.63	10	2.55	10
广 东	3.62	29	3.63	29	3.79	29	3.71	29
广 西	4.12	31	4.15	31	4.20	31	3.98	31
海 南	3.93	30	3.98	30	4.16	30	3.97	30
重 庆	2.88	15	2.75	13	2.68	11	2.58	11
四 川	3.28	26	3.20	27	3.17	26	3.01	25
贵 州	3.32	27	3.14	26	3.06	23	2.79	17
云 南	2.93	16	2.71	10	2.69	12	2.52	8
西 藏	3.21	25	2.90	17	2.43	5	2.25	4
陕 西	2.85	13	2.83	16	2.75	13	2.59	12
甘 肃	3.16	22	3.13	25	3.02	21	2.87	20
青 海	3.02	18	2.95	19	2.61	7	2.43	6
宁 夏	2.30	5	2.19	3	2.08	1	1.97	1
新 疆	3.36	28	3.29	28	3.35	28	3.63	28

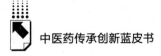

3. 结论与建议

（1）中医医疗资源

2021 年全国中医医疗资源总量呈上升趋势，在中医医疗机构建设、中医人力资源方面都取得一定进步。而在中医类人才结构上，中医类医院中药师占药师比例呈下降趋势，中医类医院医护比则保持增长态势。2021 年，全国医疗资源配置不断优化，每百万人口中医类医院数、每千人口中医类医院卫生技术人员数、每千人口中医类医院床位数、每千人口中医执业（助理）医师数都有不同程度的增长。

中医医疗资源分布不均衡的问题较往年更加突出，西部地区中医医疗资源较为丰富。中部地区与西部地区中医医疗资源之间的差距缩小，但东部地区与西部地区之间的差距扩大。各省份之间同样存在中医医疗资源分布不均衡的问题。表现最好的北京市在多项指标中名列前茅，安徽省中医医疗资源排名进步最大，而天津市、辽宁省、新疆维吾尔自治区排名下降幅度较大。

当前我国中医医疗资源总量不断增加，医疗资源公平性有所提高。《"十四五"中医药发展规划》强调中医医疗资源配置需从注重物质要素向更加注重人才技术要素转变，提倡各省份依托现有医疗资源发展中医特色医疗技术、布局康复中心和治疗室、建设高水平中医药专业集群，从而推动全国中医药发展实现质的飞跃。

（2）中医医疗服务效率

2021 年全国大部分省（区、市）中医医疗服务效率较 2020 年有所上升，但部分受疫情影响比较严重的省（区、市）中医医疗服务效率提升不明显，尚未达到疫情前水平。如 2021 年北京市人均就诊中医类医疗机构次数为 2.71 次，2019 年为 2.86 次；2021 年北京市每万人中医类医院出院人次数为 213.04 人次，2019 年为 231.38 人次。2021 年内蒙古自治区人均就诊中医类医疗机构次数为 0.88 次，2019 年为 0.85 次；2021 年内蒙古自治区每万人中医类医院出院人次数为 232.11 人次，2019 年为 261.55 人次，说明内蒙古自治区中医医疗服务效率尚有较大的提升空间。

在区域比较中，2021 年，西部地区的平均排名较大幅度地高于中部地区和东部地区，分别比东部地区高了 10.91 个名次和 5.42 个名次。从整体来看，各省（区、市）各项指标依旧存在差距，不同的省（区、市）中医医疗服务效率的优势和特点也各不相同。各省（区、市）在积极推进实施"中医药强省"计划的同时，要结合自身经济、文化发展特点，增强中医医疗服务能力，提升中医医疗服务效率。如位于西部地区的省（区、市）可发展民族医药，提升中医药的文化影响力，促进民众对中医药的认可，从而提升中医医疗服务效率。

（3）中医医疗费用

2018~2021 年，中医门诊费用、中医住院费用、出院患者日均费用均有所上涨。但是，居民在中医医疗方面的费用支出占可支配收入比例整体呈下降趋势，说明百姓医疗经济负担有所下降，全国中医医疗费用的增长整体处于健康、合理、可控的范围内。中医医疗费用结构有所改善。药费、治疗费等各项费用占门诊费用、住院费用的比例进一步下降，检查费、治疗费等能体现医务人员劳动价值的费用占比上升，说明国家药品价格政策的实施已取得一定成效，医务人员劳动价值有所提高。在区域比较中，三个地区的平均排名较为接近，差距较小。中医门诊、住院费用均表现为东部>中部>西部，但由于区域间经济发展状况不同，东部地区的经济发展状况更好，人均可支配收入更高，东部地区患者整体医疗费用负担占可支配收入的比例反而不是最高的。不同省（区、市）间的中医门诊费用、中医住院费用差距较大，且各省（区、市）的经济状况不同，中医医疗费用负担水平也有所不同。在中医医疗费用方面，苏浙沪的中医医疗费用偏高，但由于三地经济发展水平较高，其费用负担占比不高。但总体来说，无论是中医整体医疗费用负担还是中医门诊、住院费用负担，大部分省（区、市）患者呈现减少的趋势。

自 2000 年以来，我国人均 GDP 和人均医疗卫生支出呈现上升的趋势。如果医疗卫生费用增长过快，而国家医疗保障报销起付线不变，那么病人需要支付的金额会相应增加。医疗卫生支出作为居民日常生活支出的一部分，在居民可支配收入中占比过高就会挤占其他日常生活支出或增加总支出，从而降低居民的日常生活质量。少量的医疗卫生支出，对个人和家庭造成的经济影响和负担有限，但是灾害性的医疗卫生支出却有可能导致居民因病致贫、因病返贫。根据国家《"十四五"中医药发展规划》，中医药发展应建立以临床价值和技术劳务价值为主要依据、体现中医药特点的中医医疗服务卫生技术评估体系，优化中医医疗服务价格政策。在医疗服务价格动态调整中需要重点考虑中医医疗服务项目。

（四）中医药产业评价

1. 评价指标与数据来源

中医药是中华民族的瑰宝，是包括汉族和少数民族医药在内的我国民族医药的统称，有独特的理论基础、发展风格和产业生态。中医药产业包括中医药种植培育、加工研发、流通服务等环节，贯通第一产业、第二产业和第三产业，产业链较长，产业覆盖范围较广。考虑到中医药产业链的特性，以及中医药产业的特点，相关评价指标的选择需要统筹考虑第一产业、第二产业和第三产业。

依据可比性和可行性原则，参考《中共中央　国务院关于促进中医药传承创新发展的意见》和《中医药发展战略规划纲要（2016—2030年）监测指标表》，本课题组构建包含3个二级指标与7个三级指标的中医药产业评价指标体系，如表30所示。评价指标数据主要来自国家统计局、国家药品监督管理局、商务部、《中国农村统计年鉴》以及药融云数据库。

表30　2021年中医药产业评价指标及其权重

一级指标	二级指标	三级指标	权重
中医药产业	中医药第一产业	药材播种面积	0.150
		中药保护品种数	0.157
	中医药第二产业	中药材产值	0.143
		中药相关药品生产企业数	0.136
	中医药第三产业	中成药类销售额占比	0.131
		中药材类销售额占比	0.153
		中药相关药品经营企业数	0.130

2. 结果

(1) 中医药产业评价省际比较

根据省际评价结果，31个省（区、市）的中医药产业发展水平不均衡，各项指标的统计结果存在较大差异，中医药产业评价总得分的极差为25.12分，其中总得分排名前五的省分别是广东省、云南省、河南省、山东省、四川省，如表31所示。

与2020年相比，各省（区、市）中医药产业的总排名有所不同，其中，广东省、云南省、河南省中医药产业发展情况稳定，排名不变，仍位居前三。广东省在中医药第三产业上的排名靠前，在流通和服务方面优势明显；云南省在中医药第一产业和第二产业上的表现更好，在中医药种植培育和工业生产上表现突出；河南省在中医药第二产业上得分最高，排名第一，中医药第三产业得分排名前十，相较而言其在中医药第一产业上得分略低。2020年总排名第六的山东省上升至第4位，其第三产业得分增幅较大，排名上升至第3位，所有三级指标里"中药相关药品经营企业数"排名上升幅度较大，表明山东省在中医药经营服务方面表现较好。四川省从第4位下降到第5位，该省中医药产业发展稍缓。2020年排第5位的浙江省下降到第7位，该省中医药第一产业指标的排名下降尤其明显，在所有三级指标里"中药保护品种数"排名下降幅度最大。就中医药产业评价的排名变化而言，虽然各省（区、市）的中医药产业评价得分变化不大，但是中医药产业发展不进则退，发展速度也会影响产业得分排名，对于中医药产业各省（区、市）需要保持不进则退的紧迫感。

表31　2021年31个省（区、市）中医药产业评价得分及排名情况

单位：分

省(区、市)	区域	第一产业排名	第二产业排名	第三产业排名	总得分	总排名
广　东	东部	12	3	1	86.27	1
云　南	西部	2	2	14	80.37	2
河　南	中部	15	1	7	79.85	3
山　东	东部	5	13	3	79.40	4

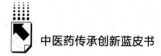
续表

省(区、市)	区域	第一产业排名	第二产业排名	第三产业排名	总得分	总排名
四 川	西部	9	4	8	78.46	5
湖 北	中部	1	9	12	78.18	6
浙 江	东部	13	20	4	76.15	7
湖 南	中部	11	8	10	75.68	8
河 北	东部	14	6	11	74.63	9
重 庆	西部	7	15	9	74.37	10
黑龙江	中部	4	11	21	74.11	11
陕 西	西部	3	17	16	73.87	12
安 徽	中部	19	5	13	73.44	13
江 苏	东部	18	18	6	73.03	14
上 海	东部	22	28	5	72.70	15
北 京	东部	26	22	2	72.25	16
贵 州	西部	16	7	22	72.18	17
甘 肃	西部	6	14	23	71.73	18
江 西	中部	10	16	17	71.48	19
广 西	西部	23	10	15	70.45	20
吉 林	中部	24	12	19	69.56	21
天 津	东部	8	30	24	68.58	22
山 西	中部	20	19	20	68.35	23
内蒙古	西部	17	24	30	66.15	24
新 疆	西部	21	23	26	66.02	25
福 建	东部	25	21	25	65.46	26
辽 宁	东部	27	27	18	64.30	27
宁 夏	西部	28	26	29	62.57	28
青 海	西部	29	25	31	62.06	29
海 南	东部	30	31	27	61.54	30
西 藏	西部	31	29	28	61.15	31

（2）中医药产业评价具体指标比较

自"十三五"以来，我国各省（区、市）不断加强对中药材的培育种植，积极推动中药材种植的标准化规模化，提升道地中药材质量，加强野生中药材资源保护。2021年我国各省（区、市）药材播种面积总计3081.2千公顷，但地区差异较为明显，最大播种面积为293.1万亩，最小播种面积仅为0.2万亩。此外，为促进中药品种的研发和应用，国家鼓励开发具有临床疗效的中药品种，并对那些质量稳定、疗效确切的品种进行分级保护。截至2023年6月，我国中药保护品种共计125种，在31个省（区、市）中，中药保护品种数最少为0种，最多为10种。

根据中医药第一产业指标评价得分及排名情况，排名第一的湖北省其"药材播种面积"和"中药保护品种数"指标排名靠前，分别居第1位和第6位。排名靠后的西藏自治区，此两项指标的评价得分均较低，排名靠后。如表32所示，31个省（区、市）中医药第一产业维度下的两个三级指标评价得分不尽相同。"药材播种面积"指标排名前五的省依次是湖北省、甘肃省、云南省、陕西省、贵州省，排名后5位的省（区、市）依次是上海市、天津市、西藏自治区、北京市、江苏省。"中药保护品种数"指标排名前五的省（市）依次是天津市、山东省、黑龙江省、广东省、浙江省，排名后4位的省（区）依次是宁夏回族自治区、青海省、海南省、西藏自治区。中医药第一产业的两个三级指标得分排名存在较大差异，"药材播种面积"排名靠后的省（区、市），其"中药保护品种数"排名可能反而靠前，比如天津市，尽管药材播种面积较小，但是该地质量稳定、疗效确切的药材品种较多，也说明药材播种面积并不是中药保护品种数的决定性因素。

表32 2021年31个省（区、市）中医药第一产业维度下各三级指标得分及排名情况

单位：分

省(区、市)	区域	药材播种面积		中药保护品种数	
		得分	排名	得分	排名
北 京	东部	60.23	28	68	22
天 津	东部	60.05	30	100	1
河 北	东部	77.67	9	76	15
山 西	中部	73.32	16	72	17
内蒙古	西部	75.84	12	72	17
辽 宁	东部	64.00	23	64	25
吉 林	中部	63.49	25	76	15

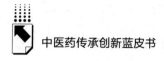

续表

省(区、市)	区域	药材播种面积		中药保护品种数	
		得分	排名	得分	排名
黑龙江	中部	82.26	6	88	3
上 海	东部	60.03	31	84	6
江 苏	东部	62.39	27	84	6
浙 江	东部	66.46	21	88	3
安 徽	中部	74.77	13	72	17
福 建	东部	63.68	24	68	22
江 西	中部	74.73	14	84	6
山 东	东部	67.77	18	96	2
河 南	中部	81.77	7	72	17
湖 北	中部	100.00	1	84	6
湖 南	中部	74.07	15	84	6
广 东	东部	67.70	19	88	3
广 西	西部	76.31	11	64	25
海 南	东部	62.66	26	60	28
重 庆	西部	77.00	10	84	6
四 川	西部	80.44	8	80	14
贵 州	西部	83.13	5	68	22
云 南	西部	93.87	3	84	6
西 藏	西部	60.11	29	60	28
陕 西	西部	92.48	4	84	6
甘 肃	西部	99.80	2	64	25
青 海	西部	64.91	22	60	28
宁 夏	西部	66.69	20	60	28
新 疆	西部	72.87	17	72	17

中医药第二产业相关指标方面，2021年我国31个省（区、市）中药材平均产值为120.92亿元，中药材产值最高为383.81亿元，最低为5.15亿元。2021年，我国31个省（区、市）中药相关药品生产企业共计3542家，最多的为322家，最少的为11家。31个省（区、市）中医药第二产业的两个三级指标得分差距都比较大。根据各省（区、市）中医药第二产业三级指标得分及排名情况，得分排名第一的河南省，其"中药材产值"指标排

名第 2，"中药相关药品生产企业数"排名第 5。得分排名靠后的海南省，其"中药材产值"和"中药相关药品生产企业数"排名均较为靠后，见表33。具体来看，各省（区、市）中医药第二产业三级指标评价结果存在差异，"中药材产值"排名前五的省分别为云南省、河南省、贵州省、河北省、湖南省，排名后五的省（市）分别为北京市、天津市、上海市、辽宁省、海南省。"中药相关药品生产企业数"排名前五的省分别为广东省、安徽省、四川省、吉林省、河南省，排名后五的省（区、市）分别为西藏自治区、海南省、青海省、宁夏回族自治区、天津市。也存在部分省（区、市）在第二产业的两个三级指标上得分差距较大的情况，如吉林省，其"中药相关药品生产企业数"排名前五，但是"中药材产值"排第 20 位。

表33　2021 年 31 个省（区、市）中医药第二产业维度下各三级指标得分及排名情况

单位：分

省（区、市）	区域	中药材产值		中药相关药品生产企业数	
		得分	排名	得分	排名
北　京	东部	60.01	31	71.93	16
天　津	东部	60.02	30	63.85	27
河　北	东部	80.18	4	80.62	6
山　西	中部	67.78	15	69.81	18
内蒙古	西部	62.42	25	67.70	23
辽　宁	东部	60.75	28	65.59	25
吉　林	中部	65.74	20	86.58	4
黑龙江	中部	75.11	7	76.89	10
上　海	东部	60.03	29	65.71	24
江　苏	东部	62.95	23	76.65	11
浙　江	东部	66.06	19	69.69	19
安　徽	中部	66.91	16	94.91	2
福　建	东部	66.15	18	68.82	22
江　西	中部	62.63	24	80.00	8
山　东	东部	71.30	12	75.16	14
河　南	中部	98.00	2	82.98	5
湖　北	中部	76.70	6	76.52	12
湖　南	中部	79.95	5	76.02	13

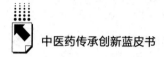

续表

省（区、市）	区域	中药材产值		中药相关药品生产企业数	
		得分	排名	得分	排名
广　东	东部	70.23	14	100.00	1
广　西	西部	73.96	9	78.76	9
海　南	东部	60.77	27	62.36	30
重　庆	西部	73.96	9	69.32	21
四　川	西部	74.18	8	94.29	3
贵　州	西部	84.96	3	74.78	15
云　南	西部	100.00	1	80.62	6
西　藏	西部	62.42	25	61.37	31
陕　西	西部	70.39	13	69.69	19
甘　肃	西部	73.37	11	70.19	17
青　海	西部	64.89	21	62.48	29
宁　夏	西部	64.27	22	62.61	28
新　疆	西部	66.49	17	64.10	26

　　中医药第三产业包括商业和服务业，中医药商业指在药农、药商、药厂、药店、相关医疗行政部门等主体间进行的中医药产品流通交换活动，本课题组选取的中医药第三产业的3个三级指标——中成药类销售额占比、中药材类销售额占比和中药相关药品经营企业数，能在一定程度上反映各省（区、市）中医药第三产业的发展现状。根据中医药第三产业指标得分情况，第三产业总得分排名第一的广东省在各个三级指标上表现均较好，在"中成药类销售额占比"和"中药材类销售额占比"指标上排名第一，在"中药相关药品经营企业数"指标上排名第二。总得分排名末位的青海省，在各个三级指标上排名均靠后，"中成药类销售额占比"排第31位，"中药材类销售额占比"排第26位，"中药相关药品经营企业数"排第29位（见表34）。具体而言，不同省（区、市）中医药第三产业的3个三级指标得分差异较小，"中成药类销售额占比"排名前五的省（市）依次是广东省、北京市、浙江省、江苏省、上海市，排名后三的3个省（区）分别是青海省、内蒙古自治区、宁夏回族自治区；"中药材类销售额占比"排名前五的省

（市）依次是广东省、上海市、北京市、浙江省、湖南省，排名后三的自治区依次是西藏自治区、新疆维吾尔自治区、内蒙古自治区；"中药相关药品经营企业数"排名前五的省依次是山东省、广东省、河南省、湖北省、四川省，排名后三的省（区）分别是西藏自治区、青海省、宁夏回族自治区。

表34　2021年31个省（区、市）中医药第三产业维度下各三级指标得分及排名情况

单位：分

省（区、市）	区域	中成药类销售额占比		中药材类销售额占比		中药相关药品经营企业数	
		得分	排名	得分	排名	得分	排名
北　京	东部	99.08	2	86.63	3	61.08	25
天　津	东部	71.29	12	61.43	25	60.54	27
河　北	东部	71.04	14	68.61	11	67.73	12
山　西	中部	67.20	20	62.27	21	65.66	16
内蒙古	西部	60.99	30	60.19	29	62.61	22
辽　宁	东部	66.52	22	61.68	23	68.45	9
吉　林	中部	67.39	19	62.42	18	65.75	15
黑龙江	中部	69.13	16	61.50	24	63.78	20
上　海	东部	82.00	5	93.14	2	61.53	24
江　苏	东部	86.55	4	70.84	6	68.45	9
浙　江	东部	87.01	3	86.50	4	67.82	11
安　徽	中部	80.79	6	60.76	27	65.84	14
福　建	东部	65.13	25	64.54	16	61.62	23
江　西	中部	69.95	15	64.54	15	63.15	21
山　东	东部	76.38	9	70.36	8	100.00	1
河　南	中部	77.60	8	69.79	10	77.89	3
湖　北	中部	69.00	17	64.66	14	74.47	4
湖　南	中部	75.65	10	71.18	5	67.73	12
广　东	东部	100.00	1	100.00	1	78.88	2
广　西	西部	66.97	21	65.15	13	68.63	8
海　南	东部	64.21	28	60.44	28	60.72	26
重　庆	西部	75.28	11	70.08	9	69.62	6
四　川	西部	79.34	7	70.70	7	70.70	5
贵　州	西部	67.48	18	62.19	22	64.22	18

省（区、市）	区域	中成药类销售额占比		中药材类销售额占比		中药相关药品经营企业数	
		得分	排名	得分	排名	得分	排名
云　南	西部	71.07	13	65.73	12	65.12	17
西　藏	西部	64.61	27	60.00	31	60.00	31
陕　西	西部	66.31	23	62.30	20	69.62	6
甘　肃	西部	65.57	24	63.84	17	63.87	19
青　海	西部	60.54	31	61.05	26	60.36	29
宁　夏	西部	61.49	29	62.36	19	60.36	29
新　疆	西部	64.92	26	60.15	30	60.45	28

（3）中医药产业评价的区域比较

从各区域的发展情况来看，2021年东部地区的平均排名为15.5，其中广东省的总排名（第1名）保持不变，该地区排名末位的海南省总排名为第30名；中部地区的平均排名为13.0，其中该地区排名首位的河南省总排名稳定在第3位，排名末位的山西省总排名为第23名；西部地区的平均排名为18.4，该地区排名第一的云南省总排名为第2名，该地区排名末位的西藏自治区总排名为第31名。总排名前五的省（区、市）中位于东部地区和西部地区的省（区、市）各有2个，分布较为均衡。但是从区域得分情况来看，东部、中部、西部三个区域差异较大，中医药产业的区域发展不平衡，东部地区中医药第三产业优势突出，中部地区中医药第一、第二产业更为突出，西部地区在中医药第三产业上排名落后。与2020年相比，东部地区总排名下降了0.8个名次，西部地区下降了0.2个名次，中部地区上升了1.5个名次，这表明中部地区的中医药产业发展势头更为迅猛（见表35）。整体来看，东部地区、中部地区和西部地区的差距在缩小，总体形势趋好，但是中医药第一、第二产业在中部地区、东北地区和西南地区集聚的趋势更加明显，中医药第三产业在东部地区，尤其是东南沿海地区表现更加突出。

表 35　2021 年中国中医药产业分区域平均排名及变动情况

区域	2021 年第一产业排名	2021 年第二产业排名	2021 年第三产业排名	2021 年平均排名	2020 年平均排名	变动
东部	17.2	19.9	11.5	15.5	14.7	-0.8
中部	13.9	10.1	14.9	13.0	14.5	1.5
西部	16.3	16.3	20.9	18.4	18.2	-0.2

（4）是否提出建设"中医药强省"目标的省（区、市）评价结果比较

与 2020 年相同，有 21 个省（区、市）提出了建设"中医药强省"目标，10 个省（区、市）尚未提出。对比发现，虽然提出建设"中医药强省"目标的省（区、市）与未提出该目标的省（区、市）之间的差距在缩小，但是二者在中医药产业各细分指标得分和排名上还是存在一定的差别，其中提出建设"中医药强省"目标的省（区、市）排名靠前，总排名为 15.0，在中医药产业相关指标的排名上具有一定优势。具体来说，提出该目标的省（区、市）在"中药相关药品生产企业数"的表现最为突出，比未提出该目标的省（区、市）高 12.8 个名次。二者在"中药材类销售额占比"指标的排名上差距较小，提出该目标的省（区、市）比未提出的省（区、市）高 4.3 个名次（见表 36）。虽然与 2020 年相比，二者的差距在缩小，但是提出建设"中医药强省"目标的省（区、市）得分依然较高，排名靠前，这也印证了建设"中医药强省"目标对中医药产业的发展具有一定积极意义。

表 36　2021 年是否提出建设"中医药强省"目标的省（区、市）平均排名及对比情况

是否提出建设"中医药强省"目标	省（区、市）数目（个）	药材播种面积	中药保护品种数	中药材产值	中药相关药品生产企业数	中成药类销售额占比	中药材类销售额占比	中药相关药品经营企业数	总排名
是	21	13.1	11.6	12.5	11.8	13.8	14.6	12.8	15.0
否	10	22.0	19.9	23.1	24.6	20.5	18.9	22.3	18.2
对比	-11	8.9	8.3	10.6	12.8	6.7	4.3	9.5	3.2

（5）两年对比

与2020年相比，2021年有13个省（区、市）的总排名没有发生变化，其中东部地区有4个，西部地区有5个，中部地区有4个。总体来看，2021年，总排名提升的省（区、市）有9个，有4个省（区、市）位于中部地区，其中排名上升幅度最大的是黑龙江省，排名上升了7位，黑龙江省的中医药第一产业指标排名上升明显，三级指标里的"药材播种面积"和"中药保护品种数"排名都有明显提升。总排名下降的省（区、市）有9个，其中排名下降幅度最大的是江苏省，下降了4位，江苏省的中医药第一产业指标变化显著，分指标里的"药材播种面积"项和"中药保护品种数"指标排名下降幅度较大（见图14）。

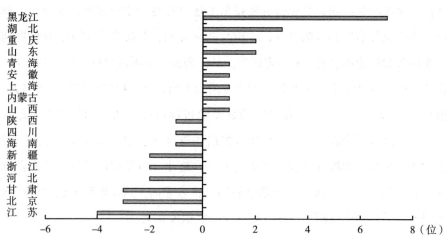

图14　2020~2021年中医药产业评价排名发生变动的省（区、市）情况

3.结论与建议

（1）中医药产业的地区侧重点不同

根据2021年的评价结果，各省（区、市）的中医药三大产业之间存在差异，共有4个省（区、市）的第一、第二、第三产业指标得分排名差异较大，分别是浙江省、黑龙江省、上海市、北京市，同时各省（区、市）中医药三大产业之间的差距也在缩小。自然资源是中医药产业发展的物质基

础，经济水平、科技因素和社会因素是影响中医药产业发展的客观条件，不同地区在中医药产业的优势和劣势上存在差异，应当充分把握地区特色，在中医药的传承创新中发挥自身优势。我国 31 个省（区、市）的中医药三大产业发展并不均衡，且差距较大，在中医药产业发展过程中，需要注意补齐短板，重视相对落后的省（区、市），比如甘肃省、贵州省、西藏自治区、青海省等，要注意发挥其自然条件优势，形成适应地区特色的中医药产业生态，同时改善其社会经济条件，尽可能地缩小不同省（区、市）之间的差距，以更好地促进我国中医药产业的均衡发展。

（2）中医药产业的区域差异明显

东部、中部、西部地区的中医药产业发展不均衡。总体来看，西部地区相对落后；中部地区在中医药第一产业和第二产业上优势明显，东部地区在中医药第三产业上表现更加突出。中部地区中医药三大产业的发展相对均衡，第二产业排名靠前，第一产业和第三产业稳步发展；东部地区中医药产业发展聚焦第三产业，符合东部地区区域特点，尽管东部地区第一、第二产业排名靠后，但是总排名位居第二；西部地区整体排名靠后，尤其是在第三产业上明显落后。中医药产业的布局需要考虑不同区域的自然、经济和社会等因素，我国东部地区，如浙江省、广东省、福建省等是中医药第三产业发展较好的省份。而中部地区以及沿海向内陆延伸地区，如河南省、湖北省、湖南省、安徽省等是中医药第二产业发展良好的区域。中医药三大产业的布局需要依托区域环境和条件，在发挥区域优势的基础上，也要注意协同发展，优化各个区域的基础设施和产业环境，改善区域固化和布局"碎片化"的问题。

（3）建设"中医药强省"目标具有积极作用

结合往年数据，通过对提出建设"中医药强省"目标的省（区、市）与未提出该目标的省（区、市）进行对比发现，提出建设"中医药强省"目标的省（区、市）中医药三大产业指标得分相对较高，排名显著优于未提出该目标的省（区、市），这也说明了政策制度对中医药产业的发展具有一定的促进作用。政策是国家政府为实现一定的目标而采取的工具和手段，合适的政策手段有利于引导、鼓励、规范中医药产业的发展。我国需要从产业发展战略角度对中医药产业进行顶层设计，作出统一规划。各省（区、市）需要结合区域特点和优势来制定具体标准，制定操作性更强的实施细则，以实现中医药产业的进一步发展。

（五）中医药文化传播与对外交流评价

1. 数据来源和指标调整

中医药文化传播与对外交流仍然包括"中医药博物馆数量"、"中医药百度搜索指数"和"中医药来华留学生数"3 个指标。2021 年"中医药博物馆数量"指标数据来自全国博物馆年度报告信息系统；"中医药百度搜索指数"指标数据为 2021 年以"中医药"为关键词的百度搜索指数平均值；"中医药来华留学生数"指标数据来自国家中医药管理局发布的《全国中医药统计摘编》和国家统计局，由于 2021 年《全国中医药统计摘编》只有全国总数，因此该指标排名与得分根据 2018 年全国总数以及各省（区、市）数据进行推测得到（见表 37）。

表 37　2021 年中医药文化传播与对外交流评价指标及其权重

一级指标	二级指标	三级指标	权重
中医药文化传播 与对外交流	中医药文化传播 与对外交流	中医药博物馆数量	0.336
		中医药百度搜索指数	0.352
		中医药来华留学生数	0.312

2. 结果

（1）中医药文化传播与对外交流评价省际比较

2021 年共有 31 个省（区、市）中医药文化传播与对外交流一评价。从表 38 可见，2021 年中医药文化传播与对外交流排名前五的省（市）分别是浙江省、上海市、北京市、江苏省和山东省。排名前五的省（市）与 2020 年有所不同，上海从 2020 年的第 9 位上升到第 2 位，广东省从 2020 年的第 1 位下降至 2021 年的第 6 位，山东省则上升了 1 位。排名后五的省（区）是海南省、宁夏回族自治区、青海省、新疆维吾尔自治区和西藏自治区，排名后五的省

（区、市）变动不大。2021 年，全国备案的中医药博物馆共有 61 家，相比
2020 年相比增加了 16 家；2021 年，各省（区、市）中医药博物馆数量整体变
化不大，其中数量最多的是浙江省和山东省，均备案 6 家中医药博物馆。与
2020 年相比，山东省增加了 3 家中医药博物馆。江苏省、安徽省和河南省、
陕西省，均有 5 家中医药博物馆。但是，目前尚有 8 个省（区、市）未查询
到备案的中医药博物馆。2021 年，全国中医药百度搜索指数相比 2020 年有所
下降，表明公众对中医药的关注度有所下降，也可能是 2021 年中医药在各大
新闻头条、平台上的宣传力度较之前有所下降。从 2021 年各省（区、市）排
名来看，中医药百度搜索指数排名前五的省（市）分别为广东省、北京市、
山东省、浙江省和江苏省；黑龙江中医药百度搜索指数从 2020 年的第 21 位上
升到第 9 位，上升了 12 位，其他省（区、市）中医药百度搜索指数变化不
大。2021 年，全国中医药来华留学生数为 7441 人，2019 年、2020 年来华留学
生数分别为 8777 人、8187 人，2021 年中医药来华留学生数仍保持下降态势。

表38　2021 年 31 个省（区、市）中医药文化传播与对外交流评价指标数值及排名情况

省（区、市）	中医药博物馆数量		中医药百度搜索指数		中医药来华留学生数		总得分（分）	总排名
	数量（家）	排名	指数	排名	数量（人）	排名		
浙　江	6	1	133	4	751	2	94.13	1
上　海	2	10	124	8	1052	1	92.42	2
北　京	4	7	150	2	649	5	92.18	3
江　苏	5	3	132	5	686	4	92.15	4
山　东	6	1	142	3	323	8	89.85	5
广　东	4	7	159	1	266	12	88.44	6
河　南	5	3	132	5	39	21	84.47	7
四　川	4	7	126	7	103	19	83.58	8
安　徽	5	3	119	11	20	22	83.10	9
天　津	0	24	84	19	748	3	83.03	10
江　西	0	24	104	14	543	6	82.37	11
陕　西	5	3	91	18	110	18	81.68	12
黑龙江	1	13	121	9	233	13	81.32	13
辽　宁	1	13	102	15	363	7	81.18	14

省(区、市)	中医药博物馆数量		中医药百度搜索指数		中医药来华留学生数		总得分(分)	总排名
	数量(家)	排名	指数	排名	数量(人)	排名		
湖　南	0	24	111	12	315	9	80.29	15
湖　北	1	13	101	16	268	11	79.96	16
河　北	1	13	121	9	0	23	78.55	17
广　西	0	24	94	17	288	10	78.46	18
福　建	0	24	111	12	154	16	78.38	19
云　南	2	10	82	20	163	15	78.16	20
吉　林	1	13	77	23	172	14	76.70	21
山　西	1	13	81	21	130	17	76.56	22
重　庆	1	13	80	22	0	23	74.92	23
甘　肃	2	10	55	25	65	20	74.60	24
贵　州	1	13	73	24	0	23	74.30	25
内蒙古	1	13	50	26	0	23	72.27	26
海　南	0	24	32	27	0	23	69.55	27
宁　夏	1	13	17	28	0	23	69.35	28
青　海	1	13	9	29	0	23	68.64	29
新　疆	0	24	4	30	0	23	67.07	30
西　藏	0	24	2	31	0	23	66.90	31

（2）中医药文化传播与对外交流评价区域比较

对我国东部、中部、西部三大区域的中医药文化传播与对外交流进行比较分析。从表39可见，2021年东部地区中医药文化传播与对外交流平均排名为9.8，比2020年上升了2.0个名次，区域内排名第一的是浙江省（全国排第1位），排名末位的是海南省（全国排第27位）。2021年中部地区中医药文化传播与对外交流平均排名为14.3，区域内排名第一的是河南省（全国排第7位），排名末位的是山西省（全国排第22位），区域内各省份排名差距相对较小。西部地区平均排名为22.8，区域内排名第一的是四川省（全国排第8位），区域内排名末位的是西藏自治区（全国排第31位）。分指标看，东部地区中医药博物馆数量领先于中部和西部地区；西部地区中医药百度搜索指数平均仅为 56.9，远远落后于东部地区（117.3）和中部地区（105.8），表明西部地区的各省（区、市）要加大对中医药文化的宣传力度，以引起公众的关注。从两年对比情况来看，东部地区和中部地区中医药文化传播与对外交流的平均排名均有所上升，分别上升了 2.0 个名次和 1.1 个名次，西部地区平均排名下降了 2.6 个名次。表明近两年东部和中部地区重视中医药文化传播与对外交流，西部地区在中医药文化传播与对外交流方面有较大的发展潜力。

表 39　2021 年中医药文化传播与对外交流分区域平均排名及变动情况

区域	中医药博物馆数量	中医药百度搜索指数	中医药来华留学生数	2021 年平均排名	2020 年平均排名	变动
东部	11.5	9.5	9.5	9.8	11.8	2.0
中部	13.3	13.9	14.1	14.3	15.4	1.1
西部	13.9	23.1	20.3	22.8	20.3	-2.6

（3）是否提出建设"中医药强省"目标的省（区、市）的中医药文化传播与对外交流评价结果分析

截至 2021 年 12 月 31 日，全国共有 21 个省（区、市）提出建设"中医药强省"目标，尚有 10 个省（区、市）未提出该目标。总体上看，提出建设"中医药强省"目标的省（区、市）平均排名为 14.0，上升了 0.1 个名次，未提出该目标的省（区、市）平均排名为 20.3，下降了 0.4 个名次。提出建设"中医药强省"目标的省（区、市）平均排名比未提出该目标的省（区、市）高 6.3 个名次，平均排名的差距在扩大。另外，提出该目标的省（区、市）中医药博物馆数量、中医药百度搜索指数和中医药来华留学生数指标排名分别比未提出该目标的省（区、市）高 5.3、6.2 和 2.7 个名次，表明建设"中医药强省"目标的提出能够较好地促进中医药文化传播与对外交流（见表 40）。

表40 2021年是否提出建设"中医药强省"目标的省（区、市）平均排名及对比情况

是否提出建设"中医药强省"目标	中医药博物馆数量	中医药百度搜索指数	中医药来华留学生数	2021年平均排名	2020年平均排名	变动
是	11.2	13.9	14.0	14.0	14.1	0.1
否	16.5	20.1	16.7	20.3	19.9	-0.4
对比	-5.3	-6.2	-2.7	-6.3	-5.8	——

（4）两年对比

从表41可见，与2020年中医药文化传播与对外交流排名相比，除了陕西省、西藏自治区、江苏省和辽宁省排名稳定没有变化外，其他省（区、市）的排名均有不同程度的变化。其中，相比2020年，天津市中医药文化传播与对外交流排名上升了18位；其次是江西省，上升了13位。下降幅度最大的是重庆市，2021年排名下降了8位；其次是云南省和河北省，均下降了7位。

表41 2020~2021年31个省（区、市）中医药文化传播
与对外交流评价得分及排名情况

单位：分

省（区、市）	2021年		2020年		排名变化
	得分	排名	得分	排名	
浙 江	94.13	1	86.00	3	2
上 海	92.42	2	81.10	9	7
北 京	92.18	3	87.17	2	-1
江 苏	92.15	4	85.14	4	0
山 东	89.85	5	84.67	6	1
广 东	88.44	6	87.94	1	-5
河 南	84.47	7	81.78	8	1
四 川	83.58	8	84.76	5	-3
安 徽	83.10	9	82.16	7	-2
天 津	83.03	10	68.31	28	18
江 西	82.37	11	70.44	24	13
陕 西	81.68	12	78.40	12	0

省(区、市)	2021 年		2020 年		排名变化
	得分	排名	得分	排名	
黑龙江	81.32	13	76.38	17	4
辽　宁	81.18	14	77.92	14	0
湖　南	80.29	15	71.11	22	7
湖　北	79.96	16	78.50	11	-5
河　北	78.55	17	79.95	10	-7
广　西	78.46	18	69.57	26	8
福　建	78.38	19	70.92	23	4
云　南	78.16	20	78.11	13	-7
吉　林	76.70	21	75.80	18	-3
山　西	76.56	22	76.47	16	-6
重　庆	74.92	23	76.95	15	-8
甘　肃	74.60	24	75.50	20	-4
贵　州	74.30	25	75.70	19	-6
内蒙古	72.27	26	73.96	21	-5
海　南	69.55	27	63.77	30	3
宁　夏	69.35	28	70.00	25	-3
青　海	68.64	29	69.42	27	-2
新　疆	67.07	30	64.74	29	-1
西　藏	66.90	31	60.19	31	0

3. 结论与建议

通过对 31 个省（区、市）中医药文化传播与对外交流情况进行分析，得出以下几点结论和建议。第一，与 2020 年相比，2021 年全国备案的中医药博物馆数量增加了 16 家，表明近年来有关部门越发重视中医药博物馆对中医药文化的宣传作用。但是目前我国中医药博物馆事业仍然存在区域发展不平衡、体系结构尚未构建完善等问题。2022 年印发的《"十四五"中医药文化弘扬工程实施方案》中提到，要推动中医药博物馆事业发展。推进国家中医药博物馆建设，建成国家中医药数字博物馆。此外，《"十四五"中医药文化弘扬工程实施方案》还提到加强中医药博物馆和文化馆建设，梳理中医药文化遗存，强化收藏研究、社会教育、展览策划和文化服务功能。可见，中医药博物馆不但承担着文物保护等职能，还承担着宣传中医药文化、教育等职能，因此各地要重视中医药博物馆建设，发挥中医药博物馆的宣传教育功能。

第二，与2020年相比，2021年东部、中部和西部地区的中医药百度搜索指数，均有不同程度的下降，表明公众对中医药的关注度有所下降。此外，西部地区的中医药百度搜索指数排名远落后于其他两个地区，一方面，可以看出该地区的中医药文化群众基础较弱，中医药文化未深入当地人民群众的日常生活；另一方面，可能与该地区网民总量较东部和中部地区少有关。因此，西部地区的省（区、市）或许可以结合当地的气候环境，因地制宜把中药融入人们的日常饮食文化。

第三，虽然2021年中医药来华留学生数有所下降，但是我国中医药学历教育仍然具有一定的优势。为加强中医药文化传播与对外交流，《"十四五"中医药文化弘扬工程实施方案》中提到，依托中医药海外中心、海外中国文化中心、海外高水平医疗机构等，充分发挥海外华人华侨的作用，举办形式多样的中医药文化宣传活动。加强中医药文化海外传播，提升中医药在海外的认可度和接受度。因此，除了吸引海外友人来中国学习中医药相关的知识，也要推动中医药文化"走出去"，促进中医药文化海外交流，扩大中医药在世界各国的影响力。

第四，在传承汉医药文化的同时，加强对少数民族医药文化的保护。中医药包括汉族和少数民族医药在内的各民族医药，是反映中华民族对生命、健康和疾病的认识，具有悠久历史传统和独特理论及技术方法的医药学体系。2018年，国务院印发《关于加强新时代少数民族医药工作的若干意见》，对进一步加强新时代少数民族医药工作提出意见，通过加大少数民族医药文化保护和传承力度，促进各民族医药的创新交融。

（六）中医药政策评价

1.2022~2023年中医药领域重点政策

2022~2023年中医药领域重点政策如表42所示。

表 42 2022~2023 年中医药领域重点政策

时间	部门	文件名称	主要内容或制定背景
2022 年 3 月 3 日	国务院 办公厅	《国务院办公厅关于印发"十四五"中医药发展规划的通知》	坚持中西医并重,传承精华、守正创新,实施中医药振兴发展重大工程,补短板、强弱项、扬优势、激活力,推进中医药和现代科学相结合,推动中医药和西医药相互补充、协调发展,推进中医药现代化、产业化,推动中医药高质量发展和走向世界,为全面推进健康中国建设、更好保障人民健康提供有力支撑。
2022 年 4 月 27 日	国务院 办公厅	《国务院办公厅关于印发"十四五"国民健康规划的通知》	充分发挥中医药在健康服务中的作用,实施中医药振兴发展重大工程。实施中医药健康促进行动,推进中医治未病健康工程升级。提升地市级以上中医医院优势专科和县级中医医院特色专科服务能力,力争全部县级中医医院达到医疗服务能力基本标准。丰富中医馆服务内涵,促进中医适宜技术推广应用。探索有利于发挥中医药优势的康复服务模式。建立和完善国家重大疑难疾病中西医协作工作机制与模式。推进中医药博物馆事业发展,实施中医药文化传播行动,推动中医药文化进校园。发展中医药健康旅游。 夯实中医药高质量发展基础。开展中医药活态传承、古籍文献资源保护与利用。提升中医循证能力。促进中医药科技创新。加快古代经典名方制剂研发。加强中药质量保障,建设药材质量标准体系、监测体系、可追溯体系。推动教育教学改革,构建符合中医药特点的人才培养模式。健全中医医师规范化培训制度和全科医生、乡村医生中医药知识培训机制。
2022 年 5 月 4 日	国务院 办公厅	《国务院办公厅关于印发深化医药卫生体制改革 2022年重点工作任务的通知》	开展医疗、医保、医药联动促进中医药传承创新发展试点。选择部分地区开展医保支持中医药发展试点,推动中医特色优势病种按病种付费。推进中西医协同"旗舰"医院建设和重大疑难疾病中西医临床协作试点项目。加强基层医疗卫生机构中医药服务能力建设,力争实现全部社区卫生服务中心和乡镇卫生院设置中医馆、配备中医医师。

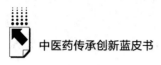
续表

时间	部门	文件名称	主要内容或制定背景
2022年7月18日	国务院办公厅	《关于进一步推进医养结合发展的指导意见》	发挥中医药和中西医结合在养生保健、慢性病防治等方面的优势,推动中医药进家庭、进社区、进机构。
2022年10月14日	国家中医药管理局	《"十四五"中医药人才发展规划》	遵循中医药发展规律和人才成长规律,以建立满足中医药传承创新发展需求的中医药人才队伍为目标,以实施中医药特色人才培养工程(岐黄工程)为抓手,以加强高层次和基层人才培养、加强人才培养平台建设为重点,不断完善人才发展体制机制,优化人才成长环境,提升人才能力素质,推动中医药人才高质量发展。
2022年11月4日	国家中医药管理局	《中医药统计工作管理办法(试行)》	为科学有效开展中医药统计工作,保障中医药统计制度顺利实施,确保统计资料的真实性、准确性、完整性和及时性,充分发挥中医药统计工作在行业宏观管理和科学决策中的支撑作用,根据《中华人民共和国统计法》及其实施条例、《中华人民共和国中医药法》等法律法规及有关规定,制定本办法。
2022年11月9日	国家中医药局、中央宣传部、教育部、商务部、文化和旅游部、国家卫生健康委、国家广电总局、国家文物局	《国家中医药局 中央宣传部 教育部 商务部 文化和旅游部 国家卫生健康委 国家广电总局 国家文物局 关于印发〈"十四五"中医药文化弘扬工程实施方案〉的通知》	为贯彻落实《中共中央 国务院关于促进中医药传承创新发展的意见》《中共中央办公厅 国务院办公厅关于实施中华优秀传统文化传承发展工程的意见》,大力弘扬中医药文化,推动中医药成为群众促进健康的文化自觉,国家中医药局、中央宣传部、教育部、商务部、文化和旅游部、国家卫生健康委、国家广电总局、国家文物局研究制定了《"十四五"中医药文化弘扬工程实施方案》。
2022年11月25日	国家中医药管理局	《"十四五"中医药信息化发展规划》	到2025年,基本建成与中医药管理体制相适应、符合中医药自身发展规律、与医疗健康融合协同的中医药信息化体系,基础设施、人才、标准等发展基础全面夯实;完成中医药政务信息化网络建设,实现省级中医药管理部门互联互通,中医药综合统计体系健全完善;中医医疗智慧化水平明显提升,三级公立中医医院电子病历系统应用平均水平基本达到4级,数字便民惠民服务能力显著增强;中医药治理水平持续提升,信息化成为中医药传承创新发展的重要支撑。

续表

时间	部门	文件名称	主要内容或制定背景
2023 年 2 月 28 日	国务院 办公厅	《国务院办公厅关于印发中医药振兴发展重大工程实施方案的通知》	中医药是我国重要的卫生、经济、科技、文化和生态资源,传承创新发展中医药是新时代中国特色社会主义事业的重要内容,是中华民族伟大复兴的大事。为贯彻落实党中央、国务院决策部署,加大"十四五"期间对中医药发展的支持和促进力度,着力推动中医药振兴发展,制定本实施方案。
2023 年 4 月 26 日	国家中医药 管理局	《国家中医药管理局关于印发中医养生保健服务规范(试行)的通知》	为深入贯彻落实《中华人民共和国中医药法》和《中共中央 国务院关于促进中医药传承创新发展的意见》有关要求,促进和规范中医养生保健服务发展,制定《中医养生保健服务规范(试行)》。
2023 年 6 月 30 日	国家中医药 管理局	《国家中医药管理局关于印发〈中医药专业技术人员师承教育管理办法〉的通知》	地市级及以上中医药主管部门负责本行政区域内的中医药专业技术人员师承教育管理和实施。设立并组织开展本行政区域的中医药师承教育专项。指导监督相关机构开展师承教育。

2. 我国中医药政策变迁

中医药的发展需要传承与创新,不同的时代背景下,国家对中医药政策有着不同的态度。新中国成立以来,中医药的发展经历了曲折的过程,总体来看,有三个发展阶段。一是新中国成立与社会主义建设的初级阶段,二是改革开放新时期,三是习近平新时代中国特色社会主义时期。

新中国成立与社会主义建设的初级阶段。这个阶段的中医药政策以"改造和保护"为目标。新中国成立后百废待兴,社会和其他各个方面的发展还处在初级阶段。社会上"崇洋媚外"的思想比较盛行。同样,在医疗卫生领域,中医药也受到西医的影响。当时,很多人认为"唯有西医才是科学"。学习中医的人越来越少,面临后继无人的局面。中医药的发展面临巨大的挑战。国家意识到这个问题后,1950 年召开了全国范围的卫生大会,在会上提出了"团结中西医",也就确定了"中西医并重,共同发展"的卫生方针。国家领导人也对歧视中医的观念进行了批评，并在各省（区、市）成立了专门的中医学院，逐渐形成了现代中医药教育体系，推动中医药的创新发展，使得中医药的发展"获得了新生的希望"。

改革开放新时期。这个阶段的中医药发展以"扶持与传承"为目标。改革开放后人们的思想得到了解放，人们意识到医学的发展必须"两手抓"，一边继续发展西医，一边大力推动中医药事业发展，着力解决中医药队伍后继无人的问题。西医具有"好得快"的优势，中医因疗效慢一直处于边缘化的困境中。虽然中医不能像西医那样取得立竿见影的疗效，但是中医也有其擅长的治疗领域，如中医的"治未病"等。政府于 1985 年提出"要把中医和西医摆在同等重要的地位"这一主张。1991 年，国家将"中西医并重"确立为卫生工作方针。在法律层面上，1982 年《中华人民共和国宪法》首次明确了中医药的法律地位。据统计，"十一五"期间，我国共发布 27 个中医药法律法规，国家标准从 6 个增加到 33 个，发布中医药地方性法规的省（区、市）达到 26 个，中医药监督工作得到加强，中医药标准体系框架初步建立。我国中医药的传承发展有了可靠的法律保障。

习近平新时代中国特色社会主义时期。这个阶段中医药政策的侧重点是"创新与走出去"。在世界范围内，以中医为代表的传统医学是唯一与西医并存的系统的医学观念。这是中国人民的骄傲。自党的十八大以来，习近平总书记就中医药工作作出一系列指示，为新时代中医药发展指明了方向。2016 年 2 月，《中医药发展战略规划纲要（2016—2030 年）》为新时期推进中医药事业发展作出了系统部署。同年 10 月，《"健康中国 2030"规划纲要》明确医疗事业的发展必须充分发挥中医药的独特优势。之后《推进中医药高质量融入共建"一带一路"发展规划（2021—2025 年）》《"十四五"中医药发展规划》等政策文件相继发布，充分显示出党和国家对中医药事业发展的高度重视。

3. 中医药政策评价指标体系

（1）评价指标选取的原则

中医药政策评价指标选取将遵循三大原则：第一，客观与公正原则，严格按照评价标准，实事求是、公平合理地确定中医药政策评价指标。第二，定量与定性原则，坚持以客观数据为依据，辅以定性描述，加强和深化中医药政策评价分析结果。第三，可及性原则，中医药政策评价指标的选取要保证其数据可获取性。

（2）数据来源

本部分选取了中国 31 个省（区、市）作为研究对象，根据表 43 所列的指标体系，选取 31 个省（区、市）相关的中医药政策评价数据，第一个指标"中医药年人均财政投入"原始人口统计数据来源于国家统计局、中医药财政投入数据来源于国家中医药管理局发布的《全国中医药统计摘编》。第二个指标"省级政府部门发布的中医药卫生政策数目占卫生政策总数的比例"和第三个指标"省级卫健委发布的中医药卫生政策数目占卫生政策总数的比例"数据来源于 31 个省（区、市）政府部门官方网站以及省级卫健委的官方网站，以"中医药""医药卫生"为关键词，进行搜索、筛选并统计得出的政策条文数量。第四个指标"是否提出建设'中医药强省'目标"是结合现有文献资料、各个省（区、市）的政府部门官方网站以及省级卫健委官方网站的相关资料，整理并归纳 31 个省（区、市）提出建设"中医药强省"目标的实际情况。

（3）指标权重

根据两轮专家咨询的结果，建立中医药政策评价指标体系，如表 43 所示。

表 43　中医药政策评价指标及权重

一级指标	二级指标	三级指标	权重
中医药政策	中医药政策颁布	中医药年人均财政投入	0.271
		省级政府部门发布的中医药卫生政策数目占卫生政策总数的比例	0.252
		省级卫健委发布的中医药卫生政策数目占卫生政策总数的比例	0.238
		是否提出建设"中医药强省"目标	0.238

（4）评价指标解释

"中医药年人均财政投入"指每年某省（区、市）用于中医药事业的人均财政投入，具体计算方法是将各省（区、市）中医药财政投入除以各省（区、市）当年人口数。"中医药年人均财政投入"指标主要是用来反映当前各省（区、市）对中医药政策的重视程度。

"省级政府部门发布的中医药卫生政策数目占卫生政策总数的比例"和"省级卫健委发布的中医药卫生政策数目占卫生政策总数的比例"是两个具有相似含义的指标，分别从各省级政府部门、各省级卫健委等官网统计涉及相关关键词的政策条文数，然后通过计算得出其占卫生政策总数的比例，进而反映不同层级政府机关单位在医药卫生政策领域对中医药的重视程度。其中，"省级政府部门发布的中医药卫生政策数目占卫生政策总数的比例"可反映省级政府部门对省域内中医药事业发展的关注和重视程度。"省级卫健委发布的中医药卫生政策数目占卫生政策总数的比例"则可反映各省级卫生健康系统政府机关单位对中医药发展的重视程度，如若占比高，则意味该省（区、市）重视中医药事业的发展；若占比低，则说明该省（区、市）的中医药政策未能得到很好的宣传，意味着该省（区、市）中医药事业发展受关注和重视程度较低。

"是否提出建设'中医药强省'目标"与中医药事业发展密切相关，该目标的有无，以及提出时间的早晚，可反映一个省（区、市）对中医药事业是否有长期或短期的发展规划。近年来，多个省（区、市）陆续提出建设"中医药强省"，并且将建设"中医药强省"的目标写进中医药发展规划纲要，同时对"中医药强省"的发展提出了具体的奋斗目标、行动原则、主要任务和主要工作内容，明确了组织和保障措施。《中医药法》第二条规定，中医药是包括汉族和少数民族医药在内的我国各民族医药的统称，是反映中华民族对生命、健康和疾病的认识，具有悠久历史传统和独特理论及技术方法的医药学体系。本部分"中医药强省"的定义囊括了民族医药强省建设，以更全面、更多元地展示中华民族传统医药的发展情况。

4. 中医药政策评价结果

（1）中医药政策省际评价结果

根据中医药政策评价指标体系，通过"中医药年人均财政投入""省级政府部门发布的中医药卫生政策数目占卫生政策总数的比例"、"省级卫健委发布的中医药卫生政策数目占卫生政策总数的比例"和"是否提出建设'中医药强省'目标"4个维度对我国31个省（区、市）中医药政策情况进行综合评价，分别赋予上述四个指标0.271、0.252、0.238、0.238的权重，算出总得分，如表44所示。

表44 2021年31个省（区、市）中医药政策评价得分及排名情况

单位：分

省 （区、市）	中医药年人均 财政投入		省级政府部门发布的中医药卫生政策数目占卫生政策总数的比例		省级卫健委发布的中医药卫生政策数目占卫生政策总数的比例		是否提出建设"中医药强省"目标		总得分	总排名
	得分	排名	得分	排名	得分	排名	得分	排名		
西　藏	91.05	2	100.00	1	100.00	1	60	18	87.96	1
湖　南	19.31	28	100.00	1	100.00	1	100	1	78.03	2
上　海	53.42	5	80.00	7	100.00	1	60	18	72.72	3
北　京	52.78	6	100.00	1	66.67	19	60	18	69.65	4
河　北	19.89	27	100.00	1	72.28	14	80	7	66.83	5
新　疆	40.53	13	100.00	1	60.92	24	60	18	64.96	6
广　东	41.71	12	44.68	19	75.00	11	100	1	64.21	7
福　建	28.24	23	72.73	10	100.00	1	60	18	64.06	8
陕　西	42.38	11	53.13	13	82.67	7	80	7	63.59	9
浙　江	51.50	7	33.12	26	72.90	13	100	1	63.45	10
云　南	43.21	10	41.67	21	70.00	17	100	1	62.67	11
山　西	35.11	17	75.00	8	59.12	25	80	7	61.52	12
吉　林	38.88	14	31.73	27	100.00	1	80	7	61.37	13
江　苏	30.04	19	47.22	18	70.29	16	100	1	60.57	14
四　川	28.81	20	71.43	11	63.53	22	80	7	59.97	15
黑龙江	38.67	15	48.96	17	65.71	20	90	6	59.88	16
甘　肃	45.58	9	55.56	12	77.06	10	60	18	58.97	17

省 (区、市)	中医药年人均 财政投入		省级政府部门发 布的中医药卫生 政策数目占卫生 政策总数的比例		省级卫健委发布 的中医药卫生政 策数目占卫生政 策总数的比例		是否提出建设 "中医药强省" 目标		总得分	总排名
	得分	排名	得分	排名	得分	排名	得分	排名		
广 西	27.05	25	74.47	9	77.87	8	60	18	58.91	18
重 庆	28.58	22	100.00	1	47.77	29	60	18	58.59	19
海 南	73.16	3	25.76	29	70.79	15	60	18	57.45	20
青 海	100.00	1	12.72	30	28.11	31	80	7	56.04	21
内蒙古	59.38	4	44.44	20	58.85	26	60	18	55.58	22
江 西	48.47	8	50.00	14	37.50	30	80.00	7	53.70	23
山 东	18.90	30	33.33	25	86.33	6	80.00	7	53.11	24
河 南	19.16	29	50.00	14	65.54	21	80.00	7	52.43	25
宁 夏	37.44	16	50.00	14	63.46	23	60.00	18	52.13	26
天 津	33.17	18	35.35	23	73.53	12	60.00	18	49.68	27
湖 北	27.45	24	35.97	22	57.09	27	80.00	7	49.13	28
安 徽	25.67	26	34.94	24	54.08	28	80.00	7	47.67	29
贵 州	28.80	21	10.00	31	77.14	9	60.00	18	42.96	30
辽 宁	11.63	31	30.37	28	69.02	18	60.00	18	41.51	31

2021年中医药政策评价总得分居前10位的分别是西藏自治区、湖南省、上海市、北京市、河北省、新疆维吾尔自治区、广东省、福建省、陕西省和浙江省。在排名前十的省（区、市）中，目前已有5个省提出建设"中医药强省"目标，分别是湖南省、河北省、广东省、陕西省和浙江省。而中医药政策评价总排名居后十位的省（区、市）是内蒙古自治区、江西省、山东省、河南省、宁夏回族自治区、天津市、湖北省、安徽省、贵州省、辽宁省。西藏自治区和新疆维吾尔自治区得分较高的原因是其省级政府部门和省级卫健委发布的中医药政策的数目占卫生政策总数的比例较高，其中西藏自治区2021年共发布两条卫生政策，这两条政策都包含与中医药相关的内容。而排名后10位的省（区、市）各个细分指标的得

分都不高，尤其是中医药年人均财政投入的得分较低，对总得分和总排名产生较大影响。

（2）中医药政策区域评价结果

如表45所示，2021年中部地区的排名靠后，东部地区排名靠前。东部地区有较多省（市）未提出建设"中医药强省"目标，得分受到影响，如北京、天津、辽宁、上海、福建、海南均未提出建设"中医药强省"目标，数量占东部地区所有省（区、市）数量的55%。但是东部地区的其他指标得分较高。而中部地区排名靠后，主要是由中医药年人均财政投入较少导致的。

表45　2018~2021年三大区域中医药政策评价平均排名

区域	省(区、市)	2021年	2020年	2019年	2018年
东部地区	北京、天津、河北、辽宁、上海、江苏、浙江、福建、山东、广东、海南	13.30	17.45	15.91	13.55
中部地区	山西、吉林、黑龙江、安徽、江西、河南、湖北、湖南	18.50	16.63	14.38	14.00
西部地区	内蒙古、广西、重庆、四川、贵州、云南、西藏、陕西、甘肃、青海、宁夏、新疆	16.17	14.25	17.17	19.58

（3）两年对比分析

在31个省（区、市）中，2021年排名下降的省（区、市）有17个，分别是湖北省、天津市、黑龙江省、贵州省、海南省、内蒙古自治区、四川省、甘肃省、青海省、江苏省、安徽省、河南省、广东省、陕西省、广西壮族自治区、宁夏回族自治区、辽宁省。排名上升的省（区、市）有14个，分别是浙江省、重庆市、江西省、吉林省、山东省、云南省、河北省、山西省、西藏自治区、湖南省、福建省、新疆维吾尔自治区、北京市、上海市。其中，广西壮族自治区、宁夏回族自治区、辽宁省、浙江省、重庆市的排名变化不大，如表46所示。

表46 2019~2021年31个省（区、市）中医药政策评价得分及排名情况

单位：分

省（区、市）	2021年		2020年		2019年		2021年相对2020年的排名变化
	总得分	排名	总得分	排名	总得分	排名	
西 藏	87.96	1	77.34	10	77.74	9	9
湖 南	78.03	2	74.9	17	74.27	15	15
上 海	72.72	3	69.59	30	68.78	30	27
北 京	69.65	4	70.7	27	72.5	20	23
河 北	66.83	5	75.22	14	80.14	8	9
新 疆	64.96	6	71.2	26	68.18	31	20
广 东	64.21	7	86.05	2	84.85	1	-5
福 建	64.06	8	71.44	25	71.04	25	17
陕 西	63.59	9	82.91	4	80.28	7	-5
浙 江	63.45	10	76.26	11	76.86	11	1
云 南	62.67	11	74.71	18	74.85	13	7
山 西	61.52	12	72.96	21	82.85	2	9
吉 林	61.37	13	74.64	19	74.79	14	6
江 苏	60.57	14	78.23	8	77.28	10	-6
四 川	59.97	15	82.06	5	81.35	4	-10
黑龙江	59.88	16	86.69	1	81.86	3	-15
甘 肃	58.97	17	81.81	7	73.45	18	-10
广 西	58.91	18	75.06	15	74.07	17	-3
重 庆	58.59	19	72.02	22	71.81	22	3
海 南	57.45	20	78.13	9	74.15	16	-11
青 海	56.04	21	76.1	13	75.33	12	-8
内蒙古	55.58	22	76.15	12	71.15	24	-10
江 西	53.70	23	70.56	28	68.82	29	5
山 东	53.11	24	69.25	31	69.65	28	7
河 南	52.43	25	74.05	20	72.68	19	-5
宁 夏	52.13	26	71.61	23	70.43	26	-3
天 津	49.68	27	81.9	6	80.98	5	-21
湖 北	49.13	28	83.14	3	80.79	6	-25
安 徽	47.67	29	71.51	24	70.04	27	-5
贵 州	42.96	30	75.03	16	71.73	23	-14
辽 宁	41.51	31	70.51	29	71.95	21	-2

5. 结论

通过对我国各省（区、市）中医药政策评价结果进行分析，主要得出以下几点结论。第一，东部地区的中医药政策评价得分排名第一，却有超过半数的省（市）没有提出建设"中医药强省"目标，相反中部和西部地区绝大部分省（区、市）提出了建设"中医药强省"目标。可以看到，目前经济发展水平相对落后的地区已开始大力促进中医药事业发展，向中医药强省迈进。第二，综合得分最高的是西藏自治区，主要原因是西藏的中医药年人均财政投入较高，虽然其没有提出建设"中医药强省"目标，但是其发布的所有与医药相关的政策中，都有关于中医药和藏医的描述。第三，2018~2021年，广东省的中医药政策评价得分都比较靠前，这与广东省重视中医药发展有关。

一方面，从地区层面而言，东部地区有部分省（市）暂未提出建设"中医药强省"目标，而西部地区有较多省（区、市）提出建设"中医药强省"目标，中医药政策评价排名受到了一定的影响。另一方面，"中医药强省"的建设更应重视中医药全方位的协调发展。当前我国中医药养生保健和中医药科技方面比较薄弱，政府应着重关注和加强中医药养生保健与中医药科技创新工作。全面加强中医药事业各个方面的工作，做优中医药服务，让中医药惠及更多的群众，努力实现建成"中医药强省"乃至"中医药强国"，让中医药走向世界的宏伟目标。

参考文献

[1] 唐靖宇、张志辉、康克佳：《应以加强中医药文化建设为先》，《中国城市报》2016年5月26日，第19版。
[2] 田伟等：《中医康复现代化研究与思考》，《中华中医药杂志》2022年第10期。
[3] 张婉如：《中医康复医疗行业现状与规范化发展》，《商业观察》2022年第8期。
[4] 张雪雷：《中医康复医学的优势与发展趋势分析》，《中医药管理杂志》2019年第22期。
[5] 张丹丹、陶静、陈立典：《从中医康复发展脉络探讨时代背景对康复医学发

的影响》，《中医杂志》2019 年第 14 期。

［6］刘淑佩：《行气化痰方治疗气郁痰阻型非糜烂性反流病的临床研究》，硕士学位论文，安徽中医药大学，2019。

［7］张军献、虞重干：《残疾人观的嬗变与残疾人体育的历史回顾》，《体育科学》2007 年第 3 期。

［8］刘芳、刘维维：《社区慢性病管理专科护士胜任力特征的质性研究》，《护士进修杂志》2022 年第 7 期。

［9］《指标说明》，国家中医药管理局网站，http：//www. natcm. gov. cn/2021tjzb/全国中医药统计摘编/atog/2021/explain. htm。

［10］《关于加强健康促进与教育的指导意见》，《中华人民共和国国家卫生和计划生育委员会公报》2016 年第 11 期。

［11］习近平：《高举中国特色社会主义伟大旗帜　为全面建设社会主义现代化国家而团结奋斗》，《人民日报》2022 年 10 月 26 日，第 1 版。

［12］杨捷：《2023 健康中国发展大会在京举办》，《中国食品安全报》2023 年第 C01 版。

［13］蒋成、李顺祥：《中医药产业高质量发展的思考》，《人民论坛》2021 年第 3 期。

［14］徐立然、戴卫：《中医药产业的数字化转型》，《人民论坛》2020 年第 15 期。

［15］《中共中央　国务院关于促进中医药传承创新发展的意见》，中国政府网，2019 年 10 月 26 日，https：//www. gov. cn/zhengce/2019-10/26/content_ 5445336. htm。

［16］《中医药发展战略规划纲要（2016—2030 年）监测指标表》，国家中医药管理局网站，2018 年 11 月 8 日，http：//gcs. satcm. gov. cn/ zhengcewenjian/2018-11-08/8253. html。

［17］朱晓静：《中医药政策变迁的历史脉络与演进逻辑——基于〈人民日报〉关于中医药报道的文本分析》，《南京中医药大学学报》（社会科学版）2023 年第 3 期。

［18］黄菊等：《新时期下中医药产业发展的有关思考》，《中国中药杂志》2022 年第 17 期。

［19］邵蕾蕾、魏骅、干行健：《“互联网＋”环境下安徽中医药产业链模式重构与案例分析》，《华东经济管理》2018 年第 4 期。

［20］谭清立、伍绮敏：《我国中医药产业发展现状及优化策略——基于 SWOT 分析》，《卫生经济研究》2023 年第 1 期。

［21］葛燕飞等：《大健康产业视域下中医药经济价值的实现机制》，《医学与社会》2020 年第 6 期。

［22］胡永干：《中国共产党领导发展中医药事业研究》，博士学位论文，武汉大学，2020。

［23］ 王军永等：《省级层面"十四五"中医药发展规划政策文本分析》，《卫生经济研究》2023 年第 9 期。

［24］ 张建华、周尚成、潘华峰主编《中医药传承创新蓝皮书：中医药传承创新发展报告（2022）》，社会科学文献出版社，2023。

［25］ 杨爽等：《我国省际中医药政策主题比较研究》，《中国药房》2023 年第 6 期。

分报告
Sub Reports

B.3
中国中医药教育评价报告

周尚成　李成程　李正龙*

摘　要： 中医药教育是我国高等教育的重要组成部分，是保证中医药事业高水平、健康、永续发展的基础。本报告基于6个指标对我国各省（区、市）的中医药教育传承创新发展现状进行评价并排名，包括每万人口中医研究生数、每万人口中医本科生数、国家中医药管理局中医药重点学科数、被授予国家名中医称号的人数、中医药优势特色教育培训基地数、中医住院医师规范化培训基地数。结果发现，2021年中医药教育评价排名前五的省（市）依次是北京市（96.11分）、广东省（77.51分）、天津市（77.20分）、山东省（76.61分）、湖南省（76.48分）；分析各省（区、市）中医药教育评价得分排名变化趋势，可以发现2021年的排名情况依旧

---

* 周尚成，管理学博士，广州中医药大学公共卫生与管理学院教授，博士生导师，主要研究方向为中医药管理、卫生管理与医疗保障；李成程，广州中医药大学公共卫生与管理学院在读博士研究生，主要研究方向为中医管理；李正龙，广州中医药大学公共卫生与管理学院在读硕士研究生，主要研究方向为疾病负担。

保持稳定；将我国划分成东部、中部和西部地区，排名第一的是东部地区，平均排名为 9.82；中部地区平均排名为 15.13；处于中间水平；西部地区平均排名为 22.25，在三个地区中排名靠后。同一省（区、市）的中医药教育发展还存在一定程度的不协调、不一致。因此，各省（区、市）在发展中医药教育，特别是培养中医药人才的过程中，要立足于本省（区、市）实际，明确定位，从多个维度进行综合改善，软硬兼施，全方位提高本省（区、市）的中医药教育水平；中医药教育发展的地区差异仍然存在，中部、西部地区中医药教育水平仍然需要提高。

关键词： 中医药教育　高等院校　区域对比

一　中医药教育发展概述

（一）中医药教育的概念

1. 教育（Education）

"教育"一词狭义上指专门组织的在学校的教育，广义上指能够使人提高综合素质的一种实践活动。教育是根据社会的现实以及未来的需要，遵循受教育者身心发展的规律，所进行的有目的、有计划、有组织、系统的一种活动。这种活动能够引导学生获得知识技能，使学生陶冶品德、德智体共同发展，并成为适应社会需要和促进社会发展的人。

2. 中医药教育

中医药教育，指中医药类医学教育，涵盖中医药院校教育、中西医结合教育、中医药职业教育、中医药毕业后教育、中医药继续教育、中医药师承教育，主要教育主体是中医药大学、中医药院校、中医药职业院校。中医药教育作为我国特有的"在国际上具有重要影响的最具民族特色的传统医药

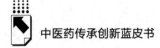

教育体系""已成为我国教育体系中不可缺少的重要组成部分并在世界医学教育中发挥着越来越重要的作用"①。

（二）中医药教育的现状

中医药教育是我国高等教育的重要组成部分，是保证中医药事业高水平、健康、永续发展的基础。中医药教育的高质量发展能培养优秀中医药人才、为中医药高质量发展提供智力支持和人才保障，中医药教育具有中医药和高等教育的双重属性。②

中医药教育的历史同中医药学的历史一样悠久，中医药师承教育与中医药学相伴相生，是我国古代医学教育的主要形式，至今仍发挥着重要的作用。1956 年国务院批准在北京、上海、成都、广州成立 4 所中医高等院校，把中医药教育纳入现代高等教育的轨道，从此，中医药教育作为我国高等教育体系的一个重要组成部分，进入一个崭新的历史时期。经过 50 多年的发展，我国已形成具备完整高等教育层次、拥有多种教育形式与类型学科，优势突出、办学特色鲜明、在国内外有广泛影响的现代中医药高等教育体系。

1. 中医药教育发展现状

党的二十大报告提出"促进中医药传承创新发展""教育优先发展"等重要论述。随着我国经济社会的发展，健康的需求越来越成为人民群众的基本需求，中医药教育的高质量发展有助于满足人民群众的健康需求，不仅事关人民群众健康福祉，还事关中医药传承创新发展。我国中医药教育的传统模式是师承教育，随着时代的发展和变迁，目前中医药教育方式有四种：高等教育、职业教育、成人教育、师承教育，4 种方式并行。③ 其中，中医药高等教育的规模最大且发展最快，形成了以中医药为主体、相关学科协调发

---

① 国家中医药管理局科教司编《周远清同志在 1997 年全国中医药教育座谈会上的讲话》，吉林科学技术出版社，1997，第 411~417 页。
② 王海燕、郭宏伟：《中医药高等教育发展的成就与经验》，《中医药导报》2018 年第 7 期。
③ 于丁坤：《中央国医馆与近代中医教育》，《成都中医药大学学报》（教育科学版）2018 年第 3 期。

展的办学格局,实现了多层次、多学科、多元化全覆盖,涵盖高职、本科、硕士和博士。我国构建了特色化的现代中医药高等教育体系,中医药高等教育已成为我国高等教育的重要组成部分。目前,全国有高等中医药院校 40 余所,其中独立设置本科中医药高等院校 25 所[①]、设置中医药专业的高等西医药院校 152 所、设置中医药专业的高等非医药院校 259 所。2021 年全国高等中医药院校统招研究生、本科生、专科生在校人数共计 844705 人,其中本科生、专科生有 483961 人,硕士生 67908 人。[②] 已培养出近 200 万名中医药专门人才,这些人才被充实到中医药各个相关领域,包括中医医疗、保健、教育、产业、文化及对外交流与合作领域,支撑促进了中医药事业的发展,并积极参与"走出去"和"一带一路"建设,成为传播中医药文化和促进中医药国际化的重要使者。

2. 中医药教育研究现状

（1）中医药教育相关文献可视化分析结论

一个学科的建设发展情况与该学科文献的发表数量和期刊质量有着密切的关系,中医药教育相关论文发表数量在一定程度上可以反映中医药教育的研究水平和发展状况。近年来,与中医药教育相关的论文数量整体上呈上升趋势,2020 年相关论文的数量比 2012 年增长近 30 倍,说明该领域研究发展迅速。从文献来源来看,中医药教育相关论文既包括发表在学术期刊和学术辑刊上的论文,还包括部分会议论文,也有一定数量的发表在国际会议上的论文。此外,还有硕士研究生和博士研究生选择中医药教育领域作为自己的研究领域而完成的学位论文。总体来说,中医药教育研究日趋活跃。

根据对研究主题和关键词的可视化分析,"中医药高等教育"和"中医药研究生教育"作为研究主题和关键词出现的频率均较高,可见中医药高等教育是目前中医药教育研究的重点,由于研究生是中医药高级人才的"后备军",故中医药研究生教育也是目前中医药教育研究的热点。

---

① 谷晓红等:《坚持传承创新　促进医教协同——北京中医药大学中医人才培养改革与实践》,《中医教育》2016 年第 3 期。

② 数据来源于国家中医药管理局《全国中医药统计摘编》。

科研论文的质量代表一个领域研究的深度，发表在核心期刊的论文数量及其所占的比例是衡量论文质量的重要标志。中医药教育领域缺少核心期刊，且无外文期刊，绝大部分学术期刊是普通期刊；从论文支持基金方面看，国家级的基金资助仅占 3.8%；从论文引用方面看，虽然有 60% 的论文有被引记录，但大多数引用次数在 3 次以内，被引用超过 3 次的论文仅占 20%。可以看出，中医药教育领域研究的质量和受关注度都不高。

（2）中医药教育模式的研究现状

广州中医药大学王省良等人[1]提出"医学教育涉及教育、医疗两个问题，中医药院校要深化与医院的协同配合"，总结了广州中医药大学在"加强协同育人，提高服务发展贡献度"方面的各项实践，提出实行"院院合一"的教、医、研一体化管理体制，发挥中医药大学直属附属医院协同教育的优势；进行试点改革，开办"铁涛班""国维班"，践行"早临床、多临床、反复临床"理念，彰显"重经典、强临床"办学特色。

山东中医药大学武继彪等人[2]提出"三坚守、四融合"的个性化中医药人才培养模式，其中"三坚守"指坚守"以文化人、以文育人、以德树人"，"四融合"指素质教育与职业教育相融合、创新创业教育与专业教育相融合。

黑龙江中医药大学郭宏伟[3]强调在教学环节上，应坚持理论知识教学与临床实习实践相结合，指出"老三段式"教学模式的弊端，会割裂中医药学术的完整性和实践性，淡化和遗弃几千年来的师承教育模式。为解决目前中医药理论与实践教学割裂的状况，中医药人才培养要树立"实践第一"的理念，改革"老三段式"教学模式，采取让学生边上中医药理论知识课，边进行临床实践的"两段式"教学模式，使理论教学与临床实践融为一体。

---

[1] 王省良等：《传承　创新　协同　融合——深化中医学人才培养改革的思考与实践》，《中医教育》2018 年第 4 期。

[2] 武继彪等：《三坚守、四融合：个性化中医药人才培养模式的构建与实践》，《中医教育》2018 年第 1 期。

[3] 郭宏伟：《中医药高等教育教学规律研究》，《中医教育》2017 年第 2 期。

北京中医药大学谷晓红等人[1]和成都中医药大学余曙光等人[2]强调名师、名中医在院校教育与师承教育相结合的人才培养模式中的作用。余曙光等人结合成都中医药大学在中医特色探索以及教学实践中取得的经验教训提出：重视挖掘传统，中医药是中华民族的宝库。按照"学经典，做临床，跟名师"的要求，着重创办中医特色班和传承班，使现代高等中医药院校教育与中医传统师承模式结合，探索改进"师带徒"的方式，着力打造具有"厚文化、重传承、熟经典、重实践、多临床"优势的特色中医药人才。

江西中医药大学王伶改等人[3]通过对中医人才培养进行文献计量学分析，发现目前中医人才培养的问题主要包括：中医经典理论不牢，灵活解决问题能力较差；中医思维较弱，理念西化较严重；课程设置泛化，理论系统性不强；中医传统文化氛围不浓，理念信念不强等。他们还提出探索传统师承教育与现代院校教育结合的培养模式。

高等中医药教育国际化是经济全球化时代中医药高等教育发展的必然趋势，黑龙江中医药大学蒋继彪等[4]利用德尔菲法和层次分析法构建了高等中医药教育国际化评价指标体系，包括师资国际化、学生国际化、课程国际化、合作办学、科研国际化以及国际化保障6个一级指标、15个二级指标和33个三级指标。

（3）中医药教育相关政策的研究现状

北京中医药大学朱春雪等人[5]对我国中医药教育相关的政策进行分析，从政策工具和发展战略两个维度入手进行分析，结果显示，我国呈现"重

---

① 谷晓红等：《坚持传承创新　促进医教协同——北京中医药大学中医人才培养改革与实践》，《中医教育》2016年第3期。
② 余曙光等：《中医药高等教育的坚守与变革》，《成都中医药大学学报》（教育科学版）2019年第4期。
③ 王伶改等：《中医人才培养文献研究结果分析与思考》，《光明中医》2021年第12期。
④ 蒋继彪等：《高等中医药教育国际化评价指标体系构建研究》，《中医教育》2023年第4期。
⑤ 朱春雪等：《双维度下我国中医药教育政策现状与优化研究》，《卫生软科学》2022年第7期。

强制，轻自愿"的特征，过多地使用了强制型政策工具，并且存在一定的政策工具要素使用失衡现象；而在发展战略维度，又缺少精准的战略政策，例如中医药教育师资和产学研合作等方面。未来我国出台宏观层面的中医药教育政策时可以从增加自愿型政策工具、优化强制型和混合型政策工具内部要素结构、重视教育师资及产学研合作政策等方面进行调整。

王亚飞等人[1]从政策工具的视角对我国现有中医药教育相关政策进行分析，研究结果显示，我国中医药教育方面运用最少的是供给型政策工具，最受关注的关键词是中医药教育改革。需求型工具在 3 种政策工具中使用较多。人才教育和培养应用频率最高，体现出我国对中医药人才培养的重视。在相关政策文本中，应用最多的是环境型政策工具。其中，法规管制应用最为频繁，目标规划与策略性措施分布均衡，政策宣传占比最小。

（4）中医药教育问题和改进措施的研究现状

我国的中医药教育虽得到了一定程度的发展，但依旧存在一些问题和可以改进的地方，也有部分研究者对中医药教育的这些问题进行了研究，并提出了相关措施。薛哲等[2]反思和总结了中医药教育当前存在的问题，认为中医药教育应该"遵循规律""明确目的"，合理分配中西医课程比例；还强调中医急症学科的教学与临床实践。郭光昕等[3]认为我国高等中医药教育体制仍存在着诸多矛盾，整体发展水平较低。应通过突出中医药学科专业特色、打造示范基地等方法来推动高等中医药教育的高质量发展。王佩等[4]认为中医药人才教育存在以下四组基本矛盾：人才成长规律与现代医学教育模式不匹配；中医药健康服务多元化，但人才评价标准单一；基层对

① 王亚飞等：《政策工具视角下我国中医药教育政策文本量化分析》，《中医教育》2023 年第 2 期。

② 薛哲等：《新冠肺炎疫情引发的中医药教育冷思考》，《中国中医药现代远程教育》2023 年第 7 期。

③ 郭光昕等：《对高等中医药教育体制改革与建设的思考》，《中医药管理杂志》2022 年第 17 期。

④ 王佩等：《中医药人才队伍建设的基本矛盾与纾解路径》，《就业与保障》2023 年第 5 期。

中医药人才的需求量高，但人才存留率低；中医药人才需要多层次发展，但目前人才培养层次单一化。并提出了相应的解决措施：促进中医药人才合理流动，并推动资源下沉；优化中医药人才的内在结构，健全中医药师承制度；改善中医药人才培养制度环境，拓宽基层中医药人才发展空间。

目前，我国中医药教育相关研究成果数量增长趋势明显，文献来源广泛，且形成了一批高水平的中医药教育研究团队，中医药高等教育是目前中医药教育研究的重点，中医药研究生教育也是目前中医药教育研究的热点，但目前，中医药教育相关研究成果的受关注度和影响力不足。各省（区、市）中医药教育的发展职责主要由高等中医药院校承担，尽管目前尚无中医药教育相关评价指标体系，且对省际中医药教育资源、水平的比较尚处于空白，但各高校相关学者对中医药教育发展的总结和探索仍为中医药教育评价提供了参考和方向。通过对研究主题、关键词和高被引论文情况进行分析、归纳、总结，发现未来中医药教育评价应从中医药高等教育入手，以研究生教育为重点，同时关注中医药学科建设、师资力量、实践教学等方面。

二　中医药教育评价指标体系构建及数据来源

（一）中医药教育评价指标体系构建

经过两轮专家咨询，筛选出 6 个评价指标，即每万人口中医研究生数、每万人口中医本科生数、国家中医药管理局中医药重点学科数，被授予国家名中医称号的人数、中医药优势特色教育培训基地数、中医住院医师规范化培训基地数。结合全国各省（区、市）人口分布及发展现状，将部分绝对数指标相对化后，得到中医药教育评价指标体系，具体指标及权重如表1所示。

表 1　2021 年中医药教育评价指标及权重

一级指标	二级指标	三级指标	权重
中医药教育	中医药教育与培养	每万人口中医研究生数	0.179
		每万人口中医本科生数	0.186
		国家中医药管理局中医药重点学科数	0.169
		被授予国家名中医称号的人数	0.149
		中医药优势特色教育培训基地数	0.155
		中医住院医师规范化培训基地数	0.162

每万人口中医研究生数。中医研究生指接受中医药研究生学历教育的学生，按学位层次分为博士研究生和硕士研究生。我国中医药的高质量发展离不开大规模、高质量的中医药人才供给，研究生规模决定着未来中医药传承创新高质量发展的速度。该指标反映了某地区中医药院校研究生培养规模。

每万人口中医本科生数。本科生包括普通本科学生、成人（函授、业余、脱产）本科学生、网络本科学生。中医药本科教育是当今中医药人才培养的主渠道，对于保持中医药相关人才队伍的稳定、可持续，高质量开展中医药理论研究和临床实践起着基础性作用。中医药本科教育要求学生比较系统地掌握中医药相关学科、专业必需的基础理论、基本知识，掌握中医药必要的基本技能、方法和相关知识，具有从事中医药实际工作和研究工作的初步能力。全日制本科教育的基本修业年限为 4~5 年。该指标反映了某地区中医药院校本科生培养规模。

国家中医药管理局中医药重点学科数。中医药重点学科项目以 5 年为一个建设周期，目的是培养高水平中医药学科带头人及学科团队、打造高水平中医药科学研究平台、构建高水平中医药重点学科体系、形成一批中医药特色标志性成果，为中医药高质量发展提供学术上的引领和人才上的支撑。该指标反映某地区中医药重点学科的建设能力和中医药学科体系是否完备。国家中医药管理局先后设立了 794 个中医药重点学科建设点，形成了相对完善的中医药学科体系，初步构建了符合中医药发展规律的重点学科建设模式与运作机制，建立了一批支撑中医药研究的科技平台，培养了一批中医药领域的高层次人才和学科团队，产生了一批高水平的学术研究成果，有效推动了中医药传承创新发展。

被授予国家名中医称号的人数。全国名中医是中国中医药行业的杰出代表，是行业标杆。国家名中医的评选有助于传承中医大师的学术思想与实践经验，激励大量中医药从业者更加积极地投身中医药事业，进一步弘扬大医精诚的医德医风。该指标反映高层次中医药人才在我国的分布情况和高层次中医药人才带动当地中医药发展的能力。

中医药优势特色教育培训基地数。培训基地包括中药基地和中医护理基地，其中中药基地 36 个，中医护理基地 18 个。培训基地在中药栽培、鉴定、炮制、传统制药工艺、制剂、调剂、资源保护利用等方面具有优势特色突出、师资水平高、培训能力强的优点。中医学以经验学著称，只有经过广泛的临床实践才能体会中医理论之精髓，应通过实践激发学员的潜能、夯实学员的中医药理论功底、锻炼学员的中医药技能。

中医住院医师规范化培训基地数。中医学生在完成本科中医药教育后，在培训基地医院通过接受系统化、规范化培训，着重培养临床实践诊疗能力。中医住院医师培训基地的高水平建设对中医医院高质量发展起着不可或缺的作用。

（二）数据来源

本报告以 31 个省（区、市）为研究对象，所使用的数据均为网上公开发布的数据，数据来源主要为国家中医药管理局发布的《全国中医药统计摘编》及国家中医药管理局官网。其中，由于中医研究生数、中医本科生数仅能获取全国范围的数据，因此各省（区、市）每万人口中医研究生数、每万人口中医本科生数按照 2020 年全国各省（区、市）中医研究生数、本科生数比例计算得到；国家中医药管理局未组织新一轮中医药重点学科、中医药优势特色教育培训基地的申报和国家名中医的评选工作，因此采用 2020 年存量数据作为最新数据。

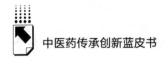

三　中医药教育评价得分总体情况

（一）2021年我国中医药教育评价得分总体情况

2021年中国中医药教育评价得分总体上与上年相比变化不大。中医药教育能力在部分省（区、市）有所提升的同时，在部分省（区、市）有所下降。部分指标由于没有重新评定，因此同之前的分布趋势一致。本报告按照地理位置与统计习惯将我国31个省（区、市）划分为东部、中部、西部三个地区。

在各省（区、市）中医药教育评价得分上，2021年排名前五的省（市）依次为北京市（96.11分）、广东省（77.51分）、天津市（77.20分）、山东省（76.61分）、湖南省（76.48分）。第一名和第二名相差18.60分，排名后五的省（区、市）依次为海南省（63.87分）、宁夏回族自治区（65.50分）、重庆市（66.00分）、青海省（66.32分）、内蒙古自治区（67.11分）。得分处于平均水平的是吉林省（72.66分），共有15个省（区、市）得分低于教育评价平均得分（72.66分），占比为48.39%。排名相邻的省（区、市）间差距较小，部分省（区、市）医疗教育资源有所增加。北京市（1.75分）、黑龙江省（1.73分）、江苏省（1.55分）、浙江省（1.51分）、四川省（1.07分）中医药教育评价得分增长幅度较大；重庆市（-3.04分）、贵州省（-2.70分）、海南省（-2.38分）、云南省（-2.17分）和江西省（-2.16分）中医药教育评价得分下降幅度较大。北京市中医药教育评价得分依旧位于第一，且遥遥领先于其他省（区、市），得分增长幅度在所有省（区、市）中最大。广东省中医药教育评价得分变化幅度最小，仅为0.01分。湖南省的得分情况也较为稳定，仅比上年增长0.24分。总体而言，2021年中医药教育评价得分基本稳定，与2020年相比，部分省（区、市）的得分有所降低。2020~2021年31个省（区、市）的中医药教育评价得分如图1所示。

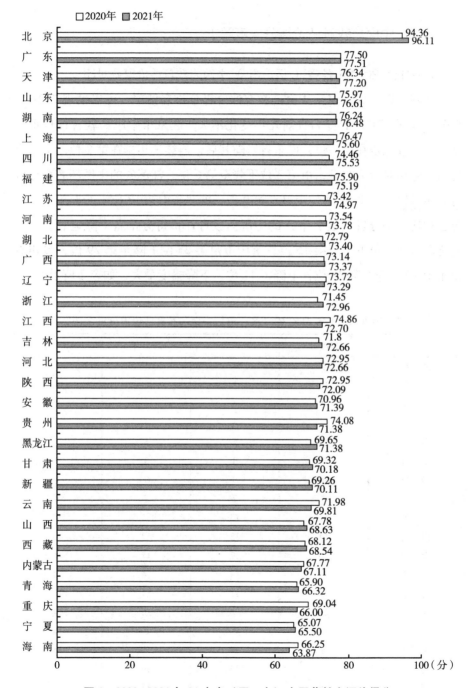

图1　2020~2021年31个省（区、市）中医药教育评价得分

（二）中医药教育评价得分深度解析

1. 2018~2021年各省（区、市）中医药教育评价得分对比

观察各省（区、市）中医药教育评价得分排名情况，可以发现2021年部分省（区、市）的排名较前几年变化不大。北京市中医药教育评价得分多年来一直稳定在第一位；广东省紧随其后，连续三年排在第2位。上海市排名下降相对较为明显，由第3位下降至第6位。江苏省的中医药教育评价得分明显提升，由第13位上升至第9位；湖北省由第17位上升至第11位。与之相比，部分省（区、市）的中医药教育评价得分排名下降显著，江西省排名由第8位下降至第15位，重庆市由第25位下降至第29位，贵州省由第10位下降至第21位，下降了11位，下降幅度最大，如表2所示。

表2　2018~2021年31个省（区、市）中医药教育评价得分排名情况

省（区、市）	2018 年	2019 年	2020 年	2021 年
北　京	1	1	1	1
广　东	11	2	2	2
天　津	2	4	4	3
山　东	9	6	6	4
湖　南	4	5	5	5
上　海	3	3	3	6
四　川	10	9	9	7
福　建	7	7	7	8
江　苏	12	13	13	9
河　南	14	12	12	10
湖　北	20	17	17	11
广　西	17	14	14	12
辽　宁	6	11	11	13
浙　江	21	20	20	14
江　西	16	8	8	15
吉　林	8	19	19	16
河　北	13	15	16	17
陕　西	19	16	15	18

续表

省(区、市)	2018 年	2019 年	2020 年	2021 年
安 徽	15	21	21	19
黑龙江	18	22	22	20
贵 州	23	10	10	21
甘 肃	22	23	23	22
新 疆	5	24	24	23
云 南	26	18	18	24
山 西	25	27	27	25
西 藏	24	26	26	26
内蒙古	29	28	28	27
青 海	27	30	30	28
重 庆	30	25	25	29
宁 夏	28	31	31	30
海 南	31	29	29	31

2. 每万人口中医研究生数指标情况

全国 31 个省（区、市）中医研究生情况主要由每万人口中医研究生数指标来反映，如表 3 所示。在每万人口中医研究生数得分上，2021 年各省（区、市）得分较 2019 年变化不明显。具体而言，北京市每万人口中医研究生数得分为 100.00 分，较 2019 年没有发生变动。天津市和上海市紧随其后，分别以 96.28 分和 82.44 居第 2 位和第 3 位。每万人口中医研究生数得分平均值为 68.43 分，全国仅有北京市、天津市、上海市、黑龙江省、吉林省、辽宁省、江苏省 7 个省（市）的得分超过平均水平。其余 24 个省（区、市）的每万人口中医研究生数得分均低于平均值，这说明在中医药教育方面还存在一定程度的空间失衡现象。除此之外，得分排在最后的 5 个省（区、市）分别是海南省（60.00 分）、重庆市（60.90 分）、河北省（62.05 分）、河南省（63.46 分）、宁夏回族自治区（63.59 分）。排名第一的市和排名最后一位的省相差 40 分，差距较大（见表 3）。

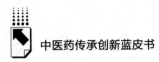

表3 2018~2021年31个省（区、市）每万人口中医研究生数得分情况

单位：分

省(区、市)	2018 年	2019 年	2020 年	2021 年
北　京	100.00	100.00	100.00	100.00
天　津	96.26	96.22	96.28	96.28
上　海	82.54	82.51	82.45	82.44
黑龙江	73.39	73.47	73.53	73.59
吉　林	72.01	72.07	72.04	72.05
辽　宁	69.79	69.81	69.81	69.87
江　苏	69.50	69.48	69.52	69.49
福　建	68.22	68.15	68.18	68.21
广　东	68.16	68.03	68.03	68.08
甘　肃	67.70	67.67	67.73	67.69
陕　西	67.22	67.19	67.14	67.18
浙　江	66.94	66.80	66.84	66.79
四　川	66.69	66.66	66.69	66.67
湖　南	66.25	66.23	66.25	66.28
江　西	66.13	66.10	66.10	66.15
山　东	65.98	65.97	65.95	65.90
广　西	65.68	65.64	65.65	65.64
贵　州	65.29	65.26	65.20	65.26
西　藏	65.20	65.10	65.06	65.00
湖　北	64.59	64.58	64.61	64.62
山　西	64.14	64.12	64.16	64.10
云　南	64.18	64.16	64.16	64.10
新　疆	64.16	64.10	64.16	64.10
内蒙古	64.05	64.04	64.01	63.97
青　海	64.01	63.97	64.01	63.97
安　徽	63.87	63.85	63.87	63.85
宁　夏	63.59	63.55	63.57	63.59
河　南	63.38	63.37	63.42	63.46
河　北	62.09	62.08	62.08	62.05
重　庆	60.94	60.93	60.89	60.90
海　南	60.00	60.00	60.00	60.00

进一步观察各地区的每万人口中医研究生数得分，其中北京市、天津市、上海市这三个地区的每万人口中医研究生数得分位居全国前三，其余28个省（区、市）的得分占全国总体得分的比重在2.8%~3.5%，如图2所示。

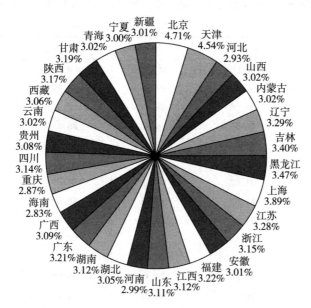

图2　2021年每万人口中医研究生数各省（区、市）占比

3. 每万人口中医本科生数指标情况

全国31个省（区、市）中医本科生情况主要由每万人口中医本科生数指标来反映，如表4所示。在每万人口中医本科生数得分上，2021年较2019年变化不明显。具体而言，北京市每万人口中医本科生数得分为100.00分，较2019年没有发生变动。湖南省和辽宁省紧随其后，分别以89.40分和88.14分居第2位和第3位。每万人口中医本科生数得分平均值为77.32分，全国有15个省（区、市）的得分高于平均水平，其中北京市、湖南省、辽宁省、天津市、吉林省排在前5位。在中医本科生培养水平方面，各个省（区、市）之间差距相对较小。此外，重庆市（63.41分）、新疆维吾尔自治区（65.53分）、宁夏回族自治区（65.95分）、海

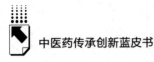

南省（66.00分）、内蒙古自治区（68.62分）的每万人口中医本科生数
得分排在后5位。排名第一的北京市和最后一位的重庆市相差36.59分，
差距较大。

表4　2018~2021年31个省（区、市）每万人口中医本科生数得分情况

单位：分

省(区、市)	2018 年	2019 年	2020 年	2021 年
北　京	100.00	100.00	100.00	100.00
湖　南	89.47	89.39	89.41	89.40
辽　宁	88.08	88.13	88.15	88.14
天　津	86.55	86.52	86.53	86.52
吉　林	84.93	85.05	85.07	85.05
河　北	83.05	82.94	82.93	82.93
贵　州	81.62	81.48	81.47	81.46
江　西	81.07	80.99	80.99	80.99
陕　西	81.01	80.94	80.96	80.96
四　川	80.49	80.40	80.40	80.40
甘　肃	79.65	79.58	79.60	79.60
广　西	79.66	79.52	79.53	79.51
河　南	79.33	79.25	79.27	79.28
西　藏	79.21	78.83	78.85	78.84
安　徽	78.03	77.92	77.91	77.90
湖　北	77.00	76.97	76.97	76.95
黑龙江	76.53	76.62	76.62	76.60
浙　江	75.55	75.25	75.26	75.25
山　东	75.02	74.99	75.00	74.98
江　苏	74.68	74.65	74.64	74.63
福　建	74.30	74.18	74.19	74.19
云　南	74.10	74.02	74.02	74.01
山　西	73.78	73.74	73.73	73.72
上　海	73.29	73.26	73.28	73.27
广　东	71.97	71.79	71.79	71.77
青　海	71.13	71.03	71.04	71.04
内蒙古	68.62	68.60	68.62	68.62
海　南	66.06	65.99	65.99	66.00

续表

省(区、市)	2018 年	2019 年	2020 年	2021 年
宁 夏	66.01	65.95	65.96	65.95
新 疆	65.61	65.53	65.54	65.53
重 庆	63.42	63.40	63.40	63.41

进一步观察各地区的每万人口中医本科生数得分，其中北京市、湖南省、辽宁省、天津市、吉林省这 5 个省（市）的每万人口中医本科生数得分位居全国前五，其余 26 个省（区、市）的得分占全国总体得分的比重在 2.5%~3.5%，如图 3 所示。

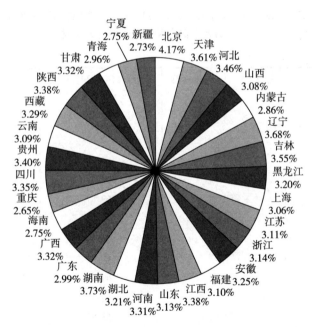

图 3　2021 年每万人口中医本科生数各省（区、市）得分占比情况

4. 每万人口中医研究生数与每万人口中医本科生数得分情况的比较

全国 31 个省（区、市）每万人口中医研究生数和每万人口中医本科生数得分情况如表 5 所示。具体来看，北京市的每万人口中医本科生数得分和每万人口中医研究生数得分均排在第 1 位，说明其中医人才培养能力最强。除北京市以外，天津市和上海市每万人口中医研究生数得分均高于每万人口中医本科生数得分，分别高 9.76 分和 9.17 分，说明在研究生培养方面，北京市、上海市和天津市拥有更多的配套资源。其余 28 个省（区、市）每万人口中医研究生数得分均低于每万人口中医本科生数得分。特别需要注意的是，湖南省（23.12 分）、河北省（20.88 分）、辽宁省（18.27 分）、贵州省（16.20 分）、河南省（15.82 分）5 个省每万人口中医本科生数得分大幅高于每万人口中医研究生数得分，说明以上省份在中医本科生的培养上更具优势。

表 5 2021 年 31 个省（区、市）每万人口中医本科生数和
每万人口中医研究生数得分情况

单位：分

省（区、市）	每万人口中医本科生数	每万人口中医研究生数	二者得分差值
北　京	100.00	100.00	0.00
天　津	86.52	96.28	-9.76
河　北	82.93	62.05	20.88
山　西	73.72	64.10	9.62
内蒙古	68.62	63.97	4.65
辽　宁	88.14	69.87	18.27
吉　林	85.05	72.05	13.00
黑龙江	76.60	73.59	3.01
上　海	73.27	82.44	-9.17
江　苏	74.63	69.49	5.14
浙　江	75.25	66.79	8.46
安　徽	77.90	63.85	14.05
福　建	74.19	68.21	5.98
江　西	80.99	66.15	14.84
山　东	74.98	65.90	9.08
河　南	79.28	63.46	15.82
湖　北	76.95	64.62	12.33
湖　南	89.40	66.28	23.12

续表

省（区、市）	每万人口中医本科生数	每万人口中医研究生数	二者得分差值
广　东	71.77	68.08	3.69
广　西	79.51	65.64	13.87
海　南	66.00	60.00	6.00
重　庆	63.41	60.90	2.51
四　川	80.40	66.67	13.73
贵　州	81.46	65.26	16.20
云　南	74.01	64.10	9.91
西　藏	78.84	65.00	13.84
陕　西	80.96	67.18	13.78
甘　肃	79.60	67.69	11.91
青　海	71.04	63.97	7.07
宁　夏	65.95	63.59	2.36
新　疆	65.53	64.10	1.43

5. 国家中医药管理局中医药重点学科数指标情况

全国 31 个省（区、市）中医药重点学科建设情况主要由国家中医药管理局中医药重点学科数指标来反映，如表 6 所示。在 2021 年国家中医药管理局中医药重点学科数上，不同省（区、市）间存在较大的差异。

北京市（35 个）排在第一位、江苏省（14 个）、山东省（14 个）并列第二；天津市（13 个）、辽宁省（13 个）、吉林省（13 个）、黑龙江省（13 个）、上海市（13 个）和广东省（13 个）并列第三名。同时，北京市的重点学科数大幅高于其他省（区、市），说明在中医药重点学科建设方面，最优质的资源依旧集中在北京市。国家中医药管理局中医药重点学科数排在后 6 位的省（区、市）依次为海南省（1 个）、新疆维吾尔自治区（2 个）、西藏自治区（2 个）、青海省（3 个）、重庆市（3 个）、内蒙古自治区（3 个）。此外，需要注意的是，排在第 1 位的北京市的国家中医药管理局中医药重点学科数是海南省的 35 倍，差距较大。

表6 2021年31个省（区、市）国家中医药管理局中医药重点
学科数指标情况

单位：个，分

省(区、市)	国家中医药管理局 中医药重点学科数	排名	得分
北 京	35	1	100.00
江 苏	14	2	76.00
山 东	14	2	76.00
天 津	13	4	74.86
辽 宁	13	4	74.86
吉 林	13	4	74.86
黑龙江	13	4	74.86
上 海	13	4	74.86
广 东	13	4	74.86
福 建	12	10	73.71
湖 南	12	10	73.71
浙 江	11	12	72.57
四 川	11	12	72.57
河 南	10	14	71.43
湖 北	10	14	71.43
陕 西	10	14	71.43
安 徽	8	17	69.14
江 西	7	18	68.00
河 北	6	19	66.86
山 西	6	19	66.86
广 西	6	19	66.86
贵 州	5	22	65.71
云 南	5	22	65.71
甘 肃	5	22	65.71
宁 夏	4	25	64.57
内蒙古	3	26	63.43
重 庆	3	26	63.43
青 海	3	26	63.43
西 藏	2	29	62.29
新 疆	2	29	62.29
海 南	1	31	61.14

进一步观察国家中医药管理局中医药重点学科数各省（区、市）占比情况，如图 4 所示。其中，北京市的国家中医药管理局中医药重点学科数占全国的 12%，北京市、江苏省、山东省、天津市、辽宁省、吉林省、黑龙江省、上海市、广东省 9 个省（市）国家中医药管理局中医药重点学科数合计占比超过 50%。因此，在中医药重点学科建设方面，部分省（区、市）还需进一步加强。

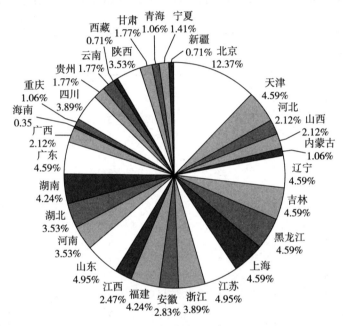

图 4　2021 年国家中医药管理局中医药重点学科数各省（区、市）占比情况

6. 被授予国家名中医称号的人数指标情况

全国 31 个省（区、市）中医药领域的"泰山北斗"情况主要由被授予国家名中医称号的人数指标来反映，如表 7 所示。在 2021 年被授予国家名中医称号的人数上，北京、新疆相对较多，其他省（区、市）间差距不大。具体而言，北京市（7 人）排在第 1 位，新疆维吾尔自治区（5 人）排在第 2 位，河北省（3 人）、山西省（3 人）、上海市（3 人）、广东省（3 人）等 17 个省（区、市）并列第 3 位。北京市被授予国家名中医称号的人数较多，说明从国家名中医角度看，最优质的中医药人力资源依旧集中在北京市。被授予国家名中医称号人数最少的 5 个省（区、市）分别为江苏省（1 人）、黑龙江省（1 人）、辽宁省（1 人）、内蒙古自治区（1 人）和天津市（1 人）。需要注意的是，排在第 1 位的北京市的被授予国家名中医称号的人数是天津市的 7 倍，两地差距较为明显。

表 7 2021 年 31 个省（区、市）被授予国家名中医称号的人数指标情况

单位：人，分

省（区、市）	被授予国家名中医称号的人数	排名	得分
北　京	7	1	100.00
新　疆	5	2	88.57
河　北	3	3	77.14
山　西	3	3	77.14
上　海	3	3	77.14
浙　江	3	3	77.14
安　徽	3	3	77.14
福　建	3	3	77.14
江　西	3	3	77.14
山　东	3	3	77.14
河　南	3	3	77.14
广　东	3	3	77.14
重　庆	3	3	77.14
四　川	3	3	77.14
贵　州	3	3	77.14
西　藏	3	3	77.14
甘　肃	3	3	77.14
青　海	3	3	77.14
宁　夏	3	3	77.14
吉　林	2	20	71.43
湖　北	2	20	71.43
湖　南	2	20	71.43
广　西	2	20	71.43
海　南	2	20	71.43
云　南	2	20	71.43
陕　西	2	20	71.43

省(区、市)	被授予国家名 中医称号的人数	排名	得分
天 津	1	27	65.71
内蒙古	1	27	65.71
辽 宁	1	27	65.71
黑龙江	1	27	65.71
江 苏	1	27	65.71

进一步观察被授予国家名中医称号的人数各省（区、市）占比情况，如图 5 所示。其中，北京市被授予国家名中医称号的人数占全国的 8.54%，北京市和新疆维吾尔自治区被授予国家名中医称号的人数合计占全国的约 15%。其余省（区、市）被授予国家名中医称号的人数较为接近，因此，在被授予国家名中医称号的人数方面，其他省（区、市）还需要向北京市和新疆维吾尔自治区看齐。

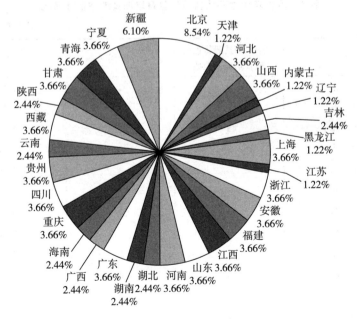

图 5　2021 年被授予国家名中医称号的人数各省（区、市）的占比情况

7.中医药优势特色教育培训基地数指标情况

全国31个省（区、市）中医药人才培养的硬件条件主要由中医药优势特色教育培训基地数指标来反映，如表8所示。在2021年中医药优势特色教育基地数上，不同省（区、市）间存在一定的差异。具体而言，北京市（8个）排在第1位，江苏省（4个）排在第2位，上海市（3个）、福建省（3个）、山东省（3个）、湖北省（3个）、广东省（3个）并列第3位。同时，北京市的中医药优势特色教育培训基地数大幅高于其他省（区、市），说明在中医药人才培养的硬件条件方面，最优质的中医药资源依旧集中在北京市。中医药优势特色教育培训基地数排在后4位的省（区）为宁夏回族自治区、青海省、海南省、河北省，4个省（区）均没有中医药优势特色教育培训基地。此外，全国13个省（区、市）的中医药优势特色教育培训基地数仅为1个，同北京市的差距较大，需要进一步提高。

表8 2021年中医药优势特色教育培训基地数指标情况

单位：个，分

省(区、市)	中医药优势特色教育培训基地数	排名	得分
北 京	8	1	100.00
江 苏	4	2	80.00
上 海	3	3	75.00
福 建	3	3	75.00
山 东	3	3	75.00
湖 北	3	3	75.00
广 东	3	3	75.00
天 津	2	8	70.00
安 徽	2	8	70.00
湖 南	2	8	70.00
广 西	2	8	70.00
四 川	2	8	70.00

省(区、市)	中医药优势特色 教育培训基地数	排名	得分
陕　西	2	8	70.00
新　疆	2	8	70.00
山　西	1	15	65.00
内蒙古	1	15	65.00
辽　宁	1	15	65.00
吉　林	1	15	65.00
黑龙江	1	15	65.00
浙　江	1	15	65.00
江　西	1	15	65.00
河　南	1	15	65.00
重　庆	1	15	65.00
贵　州	1	15	65.00
云　南	1	15	65.00
西　藏	1	15	65.00
甘　肃	1	15	65.00
河　北	0	28	60.00
海　南	0	28	60.00
青　海	0	28	60.00
宁　夏	0	28	60.00

进一步观察各省（区、市）中医药优势特色教育培训基地数占比情况，如图 6 所示。其中，北京市的中医药优势特色教育培训基地数占全国的 14.81%，北京市、江苏省、上海市、福建省、山东省、湖北省、广东省中医药优势特色教育培训基地数合计占比达到 50%。因此，在中医药优势特色教育培训基地建设方面，数量较少的省（区、市）还需要尽快完善和补充。

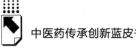

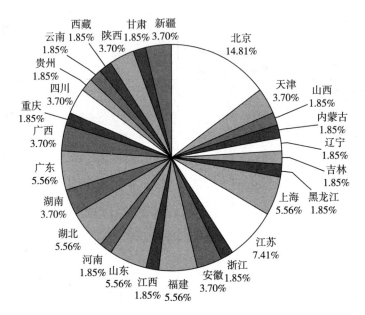

图6　2021年各省（区、市）中医药优势特色教育培训基地数占比情况

8. 中医住院医师规范化培训基地数指标情况

全国31个省（区、市）中医药人才临床能力主要由中医住院医师规范化培训基地数指标来反映，如表9所示。在2021年中医住院医师规范化培训基地数上，不同省（区、市）间存在一定的差异。具体而言，广东省（15个）排在第1位，山东省（12个）排在第2位，河北省（10个）、河南省（10个）、湖南省（10个）、广西壮族自治区（10个）、四川省（10个）并列第3位。同时，广东省的中医住院医师规范化培训基地数较高，说明在中医住院医师规范化培训基地建设方面，最优质的资源集中在广东省。对于中医药综合优势最强的北京市而言，其中医住院医师规范化培训基地仅有6个。除此之外，中医住院医师规范化培训基地数排名靠后的3个省（区）为宁夏回族自治区（1个）、青海省（1个）和西藏自治区（1个）。此外，甘肃省（2个）、海南省（2个）、吉林省（2个）、山西省（2个）、天津市（2个）的中医住院医师规范化培训基地也较少，数量同广东省的差距较大。

表9 2021年31个省（区、市）中医住院医师规范化培训基地数指标情况

单位：个，分

省（区、市）	中医住院医师规范化培训基地数	排名	得分
广　东	15	1	100.00
山　东	12	2	92.00
河　北	10	3	86.67
河　南	10	3	86.67
湖　南	10	3	86.67
广　西	10	3	86.67
四　川	10	3	86.67
江　苏	9	8	84.00
福　建	9	8	84.00
浙　江	8	10	81.33
湖　北	8	10	81.33
江　西	7	12	78.67
云　南	7	12	78.67
北　京	6	14	76.00
内蒙古	6	14	76.00
辽　宁	5	16	73.33
贵　州	5	16	73.33
新　疆	5	16	73.33
黑龙江	4	19	70.67
上　海	4	19	70.67
安　徽	4	19	70.67
陕　西	4	19	70.67
重　庆	3	23	68.00
天　津	2	24	65.33
山　西	2	24	65.33
吉　林	2	24	65.33
海　南	2	24	65.33
甘　肃	2	24	65.33
西　藏	1	29	62.67
青　海	1	29	62.67
宁　夏	1	29	62.67

进一步观察各省（区、市）中医住院医师规范化培训基地数占比情况，如图 7 所示。其中，广东省中医住院医师规范化培训基地数占全国的 8.15%，广东省、山东省、河北省、河南省、湖南省、广西壮族自治区、四川省、江苏省、福建省中医住院医师规范化培训基地数合计占比超过 50%。因此，在中医住院医师规范化培训基地建设方面，基地数较少的省（区、市）还需要尽快完善和补充。

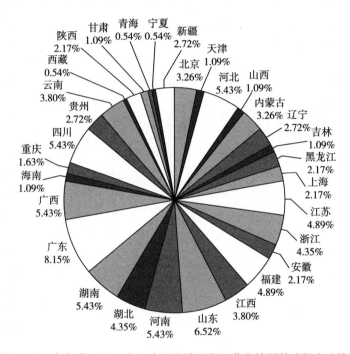

图 7　2021 年各省（区、市）中医住院医师规范化培训基地数占比情况

（三）中医药教育差异分析

1. 2021 年三大区域指标得分情况

本部分按照地理位置与统计习惯将我国 31 个省（区、市）划分为东部、中部、西部三个区域，不同区域中医药教育评价平均得分及排名情况如表 10、图 8 所示。中部地区平均排名为 15.13，在三大区域中处于中间水

平；西部地区平均排名为 22.25，在三大区域中排名末位；东部地区平均排名为 9.82，处于首位。

表10　2021年东部地区、中部地区和西部地区中医药教育评价得分及排名情况

单位：分

东部地区	排名	得分	中部地区	排名	得分	西部地区	排名	得分
河　北	17	72.66	山　西	25	68.63	陕　西	18	72.09
北　京	1	96.11	河　南	10	73.38	四　川	7	75.53
天　津	3	77.20	安　徽	19	71.39	云　南	24	69.81
山　东	4	76.61	湖　北	11	73.40	贵　州	21	71.38
江　苏	9	74.97	江　西	15	72.70	广　西	12	73.37
上　海	6	75.60	湖　南	5	76.48	甘　肃	22	70.18
浙　江	14	72.96	吉　林	16	72.66	青　海	28	66.32
福　建	8	75.19	黑龙江	20	71.38	宁　夏	30	65.50
广　东	2	77.51				西　藏	26	68.54
海　南	31	63.87				新　疆	23	70.11
辽　宁	13	73.29				内蒙古	27	67.11
						重　庆	29	66.00
平均值	9.82	76.00		15.13	72.50		22.25	69.66

　　东部地区省（市）各指标得分及排名情况如表11所示。我国东部地区主要包括北京市、天津市、河北省、辽宁省、上海市、江苏省、浙江省、福建省、山东省、广东省、海南省11个省（市）。就每万人口中医研究生数指标而言，全国排名前三的分别为北京市、天津市和上海市，均位于东部地区。就每万人口中医本科生数指标而言，东部地区排名前三的省（市）依次是北京市、辽宁省、天津市。位于东部地区的国家中医药管理局中医药重点学科数指标全国排名前五的省（市）有北京市、天津市、辽宁省、上海市、江苏省、山东省、广东省，数量占东部地区省（市）数量的63.64%，其中多个省（市）排名并列。被授予国家名中医称号的

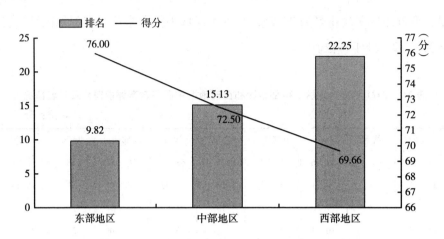

图8　东部、中部、西部地区中医药教育评价平均得分及排名情况

人数指标全国排名前五的位于东部地区的有北京市、河北省、上海市、浙江省、福建省、山东省、广东省，数量占东部地区省（市）数量的63.64%。中医药优势特色教育培训基地数指标全国排名前五的位于东部地区的省（市）是北京市、江苏省、上海市、福建省、山东省、广东省。中医住院医师规范化培训基地数指标全国排名前五的位于东部地区的省是广东省、山东省、河北省。北京市在每万人口中医研究生数、每万人口中医本科生数、国家中医药管理局中医药重点学科数、被授予国家名中医称号的人数、中医药优势特色教育培训基地数上均具有明显优势，而中医住院医师规范化培训基地数排名相对靠后，仅排第14名。北京中医药大学每年向社会输出大量中医药人才，需要相应数量和质量的中医住院医师规范化培训基地，因此，北京市中医住院医师规范化培训基地仍有进一步建设的空间。广东省除每万人口中医研究生数、每万人口中医本科生数排名相对靠后外，国家中医药管理局中医药重点学科数排名第四，被授予国家名中医称号的人数、中医药优势特色教育培训基地数排名第三，中医住院医师规范化培训基地数排名第一，在全国具有显著的优势。近年来在建设"中医药强省"目标的引导下，广东省中医药教育正呈现蓬勃发展态势。

表11　2021年东部地区省（市）各指标得分及排名情况

单位：分

省（市）	每万人口中医研究生数		每万人口中医本科生数		国家中医药管理局中医药重点学科数		被授予国家名中医称号的人数		中医药优势特色教育培训基地数		中医住院医师规范化培训基地数	
	得分	排名	得分	排名	得分	排名	得分	排名	得分	排名	得分	排名
北　京	100.00	1	100.00	1	100.00	1	100.00	1	100.00	1	76.00	14
天　津	96.28	2	86.52	4	74.86	4	65.71	27	70.00	8	65.33	24
河　北	62.05	29	82.93	6	66.86	19	77.14	3	60.00	28	86.67	3
辽　宁	69.87	6	88.14	3	74.86	4	65.71	27	65.00	15	73.33	16
上　海	82.44	3	73.27	24	74.86	4	77.14	3	75.00	3	70.67	19
江　苏	69.49	7	74.63	20	76.00	2	65.71	27	80.00	2	84.00	8
浙　江	66.79	12	75.25	18	72.57	12	77.14	3	65.00	15	81.33	10
福　建	68.21	8	74.19	21	73.71	10	77.14	3	75.00	3	84.00	8
山　东	65.90	16	74.98	19	76.00	2	77.14	3	75.00	3	92.00	2
广　东	68.08	9	71.77	25	74.86	4	77.14	3	75.00	3	100.00	1
海　南	60.00	31	66.00	28	61.14	31	71.43	20	60.00	28	65.33	24

　　中部地区各省份各指标得分及排名情况如表12所示。我国中部地区包括山西省、吉林省、黑龙江省、安徽省、江西省、河南省、湖北省、湖南省。中部地区每万人口中医研究生数指标全国排名前五的省份有黑龙江省、吉林省，数量明显少于东部地区；每万人口中医本科生数指标全国排名前五的省份有湖南省、吉林省，数量也明显少于东部地区；国家中医药管理局中医药重点学科数指标全国排名前五的省份有吉林省、黑龙江省，数量同样与东部地区存在较大差异；被授予国家名中医称号的人数指标全国排名前五的省份有山西省、安徽省、江西省、河南省，并列全国第3名，但从表7可以看出，全国共有17个省（区、市）并列第三，因此中部地区优势并不明显；中医药优势特色教育培训基地数指标全国排名前五的省份仅有湖北省，数量与东部地区差距比较明显；河南省、湖南省为中部地区中医住院医师规范化培训基地数指标全国排名前五的省，两个省全国并列第三。吉林省中医

药教育评价得分排名变化较为明显，主要受中医住院医师规范化培训基地存量和增量不足的影响，建议吉林省稳步开展中医住院医师规范化培训基地的评估和建设工作。湖南省中医药教育评价得分排名比较稳定，2019~2021年均排名第5。

表12　2021年中部地区各省份各指标得分及排名情况

单位：分

省份	每万人口中医研究生数		每万人口中医本科生数		国家中医药管理局中医药重点学科数		被授予国家名中医称号的人数		中医药优势特色教育培训基地数		中医住院医师规范化培训基地数	
	得分	排名	得分	排名	得分	排名	得分	排名	得分	排名	得分	排名
山　西	64.10	22	73.72	23	66.86	19	77.14	3	65.00	15	65.33	24
吉　林	72.05	5	85.05	5	74.86	4	71.43	20	65.00	15	65.33	24
黑龙江	73.59	4	76.60	17	74.86	4	65.71	27	65.00	15	70.67	19
安　徽	63.85	26	77.90	15	69.14	17	77.14	3	70.00	8	70.67	19
江　西	66.15	15	80.99	8	68.00	18	77.14	3	65.00	15	78.67	12
河　南	63.46	28	79.28	13	71.43	14	77.14	3	65.00	15	86.67	3
湖　北	64.62	20	76.95	16	71.43	14	71.43	20	75.00	3	81.33	10
湖　南	66.28	14	89.40	2	73.71	10	71.43	20	70.00	8	86.67	3

西部地区各省（区、市）各指标得分及排名情况如表13所示。我国西部地区包括内蒙古自治区、广西壮族自治区、重庆市、四川省、贵州省、云南省、西藏自治区、陕西省、甘肃省、青海省、宁夏回族自治区、新疆维吾尔自治区。在每万人口中医研究生数、每万人口中医本科生数、国家中医药管理局中医药重点学科数、中医药优势特色教育培训基地数4个指标上，西部地区均无进入全国前5名的省（区、市），但相应指标全国排名后5位的省（区、市）多来自西部地区。在被授予国家名中医称号的人数指标上，新疆维吾尔自治区全国排名第2，另有重庆市、四川省、贵州省、西藏自治区、甘肃省、青海省、宁夏回族自治区全国排名并列第3，并无明显优势。中医住院医师规范化培训基地数全国排名前五的有广西壮族自治区、四川

省，排名后五的有宁夏回族自治区、青海省、西藏自治区3个省（区）。可见，近年来西部地区部分省（区、市）重视中医住院医师规范化培训基地的建设工作。除此之外，多数西部地区省（区、市）在中医药教育水平上相对落后。民族医药是我国中医药事业的重要组成部分，西部地区应当抓住特殊的地理优势与少数民族扶持政策的机遇，着力发掘中医药与民族医药领军人才，培养高等中医药人才，并为中医药与民族医药人才搭建实践平台。

表13　2021年西部地区各省（区、市）各指标得分及排名情况

单位：分

省（区、市）	每万人口中医研究生数		每万人口中医本科生数		国家中医药管理局中医药重点学科数		被授予国家名中医称号的人数		中医药优势特色教育培训基地数		中医住院医师规范化培训基地数	
	得分	排名	得分	排名	得分	排名	得分	排名	得分	排名	得分	排名
内蒙古	63.97	24	68.62	27	63.43	26	65.71	27	65.00	15	76.00	14
广　西	65.64	17	79.51	12	66.86	19	71.43	20	70.00	8	86.67	3
重　庆	60.90	30	63.41	31	63.43	26	77.14	3	65.00	15	68.00	23
四　川	66.67	13	80.40	10	72.57	12	77.14	3	70.00	8	86.67	3
贵　州	65.26	18	81.46	7	65.71	22	77.14	3	65.00	15	73.33	16
云　南	64.10	21	74.01	22	65.71	22	71.43	20	65.00	15	78.67	12
西　藏	65.00	19	78.84	14	62.29	29	77.14	3	65.00	15	62.67	29
陕　西	67.18	11	80.96	9	71.43	14	71.43	20	70.00	8	70.67	19
甘　肃	67.69	10	79.60	11	65.71	22	77.14	3	65.00	15	65.33	24
青　海	63.97	25	71.04	26	63.43	26	77.14	3	60.00	28	62.67	29
宁　夏	63.59	27	65.95	29	64.57	25	77.14	3	60.00	28	62.67	29
新　疆	64.10	23	65.53	30	62.29	29	88.57	2	70.00	8	73.33	16

2021年我国东部、中部和西部地区各指标得分均值如图9所示。在每万人口中医研究生数上，东部地区优势较为明显，平均得分为73.56分；中部、西部地区每万人口中医研究生数得分相当，中部地区略高于西部地区。

在每万人口中医本科生数上，中部地区平均得分略高于东部地区，西部地区平均得分最低，为 74.11 分。在国家中医药管理局中医药重点学科数上，三个地区差异较为明显，东部地区平均得分最高，为 75.07 分；西部地区平均得分最低，为 65.62 分。在被授予国家名中医称号的人数上，三个地区得分差异并不明显，中部地区稍显落后，平均得分为 73.57 分。在中医药优势特色教育培训基地数上，东部地区优势较为明显，平均得分为 72.73 分；中部、西部地区平均得分差异较小，中部地区略高于西部地区，分别为 67.50 分、65.83 分。在中医住院医师规范化培训基地数上，东部地区各省（市）平均得分仍高于中、西部地区，分别为 79.88 分、75.67 分、72.22 分。可见，中医药教育发展的地区差异仍然存在，东部地区各项评价指标发展相对较好，与西部地区相比，中部地区在部分指标上优势较为明显，中部、西部地区中医药教育水平仍需提高。

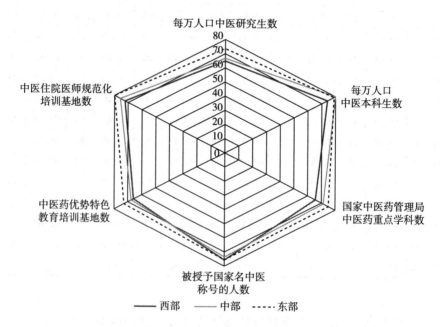

图 9　2021 年东部、中部、西部地区各指标得分均值对比

2. 2021年综合排名前5位的省（市）指标得分情况

2021年综合排名前5位的省（市）各指标得分及排名情况如表14所示。排名前五的省（市）有北京市、广东省、天津市、山东省、湖南省。其中位于东部地区的有北京市、天津市、山东省、广东省，湖南省位于中部地区。就北京市而言，除中医住院医师规范化培训基地数外，其余中医药教育评价指标均排名第一。就天津市而言，其被授予国家名中医称号的人数、中医住院医师规范化培训基地数两个指标排名较为靠后，其他指标排名均较为理想。山东省每万人口中医本科生数与每万人口中医研究生数排名靠后，分别排第19位和第16位；国家中医药管理局中医药重点学科数、被授予国家名中医称号的人数、中医药优势特色教育培训基地数排名位于全国前五，同时中医住院医师规范化培训基地数居全国第2名。湖南省中医药教育各项指标发展相对较为均衡，不存在极端落后的指标。由于广东省人口基数大，每万人口中医本科生数排名靠后，其余指标基本处于全国前列。

表14　2021年综合排名前5位的省（市）各指标得分及排名情况

单位：分

省（区、市）	每万人口中医研究生数		每万人口中医本科生数		国家中医药管理局中医药重点学科数		被授予国家名中医称号的人数		中医药优势特色教育培训基地数		中医住院医师规范化培训基地数	
	得分	排名	得分	排名	得分	排名	得分	排名	得分	排名	得分	排名
北京	100.00	1	100.00	1	100.00	1	100.00	1	100.00	1	76.00	14
广东	68.08	9	71.77	25	74.86	4	77.14	3	75.00	3	100.00	1
天津	96.28	2	86.52	4	74.86	4	65.71	27	70.00	8	65.33	24
山东	65.90	16	74.98	19	76.00	2	77.14	3	75.00	3	92.00	2
湖南	66.28	14	89.40	2	73.71	10	71.43	20	70.00	8	86.67	3

2021年综合排名前5位的省（市）各指标得分均值如图10所示。可见，综合排名前5位的省（市）在每万人口中医本科生数上具有较明显的优势，平均

得分为84.53分；其次，中医住院医师规范化培训基地数平均得分为84.00分。而每万人口中医研究生数、中医药优势特色教育培训基地数和国家中医药管理局中医药重点学科数这3个指标得分均值不高，与全国其他省（区、市）相比优势不够明显。

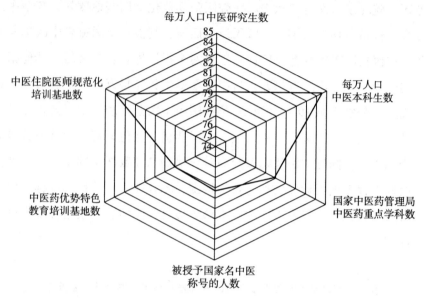

图10 2021年综合排名前5位的省（市）各指标得分均值

3.2021年综合排名后5位的省（区、市）指标得分情况

2021年综合排名后5位的省（区、市）各指标得分及排名情况如表15所示。综合排名后5位的省（区、市）分别为内蒙古自治区、青海省、重庆市、宁夏回族自治区和海南省，其中海南省位于东部地区，内蒙古自治区、青海省、宁夏回族自治区和重庆市均位于西部地区。

青海省、重庆市、宁夏回族自治区被授予国家名中医称号的人数的得分均排在第3位，其他各项指标全国排名较靠后。重庆市在中医住院医师规范化培训基地数上处于全国下游，排在第23位。海南省综合得分在31个省（区、市）中排在末位。相关数据显示，海南医学院自2009年开设中医学专业（养生保健方向）以来，已开始着力培养中医学研究生，但仍需为中医药高等教育及中医药学科建设提供坚实的物质基础和政策支持。青海省除被授予国家名中医称号的人数得分进入全国前五外，其余指标得分均处于下游水平，甚至部分指标居全国后 5 位。宁夏回族自治区除被授予国家名中医称号的人数排名进入全国前五外，其他指标得分排名也均处于全国下游水平。综合排名进入全国后 5 位的省（区、市）应着重对排名后 5 位的指标进行改善，例如加大财政投入力度、着力建设和申报中医药优势特色教育培训基地等。

表 15　2021 年综合排名后 5 位的省（区、市）各指标得分及排名情况

单位：分

省（区、市）	每万人口中医研究生数		每万人口中医本科生数		国家中医药管理局中医药重点学科数		被授予国家名中医称号的人数		中医药优势特色教育培训基地数		中医住院医师规范化培训基地数	
	得分	排名	得分	排名	得分	排名	得分	排名	得分	排名	得分	排名
内蒙古	63.97	24	68.62	27	63.43	26	65.71	27	65.00	15	76.00	14
青　海	63.97	24	71.04	26	63.43	26	77.14	3	60.00	28	62.27	29
重　庆	60.90	30	63.41	31	63.43	26	77.14	3	65.00	15	68.00	23
宁　夏	63.59	27	65.95	29	64.57	25	77.14	3	60.00	28	62.27	29
海　南	60.00	31	66.00	28	61.14	31	71.43	20	60.00	28	65.33	24

2021 年综合排名后 5 位的省（区、市）各指标得分均值如图 11 所示。可见，与其他指标相比，综合排名后 5 位的省（区、市）在被授予国家名中医称号的人数上有明显优势，得分为 73.71 分；其次，中医住院医师规范化培训基地数得分相对另外 4 个指标较高，为 66.93 分。每万人口中医研究生数、每万人口中医本科生数和中医药优势特色教育培训基地数、国家中医药管理局中医药重点学科数 4 个指标得分相对较低，说明与全国其他省（区、市）相比优势不够明显。

4. 2021年国家中医药综合改革示范区和非示范区中医药教育评价结果

2019 年 10 月发布的《中共中央　国务院关于促进中医药传承创新发展

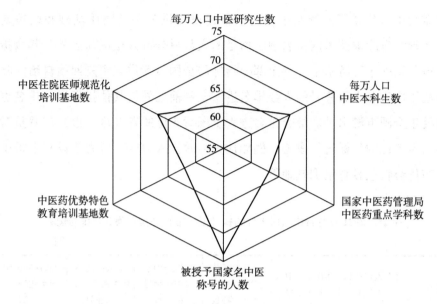

图 11 2021 年综合排名后 5 位的省（区、市）各指标得分均值

的意见》提出，围绕以较低费用取得较大健康收益的目标，规划建设一批国家中医药综合改革示范区，鼓励示范区在服务模式、产业发展、质量监管等方面先行先试。2021 年 2 月，国务院办公厅发布的《关于加快中医药特色发展的若干政策措施》明确部署了"建设国家中医药综合改革示范区"的重点任务。获准建设国家中医药综合改革示范区的省（市）各指标得分情况如表 16 所示。2021 年全国共 7 个省（市）获批建设国家中医药综合改革示范区，分别为上海市、浙江省、江西省、山东省、湖南省、四川省、广东省。7 个省（市）在中医药教育各项指标的发展上并不均衡，各指标得分存在差异。以每万人口中医研究生数为例，在 7 个首批获准建设国家中医药综合改革示范区的省（市）中，排名最靠前的是上海市，排名第三，得分为 82.44 分；排名最靠后的是山东省，得分为 65.90 分。上海市和山东省地理位置接近，但部分指标得分差异明显，说明中医药教育资源配置在行政区划上存在明显的差距。同时，不同省（市）的定位和人才培养侧重点有所不同。

表16 2021年首批获准建设国家中医药综合改革示范区的
省（市）各指标得分情况

单位：分

省（市）	每万人口中医研究生数		每万人口中医本科生数		国家中医药管理局中医药重点学科数		被授予国家名中医称号的人数		中医药优势特色教育培训基地数		中医住院医师规范化培训基地数	
	得分	排名	得分	排名	得分	排名	得分	排名	得分	排名	得分	排名
上海	82.44	3	73.27	24	74.86	4	77.14	3	75.00	3	70.67	19
浙江	66.79	12	75.25	18	72.57	12	77.14	3	65.00	15	81.33	10
江西	66.15	15	80.99	8	68.00	18	77.14	3	65.00	15	78.67	12
山东	65.90	16	74.98	19	76.00	2	77.14	3	75.00	3	92.00	2
湖南	66.28	14	89.40	2	73.71	10	71.43	20	70.00	8	86.67	3
四川	66.67	13	80.40	10	72.57	12	77.14	3	70.00	8	86.67	3
广东	68.08	9	71.77	25	74.86	4	77.14	3	75.00	3	100.00	1

上海市每万人口中医本科生数指标得分处于全国第24位，国家中医药管理局中医药重点学科数指标得分处于全国第4位。中医住院医师规范化培训基地数指标得分处于全国中下游水平，居第19位。说明首批获准建设国家中医药综合改革示范区的省（市）在部分指标上处于全国前列，但是依旧存在短板和弱项，需要进行针对性的强化和提高，以发挥"国家中医药综合改革示范区"的带头示范作用。

首批获准建设国家中医药综合改革示范区和未获准建设国家中医药综合改革示范区的省（区、市）各指标得分均值如图12所示。由图12可知，在各项指标上，首批获准建设国家中医药综合改革示范区的省（市）平均得分均高于未获准建设国家中医药综合改革示范区的省（区、市）。在每万人口中医研究生数、每万人口中医本科生数和被授予国家名中医称号的人数这3个指标上，首批获准建设国家中医药综合改革示范区和未获准建设国家中医药综合改革示范区的省（区、市）平均得分差别较小。

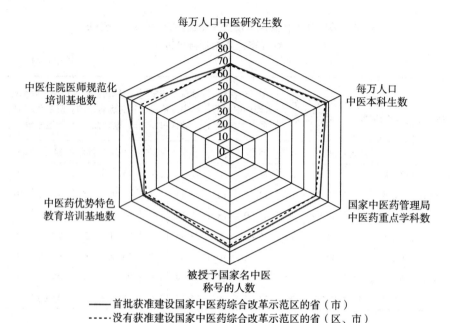

图12　2021年首批获准建设国家中医药综合改革示范区和未获准建设国家
中医药综合改革示范区的省（区、市）各指标得分均值

四　小结

　　2021年相比2020年，全国大部分省（区、市）中医药教育评价得分稳中有变。全国每万人口中医本科生数和每万人口中医研究生数有所增长，国家中医药管理局中医药重点学科数也有所增加。其中被授予国家名中医称号的人数、中医药优势特色教育培训基地数和中医住院医师规范化培训基地数由于没有开展新一轮的评定，因此没有发生变化，同之前数据保持一致。在中医药教育评价综合得分上，北京市（96.11分）、广东省（77.51分）、天津市（77.20分）、山东省（76.61分）、湖南省（76.48分）排在前5位。海南省（63.87分）、宁夏回族自治区（65.50分）、重庆市（66.00分）、青海省（66.32分）、内蒙古自治区（67.11分）排在后5位。北京市（1.75分）、黑龙江省（1.73分）、江苏省（1.55分）、浙江省（1.51分）、四川省（1.07

分）中医药教育评价得分增长幅度较大；重庆市（-3.04 分）、贵州省（-2.70 分）、海南省（-2.38 分）、云南省（-2.17 分）和江西省（-2.16 分）中医药教育评价总得分下降幅度较大。广东省中医药教育评价得分变化幅度最小，仅为 0.01 分。湖南省的得分情况也较为稳定，仅比上年增长 0.24 分。

北京市的中医药教育综合得分排名第一，在各项指标中，除中医住院医师规范化培训基地数得分排在全国第 14 位以外，其余各项指标得分均处于全国第一，并且较大幅度地高于其他省（区、市）。其中需要注意的是，在国家中医药管理局中医药重点学科数指标上，北京市的重点学科数量是海南省的35 倍，两地差距较大，并且北京市的中医药优势特色教育基地数远超其他省（区、市），说明在中医药人才培养的硬件条件方面，最优质的资源依旧集中在北京市，北京市在中医药教育资源方面具有明显的优势。广东省除每万人口中医研究生数、每万人口中医本科生数的得分分别排第 9 位和第 25 位外，其余指标排名均居全国前五名，在全国处于显著的优势地位，因此近年来在建设"中医药强省"目标的引导下，广东省中医药教育正呈现蓬勃发展态势。广东省中医住院医师规范化培训基地数得分排在全国第 1 位，这说明在中医住院医师规范化培训基地建设方面，最优质的资源集中在广东省。中医药综合优势最强的北京市，其中医住院医师规范化培训基地仅有 6 个。北京中医药大学每年向社会输出大量中医药人才，需要相应数量和质量的中医住院医师规范化培训基地，因此，北京市中医住院医师规范化培训基地仍有进一步建设的空间。在中医本科生人数和中医研究生人数方面，不同省（区、市）的侧重点有所不同，在研究生培养方面，北京市、上海市和天津市拥有更多的配套资源。而其他省（区、市）更加偏重中医药本科生教育。每万人口中医本科生数得分平均值为 77.32 分，全国有 15 个省（区、市）高于平均水平，这说明在中医本科生的培养方面，各个省（区、市）的发展较为均衡；每万人口中医研究生数得分超过平均分的省（区、市）主要集中在东部地区。北京市的每万人口中医本科生数得分和每万人口中医研究生数得分均排在第一位，说明其中医药人才培养能力最强。吉林省中医药教育评价得分排名变化较为明显，主要受中医住院医师规范化培训基地存量和增量不足的影响，建议吉林省稳步开展中医住院医师规范化培训基地的评估和建设工作。湖南省中医药教育评价得分排名比较稳定，2019~2021 年均排名第 5。各省（区、市）的中医药教育发展还存在一定程度的不协调、不一致。因此，各省（区、市）在发展中医药教育特别是人才培养的过程中，要立足本省实际，明确定位，从多个维度入手，软硬兼施，全方位提高自身的中医药教育水平。需要强调的是，随着人口老龄化趋势的加剧，各地要充分发挥中医药的天然优势，将优质的中医药教育资源下沉到基层地区，积极开展治未病和疫病防治，提高健康公平性。在原有中医药政策的基础上，出台更加具有针对性的政策，强优势、补短板，全方位提高本省的中医药教育水平。

从我国区域对比的角度来看，在三大区域中东部地区的平均排名（9.82）最靠前，处于中间水平的是中部地区（15.13），排名靠后的是西部地区（22.25）。可见，中医药教育发展的地区差异仍然存在，东部地区各省（市）各项评价指标发展相对较好，与西部地区相比，中部地区在部分指标上优势较为明显，中部、西部地区中医药教育水平仍需提高。多数位于西部地区的省（区、市）中医药教育水平相对落后。民族医药是我国中医药事业的重要组成部分，西部地区应当抓住特殊的地理优势，充分利用相关扶持政策，着力发掘中医药领域的领军人才，培养高等中医药人才，并为中医药人才搭建实践平台。

首批获准建设国家中医药综合改革示范区的省（区、市）在部分指标上处于全国前列，但是依旧存在短板和弱项，需要进行针对性的强化和提高，以发挥"国家中医药综合改革示范区"的带头示范作用。

整体来看，随着一系列中医药相关政策的实施和落地，中医药教育特别是中医药本科生教育的公平性水平有了明显的提高，但同时部分省（区、市）在部分指标上与排名靠前的省（区、市）相比依旧存在较为明显的差距。不同的省（区、市）常住人口数量差别较大，因此，各省（区、市）中医研究生和中医本科生的规模不尽相同。各省（区、市）在积极推进"中医药强省"计划的同时，要结合自身经济、文化发展特点，因地制宜，提高中医药教育能力，加强中医药人才的个性化培养。

参考文献

［1］ 国家中医药管理局科教司编《周远清同志在 1997 年全国中医药教育座谈会上的讲话》，吉林科学技术出版社，1997。

［2］ 王海燕、郭宏伟：《中医药高等教育发展的成就与经验》，《中医药导报》2018年第 7 期。

［3］ 谷晓红等：《坚持传承创新　促进医教协同——北京中医药大学中医人才培养改革与实践》，《中医教育》2016 年第 3 期。

［4］ 王省良等：《传承　创新　协同　融合——深化中医学人才培养改革的思考与实践》，《中医教育》2018 年第 4 期。

［5］ 武继彪等：《三坚守、四融合：个性化中医药人才培养模式的构建与实践》，《中医教育》2018 年第 1 期。

［6］ 于丁坤：《中央国医馆与近代中医教育》，《成都中医药大学学报》（教育科学版）2018 年第 3 期。

［7］ 郭宏伟：《中医药高等教育教学规律研究》，《中医教育》2017 年第 2 期。

［8］ 余曙光等：《中医药高等教育的坚守与变革》，《成都中医药大学学报》（教育科学版）2019 年第 4 期。

［9］ 王伶改：《中医人才培养文献研究结果分析与思考》，《光明中医》2021 年第12 期。

［10］ 朱春雪等：《双维度下我国中医药教育政策现状与优化研究》，《卫生软科学》2022 年第 7 期。

［11］ 王亚飞等：《政策工具视角下我国中医药教育政策文本量化分析》，《中医教育》2023 年第 2 期。

［12］ 蒋继彪等：《高等中医药教育国际化评价指标体系构建研究》，《中医教育》2023 年第 4 期。

［13］ 薛哲等：《新冠肺炎疫情引发的中医药教育冷思考》，《中国中医药现代远程教育》2023 年第 7 期。

［14］ 郭光昕等：《对高等中医药教育体制改革与建设的思考》，《中医药管理杂志》2022 年第 17 期。

［15］ 王佩等：《中医药人才队伍建设的基本矛盾与纾解路径》，《就业与保障》2023 年第 5 期。

B.4
中国中医药科技评价报告

潘华峰　周尚成　张建华　高婧*

摘　要：　本报告从投入和产出视角选择"每万人口中医药课题立项总经费""中医药学术论文发表数""中医药专利授予数""中医药课题立项数"4个指标，采用德尔菲法确定各级指标的权重，得到31个省（区、市）的中医药科技评价得分和排名，并对2018~2021年的得分进行比较，深入分析中医药科技水平的区域差异和受政策影响的年度变化趋势，并对2019~2021年一些省（区、市）的国家中医药科技项目建设情况进行了汇总分析与阐述。2018~2021年，北京市中医药科技评价4个指标的得分和综合得分均保持稳定的领先优势，2021年中医药科技评价综合得分排名前五的省（市）还包括广东省、四川省、山东省和上海市。2021年，在全国中医药科技评价综合得分排名前十的省（区、市）中，有6个位于东部地区，分别是北京市、上海市、江苏省、浙江省、山东省和广东省，2个位于中部地区，分别是河南省和湖南省，2个位于西部地区，分别是四川省和陕西省。东部地区的中医药科技评价综合得分高于中部地区和西部地区，东部地区保持了与2020年相

---

* 潘华峰，中医内科学博士，广州中医药大学副校长，教授，博士生导师，享受国务院政府特殊津贴专家，主要研究方向为中医药文化传播与研究、卫生事业管理、中医药防治消化系统重大疾病的理论与应用；周尚成，管理学博士，教授，博士生导师，主要研究方向为中医药管理、卫生管理与医疗保障；张建华，广东省人大常委会委员、教科文卫委员会副主任，广州中医药大学原党委书记，博士生导师，主要研究方向为卫生事业管理、高等院校党建与思想政治建设教育、中医药文化自信与传承发展等；高婧，广州中医药大学公共卫生与管理学院在读博士研究生，广州中医药大学护理学院副教授，主要研究方向为中医药管理、老年护理。

同的领先优势。与 2020 年区域得分进行对比发现，除东部地区综合得分较 2020 年有所下降外，西部和中部地区综合得分较 2020 年均有一定提升。2021 年，排名前十的省（区、市）中有 8 个提出建设"中医药强省"目标。提出建设"中医药强省"目标的 20 个省（区、市）中医药科技评价 4 个指标的平均排名和综合得分的平均排名均领先于未提出建设"中医药强省"目标的省（区、市）。中医药科技创新有助于推动中医药事业发展、科技兴国战略实施。本报告认为基于国家、各省（区、市）"十四五"中医药规划及相关利好政策，在北京市、广东省、四川省等中医药科技领先省市的带动下，我国中医药科技创新事业发展将迎来新的高峰。

关键词： 中医药　科技创新　省域比较

一　概述

（一）中医药科技创新的背景及概念

1. 中医药科技创新的背景

中医药是中国古代科学的瑰宝，是中华民族的伟大创造。它不仅为中华民族繁衍生息作出了巨大贡献，而且对世界文明进步产生了积极影响。党中央、国务院始终高度重视中医药发展，将"传承创新发展中医药"作为新时代中国特色社会主义事业的重要内容。习近平总书记针对中医药工作作出了一系列重要论述，指出要发挥中医药的重要作用，着力推动中医药振兴发展。中医药的传承创新发展对中医药原创优势的发挥、中国生命科学创新的突破和增强国家文化及民族自信、推动构建人类命运共同体均具有重要的意义。党的二十大报告明确提出，教育、科技、人才是全面建设社会主义现代化国家的基础性、战略性支撑。健全新型举国体制，加强基础研究，推进关键核心技术攻关和自主创新，完善科技创新体系，加快实现高水平科技自立自强。中医药科技创新是国家科技创新体系的重要组成部分。

2. 中医药科技创新的概念

中医药科技创新指在中医药理论、药物研发、诊断技术、治疗方法等方面运用现代科技手段和思维，结合传统中医药学理论和实践经验，进行中医药知识、技术、产品的研发和创新的过程，包括中医药理论解释、中药研发和规模化生产、中医诊断与治疗技术、中药安全评价与质量控制等多个方面。

相较于其他学科的科技创新，中医药科技创新有其独特性，主要体现在以下三个方面。第一，中医药科技创新要坚持继承传统与创新发展相结合。中医药是我国优秀传统文化，对其进行科技创新不能忽视传统中医药理论和经验，不能盲目追求西方现代医学体系的认可，而是要借助现代科技手段，结合时代背景，立足中医药的复杂性和多样性，在继承传统与创新发展相结合的过程中，发掘中医药文化的独特优势，实现中医药学科的多维发展。第二，中医药科技创新重视多学科融合与综合应用，中医药科技创新涉及多个学科领域的知识和技术，如医学、生物学、化学、药学、信息技术等，通过学科间的融合和综合应用，推动中医药研究和创新发展。第三，中医药科技创新强调整体观念与个体化研究，这一特点是由我国中医整体观念和辨证论治的特点演化而来的，它关注人体内部的相互联系和相互作用，强调以人为中心的健康观念，倡导个体化的中医药治疗方案和健康管理策略。

（二）我国中医药科技创新相关政策沿革

中医药是我国一个具备国际科技竞争优势的潜在领域，其发展潜力巨大。在世界局势动荡的情形下，对待中医药需要开发与保护并举、长线与短线布局并施，以发展中医药科技与产业为着力点，抢占先机发展好医药产业。2022年9月，科技部与国家中医药管理局发布《"十四五"中医药科技创新专项规划》，指出国家将持续加强中医药科技支撑平台建设，推动中医药原创理论系统化诠释与创新，加强中医药关键技术装备研发，为中医药高质量发展提供强大的支撑。2022年，省级层面的中医药发展"十四五"规划陆续出台，要求加快推进现代化中医药科技中心和平台建设，加强中医药特色人才队伍建设，推进中医药传承保护与科技创新，并从多个角度阐释了中医药科技创新的最新政策推进机制。各地中医药发展"十四五"规划中与中医药科技创新相关的论述见表1。

表1　各地中医药发展"十四五"规划中与中医药科技创新相关的论述

地区	政策文件名称	中医药科技创新相关论述
北京	《北京中医药发展"十四五"规划》	构建高标准中医药科技创新新格局：搭建中医药科技创新平台、完善中医药科技创新机制、促进中医药科技成果转化。
天津	《天津市中医药事业发展"十四五"规划》	系统布局中医药科技平台。加强天津市中医药循证医学中心建设，全面提升中医药循证医学水平，构建"产学研医用"协同创新模式。 加强中医药应急科技平台建设，开展传染病致病机制和中医药抗疫有效经验挖掘等关键技术研究，加快推进研究成果转化应用。
河北	《河北省中医药发展"十四五"规划》	持续推动中医药传承创新。从加强传统知识保护、强化学术经验继承、搭建科技创新平台、完善科技创新机制四个方面推进中医药传承创新发展。
内蒙古	《内蒙古自治区"十四五"中医药（蒙医药）规划》	鼓励运用现代科学技术和传统中医药（蒙医药）研究方法，开展中医药（蒙医药）防治重大疑难疾病和传染病等临床研究。 推进中医药（蒙医药）循证医学研究，选择2~3个中医药（蒙医药）优势病种，系统开展临床评价、疗效机制、辨证论治研究。
辽宁	《辽宁省"十四五"中医药发展规划》	加快推进现代化中医药科技中心和平台建设。 加强中医药标准体系规范制定和应用。 加强"数字中医"建设。加强医院信息化建设，鼓励创新发展智慧医疗、互联网医院。

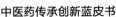

地区	政策文件名称	中医药科技创新相关论述
吉林	《吉林省中医药发展"十四五"规划》	推进中医药科技创新与联合攻关,基于经典名方、名老中医经验方、院内制剂等开展中药新药研发;完善中医药科技平台建设,积极培育国家中医药重点实验室和中医药传承创新中心;促进中医药科技成果转化。
黑龙江	《黑龙江省中医药发展"十四五"规划》	加强中医药科技平台建设,开展重大疑难疾病及中医优势病种中医药防治研究,以及中药药物与中医药关键技术装备、中药材种植机械化装备与中药相关产品研发。
上海	《上海市中医药发展"十四五"规划》	培育高能级中医药健康产业。强化科技支撑中医药产业发展的能力。加强上海市中医药循证医学研究中心和市级中医医院临床研究中心建设,完成一批有国际影响力的重大临床方案循证研究,促进中药产业特色发展和能级提升。以"东方美谷"等生物医药产业集聚区为依托,建设中医药特色科技产业园,力争成为本市生物医药创新成果首选承载地,加强中医药与大健康产业的跨界融合。
江苏	《江苏省"十四五"中医药发展规划》	持续推进中医药传承创新工程项目建设,全面完成中医药传承创新工程项目建设任务。 努力推动中医药科技振兴行动:推进中医学术流派建设、深化中医药基础研究、系统搭建中医药科技创新平台、加强中医药临床研究和推广、深化中医药科技体制改革。
浙江	《浙江省中医药发展"十四五"规划》	建设中医药强省。推动中医药科技振兴。加强中医药科技资源整合,布局建设省中医疫病研究中心、中医循证医学中心以及一批省级中医临床研究基地和中医临床医学创新中心。建设中医药产品研发、项目管理、成果应用平台和科技成果孵化基地,推动中医药临床诊疗技术推广和科技成果转化。
安徽	《安徽省"十四五"中医药发展规划》	打造中医药医疗、保健、科技、教育、产业、文化"六位一体"高质量发展的中医药强省。建设高水平中医药科技平台。整合现有优质科技创新资源,建设多学科综合性中医药科技创新平台。支持省中医药科学院实体化建设。支持中医医院与企业、科技机构、高等院校等加强协作、共享资源,促进成果转化。
福建	《福建省"十四五"中医药健康发展规划》	加强中医药科学研究。探索科学有效的中医药科技政策。开展省级中西医结合科学研究,加强中西医结合临床和基础学科(专科)建设。加大省级科技计划对中医药具备特色优势领域的重大疑难疾病、传染性疾病、慢性病等诊疗技术、中药新药及健康产品的研究支持力度。基于古代经典名方、名老中医经验方、院内制剂等开展中药新药研发。加强中医药科学院、中医临床研究基地、中医药重点研究室、实验室建设。

续表

地区	政策文件名称	中医药科技创新相关论述
江西	《江西省"十四五"中医药发展规划》	建设高水平中医药科技创新平台。加强国家科技创新平台建设,积极创建国家中药先进制造与现代中药产业创新中心和国家中药资源与制造技术创新中心,加快推动中医药领域省级实验室建设。 推动中医药科技创新重点突破。 推动中医药科技成果转化落地。组建中医药产业科技创新联合体。 改革中医药评价激励机制。建立科技主管部门和中医药主管部门协调联动的中医药科技管理机制,完善符合中医药科研特色的组织、验收、评价与考核体系,加快建立"科技+中医药"联合立项模式,省科技成果奖励申报评审中单独设立中医药组。
山东	《山东省中医药发展"十四五"规划》	要着力取得一批中医药突破性的科技创新成果,围绕高水平科技平台建设,发挥政策集成先发优势,协同推进中医药科技创新和发展模式创新,加快打造中医药科研高地。 构建"政产学研用"五位一体的管理体制。建设高水平中医药科研平台。强化中医药协同创新。完善科技成果转化机制。
河南	《河南省"十四五"中医药发展规划》	中医药科研创新取得新突破。实施一批中医药领域科技创新项目,突破一批关键核心技术,建成一批中医药领域省级创新平台,争取建设国家级创新平台。 积极应用人工智能、大数据、互联网、5G、区块链、物联网等新兴信息技术,推进中医药学术传承及科技创新。 建设高水平科技创新体系。(1)推进中医药科研和创新平台建设。(2)建立中医药科技评价和管理体系。(3)挖掘传承中医药精髓。
湖北	《湖北省"十四五"中医药发展规划》	加强重点领域攻关,建设高层次科技平台,促进科技成果转化:鼓励相关机构建立专业化技术转移机构,赋予科技单位和科技人员更大自主权;围绕优势病种,争创中医类国家临床医学研究中心及其协同新网络。
湖南	《湖南"十四五"中医药规划》	深化中医药传承创新体制机制改革,发挥省级科技机构在中医药创新发展中的引领作用,加快中医药科技创新平台建设,加强中医药创新性研究。
广东	《广东省中医药发展"十四五"规划》	建设中医药科技创新平台,提升中医药科技创新能力,支持中药新药研发推广,促进中药新药研发和产业发展。 加大投入保障力度,统筹安排中医药事业发展经费并加大支持力度。

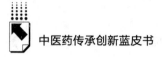
续表

地区	政策文件名称	中医药科技创新相关论述
广西	《广西中医药壮瑶医药发展"十四五"规划》	构建广西中医药壮瑶医药科技创新平台。完善多学科交叉融合的中医药壮瑶医药科技创新平台和协同创新网络。 开展中医药壮瑶医药科学研究。支持开展中医药壮瑶医药基础理论、临床评价、循证评价和疗效机制等研究。 促进科技成果转化。健全赋予中医药科技机构和人员更大自主权的管理制度,建立知识产权和科技成果转化权益保障机制。
海南	《海南省中医药发展"十四五"规划》	搭建中医药科技发展平台,加大对临床型科技项目的支持力度,鼓励省内医疗科技机构与国外机构合作,加快推进中药现代化发展。
重庆	《重庆市中医药发展"十四五"规划》	加强重点领域和关键核心技术攻关;强化中医药科技平台建设;促进科技成果转化,鼓励建设中医药健康产品研发和产业化成果转化创新平台;完善中医药科技创新评价体系和管理制度,建立专业化技术转移机构,赋予科技机构和科技人员更大自主权;继续实施科卫联合中医药科技项目;支持中医药创新团队建设,鼓励多学科交叉融合研究;引导中医药创新团队围绕重点研究方向开展研究。
四川	《四川省"十四五"中医药高质量发展规划》	加大中医药科技支持力度;完善中医药科技管理制度,推进中医药科技评价体系建设;推进职务科技成果权属混合所有制改革,激发科技人员创新创造活力;加强中医药知识产权全链条保护,推进中医药海外知识产权布局、预警分析和维权援助;加强中医药科技平台建设;支持成都中医药大学争创国家大学科技园,促进中医药领域创新创业;提升中医药科技创新能力。
贵州	《贵州省"十四五"中医药发展规划》	加强中医药科学研究和技术创新。遴选建设一批具有中医药、民族药特色与优势、在贵州省居领先地位的临床学科。运用现代科学技术赋能苗族医药、布依族医药、侗族医药等;推动政产学研多元主体协同创新;加强中医药科技平台与体系建设。建设多学科融合的中医药科技平台,力争在疾病防治、重大新药创制、重大关键技术装备研发等方面取得重大突破,建设一批省级重点学科。加快中医药科技创新成果转化。
云南	《云南省"十四五"中医药发展规划》	不断促进中医药传承创新,加强重点领域攻关。深化滇南医学理论、云南特有民族医药理论、云南道地中药材作用机理等研究。建设传承创新平台。争取国家支持在云南省布局建设中医药传承创新中心、中医药重点实验室和中医临床医学研究中心。推动省中医中药研究院提升科技创新能力,促进科技成果转化。

地区	政策文件名称	中医药科技创新相关论述
陕西	《陕西省"十四五"中医药发展规划》	构建中医药科技创新体系。依托国家中医药传承创新中心,带动完善中医药科技规划和管理联动机制,辐射建设一批国家重点实验室、重点学科等科创载体,培育一批高素质团队。提升中医药创新研究能力。支持科研院所开展中药材优良品种繁育、道地药材品质与评价、中药材有效性与安全性评估研究。 加快中医药科技成果转化。积极融入创新驱动平台,建立中医药科技成果转移转化基地和孵化中心,支持中医药类科技机构、高等院校、中药制造企业研发部门入驻,加快关键核心技术突破和科技成果转化。
甘肃	《甘肃省"十四五"卫生健康事业发展规划》	实施促进中医药传承创新工程,推进国家中医药传承创新中心、中医疫病防治基地、中西医协同"旗舰"医院、中医特色重点医院、名医堂等工程建设,提升中医医院应急和救治能力。推动中医药产业发展。建立完善省、市、县中医药产业发展统筹协调机制,落实省委、省政府《关于促进中医药传承创新发展的若干措施》,推进中医药产业发展专项行动计划,办好中国(甘肃)中医药产业博览会。加快建设国家中医药产业发展综合试验区。
青海	《青海省"十四五"中藏医药发展规划》	加强中藏医药基础研究。依托国家和省级各类科技计划,开展中藏医药防治重大疾病和新发突发传染病等理论与临床研究,加强中藏医药临床疗效评价和标准化建设,制定和推广一批相关标准,提升青海藏医药标准化水平。开展中藏医药科技创新平台建设。推进中藏医药传承研究。加强中藏医药古籍抢救保护、整理研究、编辑出版以及古籍数字化、古籍普及推广、古籍人才培养等工作,推进中藏医药古籍专业数据库开发与利用,积极开展古籍文本结构化、知识体系化、利用智能化的研究和实践,建立中藏医药古籍保护中心。
宁夏	《宁夏回族自治区"十四五"中医药发展规划》	加大中医药科技创新支持力度,争取中医药科技创新研究项目单独立项,开展中医药防治重大、难治疾病和新发突发传染病研究。争取建设国家中医药传承创新中心,引领全区中医药传承创新发展,提升中医药临床和科技能力。开展古代经典名方、名老中医经验方、院内制剂等新药研发,探索临床有效中药方剂配伍理论研究。支持中医医院与企业、科技机构、高等院校等协同创新、资源共享,促进优秀科技成果转化应用。

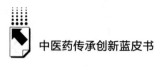

续表

地区	政策文件名称	中医药科技创新相关论述
新疆生产建设兵团	《新疆生产建设兵团"十四五"中医药发展规划》	推进中医药传承保护与科技创新。加强中医药传承保护。加强对名老中医学术经验、老药工传统技艺等的活态传承应用。推进中医药科技创新转化。在兵团科技计划中加大对中医药研究的支持力度,支持中医药科技项目和中医药科技成果转化应用项目。支持中医药防治重大、难治、罕见疾病和新发突发传染病等诊疗规律与临床研究。支持经典名方、医疗机构中药制剂、地产中药的新药创制和二次开发研究。

（三）各省（区、市）国家中医药科技创新平台项目建设情况分析

近年来国家对中医药科技创新的支持力度不断加大。根据《"十四五"中医药科技创新专项规划》,国家将持续加强中医药科技支撑平台建设,以引领和支持中医药高质量发展。国家中医药科技创新平台项目的建设目标是建立一批核心研发平台,开展中医药科技研究、转化和创新,集聚优势资源,促进协同创新,提升中医药科技水平和竞争力。通过推进项目,加快中医药科技创新步伐,推动中医药事业迈向高质量发展。"十三五"期间,国家中医药管理局与科技部、国家卫健委等多个部门共同在中医药领域开展了一系列重要平台项目建设。此外,国家中医药管理局还与国家发展改革委合作,在全国范围内建设了40个国家中医临床研究基地,并设立了175个国家中医药管理局重点研究室。同时,国家中医药管理局致力于加强中医药科技人才队伍建设,目前已有7位专家当选为中国工程院院士,1位当选为中国科学院院士。创立了15个国家中医药多学科交叉创新团队和20个国家中医药传承创新团队,并遴选了149名战略型领军人才岐黄学者以及100名青年岐黄学者,为中医药事业的发展注入了源源不断的科技力量。

2019~2021年国家中医药科技创新平台项目建设情况如表2所示。

表 2 2019～2021 年国家中医药科技创新平台项目建设情况

项目名称	省(区、市)	项目内容与立项单位
中医药领域国家重点实验室	北 京	中医药研究与评价重点实验室(北京中医药大学)、中医药研究与评价重点实验室(中国中医科学院)、中药临床研究与评价重点实验室(中国中医科学院西苑医院)
	天 津	中医药循证评价重点实验室(天津中医药大学)、省部共建组分中药国家重点实验室(天津中医药大学)
	内蒙古	中药(蒙药)质量控制重点实验室(内蒙古民族大学)
	黑龙江	中药质量研究与评价重点实验室(黑龙江省药品检验研究中心)
	安 徽	中药质量研究与评价重点实验室(安徽省食品药品检验研究院)
	山 东	海洋中药质量研究与评价重点实验室(青岛市食品药品检验研究院)
	河 南	中药安全研究与评价重点实验室(河南中医药大学)
	广 东	省部共建中医湿证国家重点实验室(广州中医药大学)、中药质量研究与评价重点实验室(深圳市药品检验研究院)
	广 西	中药材质量监测与评价重点实验室(广西壮族自治区食品药品检验所)
	西 藏	中药(藏药)质量控制重点实验室(西藏自治区食品药品检验研究院)
	青 海	中药(藏药)质量控制重点实验室(青海省药品检验检测院)
	新 疆	中药(维药)质量控制重点实验室(新疆维吾尔自治区药品检验研究院)
教育部工程研究中心建设项目	北 京	智慧中医装备(北京中医药大学)
	黑龙江	经典名方有效性评价及产业化开发(黑龙江中医药大学)
	上 海	中医智能康复(上海中医药大学)
国家工程技术研究中心	广 东	国家中成药工程技术研究中心(华润三九医药股份有限公司)、国家中药现代化工程技术研究中心(丽珠医药集团股份有限公司、广州中医药大学)
国家技术创新中心	北 京	京津冀国家技术创新中心
	上 海	长三角国家技术创新中心
	广 东	粤港澳大湾区国家技术创新中心
国家中医类临床医学研究中心	北 京	国家中医心血管疾病临床医学研究中心(中国中医科学院西苑医院)
	天 津	国家中医针灸临床医学研究中心(天津中医药大学第一附属医院)

如表 2 所示，全国 31 个省（区、市）中有 12 个省（区、市）建设有中医药领域国家重点实验室，建设数量排名前三的是北京市、天津市、广东省。北京市有 3 个中医药领域国家重点实验室，分别坐落在北京中医药大学和中国

中医科学院、中国中医科学院西苑医院，天津市有2个中医药领域国家重点实验室，均坐落在天津中医药大学，广东省有2个国家重点实验室，分别坐落在广州中医药大学和深圳市药品检验研究院，其余省（区）的国家重点实验室也主要位于高等教育院校或食品药品检验研究机构，充分响应了党的二十大报告所提出的"坚持科技是第一生产力、人才是第一资源、创新是第一动力，深入实施科教兴国战略、人才强国战略、创新驱动发展战略，开辟发展新领域新赛道，不断塑造发展的新动能新优势"的要求。此外，在教育部工程研究中心建设项目、国家技术创新中心和国家中医类临床医学研究中心3个项目上，北京市、上海市和天津市3个直辖市有较为明显的优势，广东省也拥有2个国家工程技术研究中心和1个国家技术创新中心。国家中医药科技创新平台项目建设地区发展不平衡的原因，可能与不同地方政府对中医药科技领域的重视程度、资金投入、科技人才梯队培养和资源分配存在差异有关。

国家中医药科技研发专项、关键技术装备重大专项和国际大科学计划或"中医药现代化研究"重点专项等国家重点专项科研项目情况体现了各省（区、市）中医药科技创新投入的重点和方向。如表3所示，全国31个省（区、市）中有19个省（区、市）开展了中医药科技创新重点专项研究。其中，北京市、广东省和天津市中医药领域国家重点专项科研项目的立项数排名前三。这表明这3个省（区、市）中医药科技创新实力较强。首先，北京市作为我国的首都和全国科技创新中心，拥有优越的科技环境和资源优势，吸引了大量的科技机构和人才，为中医药现代化研究提供了有利条件。其次，广东省作为中国南方经济发达的地区之一，在科技力量和产业基础方面具备较强实力，能够支持和推动中医药现代化研究的发展。广东省还注重培育创新型人才和搭建科技平台，为中医药现代化研究提供了坚实的支撑。而天津市作为北方沿海城市和重要的经济中心，出台了《天津市促进中医药传承创新发展的实施方案（2020—2022年）》等政策，积极推进科技创新和产业升级，特别注重中医药现代化研究的推动作用。

《国务院办公厅关于印发中医药振兴发展重大工程实施方案的通知》提出，着眼于满足国家战略需求和解决中医药领域的重要科学问题，实施一系列重点的中医药科技创新项目和关键技术装备计划，加强中医药科技创新体系的构建，不断提高自身的传承创新能力，进一步推进中医药现代化进程。目前，大部分省（区、市）公布的中医药发展"十四五"规划已经提及要加强中医药科技创新平台与体系建设，可以预期未来将有更多国家中医药科技创新重点项目和关键技术装备项目立项。

表3　2019~2021年中医药领域国家重点专项科研项目各地立项情况

单位：个

省（区、市）	国家重点专项科研项目	立项数
北　京	民间中医特色诊疗技术筛选评价与推广应用机制研究	15
	冠心病等疾病痰瘀互结病因病机与诊治方案创新研究	
	生脉散类名优中成药为范例的中药作用机制解析创新方法研究	
	基于知识元理论与临床需求深度融合的中医古籍整理及专题文献研究	
	糖尿病足中西医结合防治方案的循证评价及疗效机制研究	
	基于通降理论系列方辨证治疗非糜烂性反流病的疗效优势及机制研究	
	"宣阳解郁，通络止痛"法防治偏头痛的循证评价及机制研究	
	基于中医体质学和主被动相结合的健康状态干预及管理技术研究	
	中药多组学方法创新及新品种选育研究	
	穿戴式五藏功能态势监测设备关键技术研究	
	基于中医诊疗原理的智能化、数字化、集成化医疗设备关键技术研究	
	中医国际标准研制与评价研究	
	基于腧穴配伍分类指导原则的针灸优势病种国际合作研究	
	国际针灸临床实践指南、技术操作规范和服务标准的研制	
	基于筋骨理论的腰椎间盘突出症中医药方案循证评价及机制研究	
天　津	膜性肾病中医药疗效评价及优化临床诊疗指南研究	3
	黄芪等三品种规模化无公害种植及精准扶贫示范研究	
	中医药防治新冠肺炎关键技术及经典名方作用解析研究	
山　西	高品质道地中药材恒山黄芪、潞党参、北柴胡生态种植示范研究	1
吉　林	心脑血管疾病等慢病中医健康状态监测、预警与防控模式的示范研究	2
	高品质道地药材关防风、五味子和细辛规范化种植示范研究	
黑龙江	基于科学假说的中药引经和升降浮沉药性理论研究	2
	高发妇科疾病中西医结合方案的循证评价	
上　海	针对小血管病变采用清热解毒、软坚解痉精准治则的异病同治方法学研究	1
江　苏	中药的分子标识研究以及"中药智慧云"信息平台建设	2
	脊柱退行性疾病小型化智能中医治疗设备关键技术与产品研发	

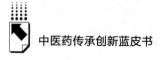

续表

省（区、市）	国家重点专项科研项目	立项数
浙 江	基于"瘀毒郁互结"核心病因病机异病同治方案的创新研究与应用	2
	基于脑心同治理念的益气活血类方治疗脑梗死/心肌梗死的病因病机与诊治方案的创新研究	
福 建	太极拳对2型糖尿病及脑卒中功能康复效果的临床研究	2
	闽产高品质道地中药材灵芝、太子参规范化种植及精准扶贫示范研究	
江 西	藏、蒙、维等民族药资源信息化共享平台构建、品种整理及繁育保护技术研究	1
山 东	儿童青少年近视中西医结合综合防控有效方法、技术和配套产品研究	2
	中药口服制剂先进制造关键技术与示范研究	
河 南	不同区域人群心脑血管疾病中医健康状态监测、预警与防控模式的示范研究	1
湖 北	经典名方标准颗粒制备与标准研究	1
广 东	经络功能的研究——足厥阴肝经和生殖器官特定联系的生物学机制	5
	中医药优势病种证据系统的智能化构建及应用示范	
	疗效导向下中医辨证论治能力提升数字化关键技术及平台构建	
	质量评价导向的特种膜中药绿色制造技术及其专属装备集成研究	
	经典名方标准颗粒制备与标准研究	
四 川	临床优势病种的腧穴功效特点及其效应机制	1
贵 州	十五个少数民族医防治常见病特色诊疗技术、方法、方药整理与示范研究	1
陕 西	秦巴山区高品质中药材规模化生产示范研究	1
甘 肃	经典藏药如意珍宝片和白脉软膏治疗藏医重大疾病白脉病的示范开发研究	1
新 疆	新疆高品质红花和肉苁蓉规范化种植示范研究	1

二　中医药科技评价指标体系构建

（一）指标选取和含义介绍

本报告参考国家中医药管理局发布的《中医药发展战略规划纲要（2016—2030年）监测指标表》中的中医药创新监测指标，从中医药投入与产出角度共选取了 4 个指标，即"每万人口中医药课题立项总经费""中医药学术论文发表数""中医药专利授予数""中医药课题立项数"。采用德尔菲法确定各指标权重，最终结果见表 4。

每万人口中医药课题立项总经费指在中医药领域进行课题研究时，按照每万人口的比例所投入的经费总额。这个指标可以用来衡量一个地区或国家对中医药研究的重视程度和投入力度。中医药课题立项总经费通常包括用于中医药科技创新、临床试验、新药研发等方面的资金。这些经费可以用于设备购置、人员培训、开展实验、进行数据收集与分析等。

中医药学术论文发表数指在本报告年度内，中医药科技单位在全国性学报或学术刊物上、省部属大专院校对外正式发行的学报或学术刊物上发表的论文数以及在国外发表的论文数。只统计本单位科技人员为第一作者的论文。

中医药专利授予数指在本报告年度内，由国内知识产权行政部门向中医药科技单位授予专利权的件数，包括发明专利、实用新型专利、外观设计三种专利授权数的总和。所纳入专利法律状态皆为授权。

中医药课题立项数指在本报告年度内，为解决在学科（专业）、科技活动的阶段属性，以及成果的主要表达形式等方面相对单一（单纯）的科学技术问题而确定的任务数。所纳入课题状态皆为新立项。

（二）数据来源

1. 每万人口中医药课题立项总经费

数据来源于泛研网全球科技项目交互分析系统，以"中医"、"中药"、"中医药"或"中西医结合"为关键词（模糊包含）对项目主题进行检索，检索时间范围为 2021 年全年。再进一步统计各省（区、市）中医药课题的立项总经费。以 2020 年全国第七次人口普查各省（区、市）人口总数为分母，计算每万人口中医药课题立项总经费，单位为万元。

2. 中医药学术论文发表数

中文论文数据来源于知网（CNKI）、维普和万方数据库。英文论文数据来源于 PubMed 数据库，检索时间范围为 2021 年全年。各数据库的检索策略如下。

（1）知网数据库：篇关摘（中医）or 篇关摘（中药）or 篇关摘（中医药）and 作者单位。

（2）维普数据库：题名或关键词（中医）or 题名或关键词（中药）or 题名或关键词（中医药）and 机构。

（3）万方数据库：题名或关键词（中医）or 题名或关键词（中药）or 题名或关键词（中医药）and 作者单位。

（4） PubMed: ((" Medicine, Chinese Traditional " [Mesh]) OR ((((((((((((((Traditional Chinese Medicine [Title/Abstract]) OR (Chung I Hsueh[Title/Abstract]))) OR (Hsueh, Chung I[Title/Abstract]))) OR (Traditional Medicine, Chinese [Title/Abstract])) OR (Zhong Yi Xue [Title/Abstract])) OR (Chinese Traditional Medicine [Title/Abstract])) OR (Chinese Medicine, Traditional[Title/Abstract])) OR(Traditional Tongue Diagnosis[Title/Abstract])) OR (Tongue Diagnoses, Traditional [Title/Abstract])) OR (Tongue Diagnosis, Traditional[Title/Abstract])) OR(Traditional Tongue Diagnoses[Title/Abstract])) OR(Traditional Tongue Assessment [Title/Abstract])) OR (Tongue Assessment, Traditional [Title/Abstract])) OR (Traditional Tongue Assessments [Title/Abstract]))) AND [Affiliation]).

3. 中医药专利授予数

数据来源于国家知识产权局专利检索及分析系统，检索策略如下：关键词：申请人所在国家/地区/组织 ＝（CN）AND 关键词 ＝（中药 OR 中医 OR 中医药）。

4. 中医药课题立项数

数据来源于泛研网全球科技项目交互分析系统，以"中医"、"中药"、"中医药"或"中西医结合"为关键词（模糊包含）对项目主题进行检索，检索时间范围为 2021 年全年。

（三）指标权重

2021 年中医药科技评价指标体系如表 4 所示。

表 4　2021 年中医药科技评价指标及权重

一级指标	二级指标	三级指标	权重
中医药科技	中医药科技发展	每万人口中医药课题立项总经费	0.259
		中医药学术论文发表数	0.243
		中医药专利授予数	0.249
		中医药课题立项数	0.249

三　中医药科技评价结果分析

（一）2021年中医药科技评价综合得分的省际分析

2021 年 31 个省（区、市）中医药科技评价综合得分及排名结果如表 5 所示。2021 年我国 31 个省（区、市）的中医药科技发展水平存在一定差异。

排名前 10 位的省（市）分别是北京市、广东省、四川省、山东省、上海市、江苏省、湖南省、浙江省、河南省、陕西省。对排名前五的省（市）进行分析，发现除山东外，其余省（市）投入指标方面排名普遍靠前，即中医药科技经费投入力度较大，因而得到不错的产出，最终综合得分较高。

中医药科技评价排名后 5 位的省（区）是内蒙古自治区、宁夏回族自治区、新疆维吾尔自治区、青海省和西藏自治区。其中，青海省和西藏自治区在"每万人口中医药课题立项总经费"指标上为缺失状态，青海省的"中医药课题立项数"指标也为缺失状态，其余各项产出指标也排名靠后。为促进中医药科技水平的提高，排名靠后的地区应向中医药科技能力得分较高的省（区、市）学习经验，加大对各类资源的投入力度。

表5 2021年31个省（区、市）中医药科技评价得分及排名

省（区、市）	每万人口中医药课题立项总经费			中医药学术论文发表数量			中医药专利授予数			中医药课题立项数			综合得分	
	总经费（万元）	得分（分）	排名	论文发表数量（篇）	得分（分）	排名	授予数（件）	排名	得分（分）	立项数（个）	排名	得分（分）	得分（分）	排名
北京	4.39	100.00	1	1352	100.00	1	651	8	75.87	293	3	93.39	92.35	1
广东	0.59	65.37	5	1025	90.33	2	1234	2	90.08	351	1	100.00	86.21	2
四川	0.54	64.90	6	704	80.83	5	1015	4	84.74	329	2	97.49	81.82	3
山东	0.14	61.29	20	729	81.57	4	1641	1	100.00	188	9	81.42	80.87	4
上海	1.95	77.79	3	933	87.60	3	502	12	72.24	172	11	79.60	79.25	5
江苏	0.26	62.39	15	451	73.34	10	1126	3	87.45	274	4	91.23	78.46	6
湖南	2.25	80.47	2	391	71.57	14	448	14	70.92	257	6	89.29	78.12	7
浙江	0.23	62.09	16	412	72.19	12	840	6	80.48	237	7	87.01	75.32	8
河南	0.11	60.99	23	440	73.02	11	962	5	83.45	185	10	81.08	74.51	9
陕西	0.33	62.97	11	373	71.04	15	346	18	68.43	271	5	90.88	73.24	10
吉林	0.26	62.40	14	509	75.06	8	247	21	66.02	219	8	84.96	72.00	11
辽宁	0.34	63.14	10	541	76.01	7	262	20	66.39	164	12	78.69	70.95	12
广西	0.44	63.99	8	256	67.57	20	322	19	67.85	152	13	77.32	69.14	13
天津	1.03	69.38	4	373	71.04	15	218	24	65.31	91	16	70.37	69.02	14
黑龙江	0.52	64.71	7	543	76.07	6	230	23	65.61	84	18	69.57	68.91	15
江西	0.14	61.32	19	238	67.04	23	557	11	73.58	122	14	73.90	68.89	16

续表

省(区、市)	每万人口中医药课题立项总经费			中医药学术论文发表数量			中医药专利授予数			中医药课题立项数			综合得分	
	总经费(万元)	排名	得分(分)	论文发表数量(篇)	排名	得分(分)	授予数(件)	排名	得分(分)	立项数(个)	排名	得分(分)	得分(分)	排名
安徽	0.12	22	61.11	395	13	71.69	658	7	76.04	36	24	64.10	68.15	17
贵州	0.19	17	61.70	251	21	67.43	567	10	73.82	68	20	67.75	67.61	18
河北	0.08	26	60.76	182	24	65.38	494	13	72.04	102	15	71.62	67.39	19
湖北	0.02	29	60.17	365	17	70.80	623	9	75.19	29	25	63.30	67.27	20
重庆	0.14	21	61.26	491	9	74.53	354	17	68.63	37	23	64.22	67.06	21
甘肃	0.38	9	63.46	313	18	69.26	397	16	69.68	53	22	66.04	67.06	22
福建	0.31	12	62.87	264	19	67.81	233	22	65.68	85	17	69.69	66.47	23
云南	0.18	18	61.61	244	22	67.22	431	15	70.51	57	21	66.50	66.41	24
山西	0.03	28	60.31	101	27	62.99	139	25	63.39	72	19	68.21	63.69	25
海南	0.30	13	62.72	139	25	64.11	51	28	61.24	28	26	63.19	62.81	26
内蒙古	0.06	27	60.52	114	26	63.37	97	26	62.36	17	29	61.94	62.03	27
宁夏	0.09	25	60.80	78	29	62.31	62	27	61.51	20	28	62.28	61.71	28
新疆	0.09	24	60.82	98	28	62.90	21	30	60.51	23	27	62.62	61.70	29
青海	0.00	30	60.00	56	30	61.66	48	29	61.17	0	31	60.00	60.69	30
西藏	0.00	30	60.00	13	31	60.38	12	31	60.29	2	30	60.23	60.22	31

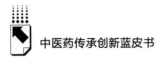

从表6和图1可见，2021年部分省（区、市）中医药科技评价综合得分相比2020年有所提高。从中医药科技评价排名来看，2018~2021年排名维持不变的省（区、市）有3个，分别是北京市、西藏自治区和青海省，其排名分别是第1、第31和第30。说明除上述3个省（区、市）外，其余省（区、市）的中医药科技水平四年间排名有所调整，不固定。

表6　2018~2021年31个省（区、市）中医药科技评价综合得分及排名情况

单位：分

省（区、市）	2021年		2020年		2019年		2018年		2021相对2020年排名变化
	综合得分	排名	综合得分	排名	综合得分	排名	综合得分	排名	
北　京	92.35	1	95.11	1	96.66	1	94.60	1	0
广　东	86.21	2	83.03	3	83.11	2	85.98	2	1
四　川	81.82	3	82.25	4	77.02	6	81.02	6	1
山　东	80.87	4	80.02	5	79.20	5	81.86	3	1
上　海	79.25	5	86.29	2	82.79	3	80.27	7	-3
江　苏	78.46	6	79.11	6	79.58	4	81.12	5	0
湖　南	78.12	7	68.14	17	69.53	13	72.32	11	10
浙　江	75.32	8	73.08	8	71.77	9	72.49	10	0
河　南	74.51	9	77.21	7	72.91	7	81.17	4	-2
陕　西	73.24	10	68.57	16	66.59	21	67.57	18	6
吉　林	72.00	11	67.12	22	67.76	17	69.86	15	11
辽　宁	70.95	12	70.17	11	69.51	14	71.93	13	-1
广　西	69.14	13	69.99	12	71.32	10	72.11	12	-1
天　津	69.02	14	72.53	9	70.22	12	72.97	9	-5
黑龙江	68.91	15	67.68	21	68.27	16	68.85	16	6
江　西	68.89	16	69.76	13	70.76	11	66.02	23	-3
安　徽	68.15	17	70.26	10	71.95	8	71.40	14	-7
贵　州	67.61	18	69.34	14	66.29	22	65.67	24	-4
河　北	67.39	19	68.13	18	66.12	23	67.35	19	-1
湖　北	67.27	20	69.32	15	68.84	15	76.63	8	-5
重　庆	67.06	21	67.83	20	66.77	20	67.09	20	-1

续表

省(区、市)	2021 年		2020 年		2019 年		2018 年		2021 相对 2020 年 排名变化
	综合得分	排名	综合得分	排名	综合得分	排名	综合得分	排名	
甘　肃	67.06	22	67.90	19	65.94	24	68.31	17	-3
福　建	66.47	23	66.49	23	67.75	18	66.47	21	0
云　南	66.41	24	66.47	24	66.78	19	65.31	25	0
山　西	63.69	25	63.79	25	62.23	28	63.40	26	0
海　南	62.81	26	63.51	26	62.87	25	66.09	22	0
内蒙古	62.03	27	61.55	29	62.81	26	61.67	29	2
宁　夏	61.71	28	62.67	28	62.04	29	61.91	28	0
新　疆	61.70	29	62.69	27	62.30	27	63.25	27	-2
青　海	60.69	30	60.82	30	61.05	30	61.21	30	0
西　藏	60.22	31	60.17	31	60.45	31	60.36	31	0

2021 年排名比 2020 年提高的省（区）有 8 个，包括内蒙古自治区、吉林省、黑龙江省、山东省、湖南省、广东省、四川省、陕西省。其中，湖南省上升 10 位，排名第 7，吉林省上升了 11 位，黑龙江省和陕西省均上升了 6 位，较往年提升幅度较大，其余 4 个省（区）均提升了 1~2 位。这 8 个省（区）均提出本省（区）中医药"十四五"发展规划，除内蒙古自治区外其余均提出了建设"中医药强省"的目标。2021 年湖南省排名相对于 2020 年提高了 10 位，相对于 2019 年提升 6 位，两年间提升幅度较大，说明"中医药强省"目标以及地方中医药"十四五"发展规划对湖南省中医药科技发展影响明显，湖南省中医药科技能力快速提升。

2021 年排名有所下降的省（区、市）有 13 个，分别是天津市、河北省、辽宁省、上海市、安徽省、江西省、河南省、湖北省、广西壮族自治区、重庆市、贵州省、甘肃省和新疆维吾尔自治区。天津市、安徽省和湖北省排名均有较大幅度的下降，安徽省排名连续两年下降，由 2019 年的第 8 位下降至 2021 年的第 17 位，其余多数省（区、市）仅下降 1~2 位，整体变化不大。

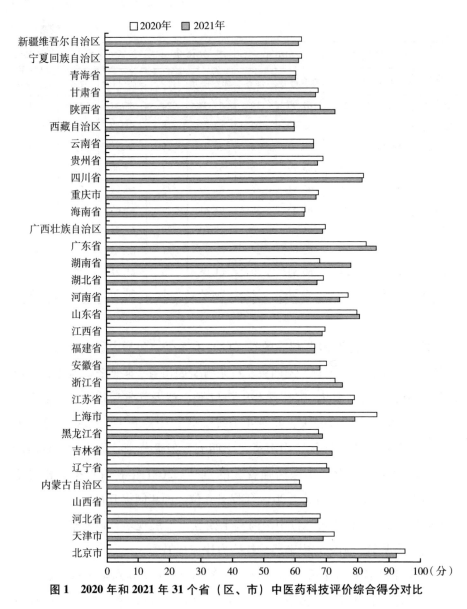

图 1　2020 年和 2021 年 31 个省（区、市）中医药科技评价综合得分对比

（二）2021年中医药科技各指标深度分析

1. 每万人口中医药课题立项总经费

2018~2021 年 31 个省（区、市）每万人口中医药课题立项总经费指标

得分及排名情况如表 7 所示。这一指标 2021 年排名前五的省（市）依次是北京市、湖南省、上海市、天津市和广东省，得分变化情况见图 3。虽然 5 个省（市）的得分很高，但除湖南省的年增长率为正且 2021 年指标数值高于 2018 年外，其余省（市）的年增长率均为负，且 2021 年指标数值低于 2018 年，尤其是北京市，总经费的降幅达 83.51%，推测可能是受疫情影响。此外，除了湖南省和广东省以外，3 个直辖市的排名与 2018 年相比没有变化或只变化 1 个名次。

2021 年北京市每万人口中医药课题立项总经费为 4.39 万元，比 2018 年减少了 22.24 万元，但排名仍维持在全国第 1 位。作为中国的首都，北京市是一个重要的经济、科技和文化中心，拥有 14 家中医药科技机构。中国中医科学院是国家中医药管理局下属的集科技、医疗、教学于一体的综合性中医药研究机构，下设 17 个研究所、6 家医疗机构和 1 个研究生院，拥有 5 名院士、5 名国医大师和 56 名首席研究员，主要开展中医药科学研究。"十三五"期间，北京全市新增中医药院士 2 名、国医大师 4 名、全国名中医 12 名、岐黄学者 37 名、青年岐黄学者 14 名、首都国医名师 144 名，带动了一批中医药高层次人才、领军人才和骨干人才培养。增加国医大师工作室 1 个、全国名中医工作室 3 个、全国名老中医药专家传承工作室 9 个、全国基层名老中医药专家传承工作室 12 个，在全国率先遴选建设 14 个中医药传统技能传承工作室；新增北京中医药薪火传承"3+3"工程两室一站 40 个、基层老中医传承工作室 31 个、人文学术传承工作室 2 个。启动北京中医药传承"双百工程"，遴选 107 名市级师承指导老师，带教 207 名学术继承人。组织开展中医药专家学术经验继承工作，遴选了 200 名市级指导老师和 236 名区级指导老师。加强教学团队和基地建设，打造住院医师规范化培训"三优"教学团队 41 个、基层实践基地 31 家。北京市中医药事业发展日臻成熟，总体水平迅速提升，社会贡献度显著提升，中医药工作取得了跨越式发展。众多高水平的医院、研究机构和大学为北京市吸引了大量的优秀人才和资金，所以北京市连续多年在每万人口中医药课题立项总经费这一指标上处于绝对领先地位。

表7 2018~2021年31个省（区、市）每万人口中医药课题立项总经费指标情况

省（区、市）	2018年			2019年			2020年			2021年			2021年相比2018年的排名变化	2018~2021年总经费年均增长率（%）
	总经费（万元）	得分（分）	排名	总经费（万元）	得分（分）	排名	总经费（万元）	得分（分）	排名	总经费（万元）	得分（分）	排名		
北京	26.63	100.00	1	10.26	100.00	1	5.01	100.00	1	4.39	100.00	1	0	-45.17
湖南	0.87	61.30	17	0.33	61.28	19	0.17	61.39	20	2.25	80.47	2	15	37.30
上海	11.89	77.86	3	4.42	77.22	2	3.40	87.15	2	1.95	77.79	3	0	-45.24
天津	6.44	69.67	5	1.27	64.96	4	2.27	78.12	3	1.03	69.38	4	1	-45.72
广东	1.94	62.91	10	0.38	61.50	13	0.28	62.23	14	0.59	65.37	5	5	-32.73
四川	1.64	62.46	13	0.50	61.93	9	0.40	63.18	7	0.54	64.90	6	7	-30.98
黑龙江	0.60	60.89	21	0.37	61.46	14	0.48	63.84	4	0.52	64.71	7	14	-4.61
广西	0.91	61.37	16	0.94	63.65	5	0.41	63.28	6	0.44	63.99	8	8	-21.70
甘肃	0.99	61.48	15	0.34	61.33	17	0.39	63.14	9	0.38	63.46	9	6	-27.25
辽宁	1.21	61.82	14	0.68	62.66	6	0.25	61.98	16	0.34	63.14	10	4	-34.23
陕西	0.67	61.01	20	0.47	61.84	10	0.40	63.17	8	0.33	62.97	11	9	-21.52
福建	0.21	60.32	31	0.23	60.88	22	0.17	61.38	21	0.31	62.87	12	19	14.06
海南	7.89	71.84	4	0.19	60.76	24	0.23	61.85	18	0.30	62.72	13	-9	-66.44
吉林	3.02	64.54	6	0.28	61.07	21	0.24	61.95	17	0.26	62.40	14	-8	-55.66
江苏	2.13	63.21	9	0.64	62.48	7	0.35	62.83	11	0.26	62.39	15	-6	-50.30
浙江	2.92	64.38	8	0.50	61.94	8	0.33	62.66	12	0.23	62.09	16	-8	-57.17
贵州	1.86	62.80	11	0.31	61.20	20	0.26	62.11	15	0.19	61.70	17	-6	-53.58

续表

省(区、市)	2018年			2019年			2020年			2021年			2021年相比2018年的排名变化	2018~2021年总经费年均增长率(%)
	总经费(万元)	得分(分)	排名	总经费(万元)	得分(分)	排名	总经费(万元)	得分(分)	排名	总经费(万元)	得分(分)	排名		
云南	0.45	60.67	23	0.42	61.63	12	0.18	61.46	19	0.18	61.61	18	5	-26.62
江西	0.29	60.43	28	0.35	61.35	16	0.32	62.55	13	0.14	61.32	19	9	-20.37
山东	1.66	62.50	12	0.34	61.33	18	0.16	61.26	22	0.14	61.29	20	-8	-55.98
重庆	0.26	60.39	29	0.16	60.64	25	0.09	60.69	27	0.14	61.26	21	8	-18.82
安徽	0.83	61.24	18	0.14	60.55	27	0.07	60.58	28	0.12	61.11	22	-4	-47.09
河南	3.02	64.54	7	0.15	60.60	26	0.13	61.06	24	0.11	60.99	23	-16	-66.93
新疆	0.80	61.21	19	0.22	60.84	23	0.13	61.02	25	0.09	60.82	24	-5	-51.71
宁夏	0.35	60.53	26	0.37	61.46	15	0.46	63.64	5	0.09	60.80	25	1	-36.86
河北	0.38	60.56	25	0.05	60.20	30	0.04	60.29	29	0.08	60.76	26	-1	-39.51
内蒙古	0.44	60.66	24	1.43	65.58	3	0.09	60.69	26	0.06	60.52	27	-3	-49.58
山西	0.30	60.45	27	0.13	60.49	28	0.16	61.25	23	0.03	60.31	28	-1	-51.21
湖北	15.40	83.12	2	0.47	61.81	11	0.38	63.03	10	0.02	60.17	29	-27	-89.40
西藏	0.55	60.82	22	0.09	60.37	22	0	60	30	0	60	30	-8	-100.00
青海	0.22	60.33	30	0	60.00	30	0	60	31	0	60	30	0	-100.00

注：表中数据为四舍五入后数据，计算年均增长率时采用的数据为原始数据，故存在误差，未做调整。余表同。

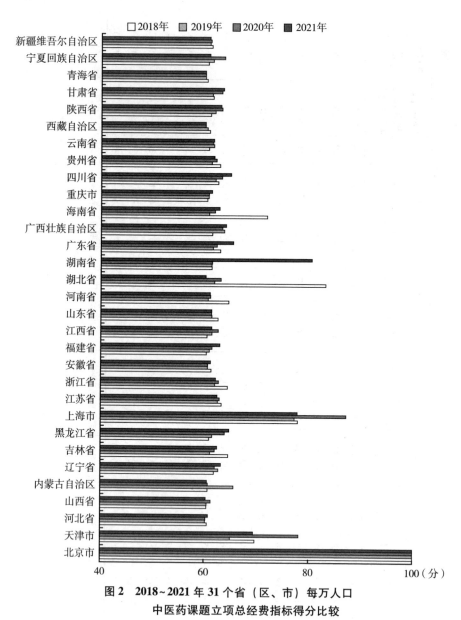

图2 2018~2021年31个省（区、市）每万人口
中医药课题立项总经费指标得分比较

2021年湖南省每万人口中医药课题立项总经费为2.25万元，比2018年增加了1.38万元，2018~2021年年均增长率为37.30%，立项总经费整体呈上升态势。作为承东启西、连南接北的枢纽，湖南省2021年地区生

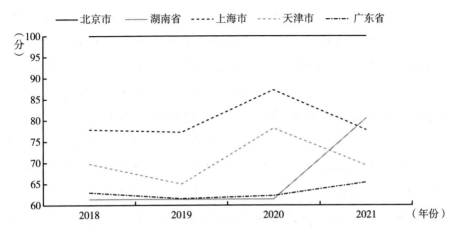

图 3　2018~2021 年北京市、湖南省、上海市、天津市和广东省每万人口
中医药课题立项总经费指标得分变化

产总值增长 3.8%，总量突破 4 万亿元；城乡居民人均可支配收入分别实
现了 4.7%、7.7% 的增长；同时，地方一般公共预算收入也呈现增长态
势。湖南省中医药文化底蕴深厚，地域特色浓郁。近年来，湖南省委、省
政府高度重视中医药工作，并将其放在全省经济社会发展的关键位置，充
分发挥资源优势，持续进行传承与改革创新。湖南省积极实施中医药强省
战略，为推动中医药事业高质量发展不断努力。目前，湖南省的中医药服
务覆盖率位居全国第一，中医药传承与创新方面也取得了显著进展。5 家
单位入选首批国家中医药传承创新工程项目建设单位，建设中医中风病等
10 个重点研究室，3 家中医医院获批国家基本中医药循证能力建设项目，
中标科技部重大新药创制项目 3 项，立项省级中医药科研计划项目 715
项，获国家科技进步奖 1 项，省自然科学奖、省科技进步奖 42 项。尤其
是在 2021 年 12 月 31 日，湖南省被批准建设国家中医药综合改革示范区，
为进一步支持中医药传承创新发展，湖南省还发布了《湖南省建设国家中
医药综合改革示范区实施方案》和《关于进一步加强医疗保障支持中医
药传承创新发展的若干政策措施》等文件。作为中医药大省的湖南，正加
速向中医药强省跨越。

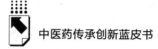

2021 年上海市每万人口中医药课题立项总经费为 1.95 万元，2018~2021
年指标排名变化幅度较小。作为一线城市，2021 年上海市实现地区生产总
值 43214.85 亿元，同比增长 8.1%，在全国排第 10 位。自 2017 年发布《上
海市中医药事业发展"十三五"规划》以来，上海市在加快推动中医药事
业发展方面取得了显著进展。中医药领域的资源规模不断扩大，同时在中医
药服务能力、学科建设、科技创新和国际化等方面都处于全国领先地位。
"十三五"期间，上海市致力于实施"大健康"、"大卫生"和中西医融合
发展战略，积极贯彻国家中医药发展战略部署，推动中医药管理体制改革，
争取打造国家级中医临床医学研究中心和中药标准化国家重点实验室等重要
科研平台，积极努力成为中医药科技创新的主要发源地，推进高层次人才培
养机制和模式创新，加强上海市中医药循证医学研究中心和市级中医医院临
床研究中心建设。上海市全力确保"上海市中医药事业发展三年行动计划"
落实，加快建立健全资金投入保障制度，引导社会资本投向中医药领域，并
加快推进中医药的创新发展，最终取得了卓越的成果：上海中医药大学在全
国第四轮学科评估中成为唯一一所 3 个中医药类一级学科均获得 A+评级的
高校。上海中医药慢性病防治与健康服务协同创新中心被列入教育部省部共
建协同创新中心名单。上海市中医药循证医学研究中心的建设也已启动。

2021 年天津市每万人口中医药课题立项总经费为 1.03 万元，2018~2021
年指标排名趋于稳定。天津市地处华北平原东北部，2021 年地区生产总值为
15695.05 亿元，居全国第 11 位，增速高于新一线城市。天津市作为中医药
发展先进地区，在全国具有非常重要的地位，天津市委、市政府高度重视中
医药产业发展。为充分发挥中医药在深化医药卫生体制改革中的作用，促进
中医药事业健康发展，天津市发布了《天津市贯彻中医药发展战略规划纲
要（2016—2030 年）实施方案》以及《天津市促进中医药传承创新发展的
实施方案（2020—2022 年》等一系列政策。《天津市卫生健康事业发展
"十四五"规划》指出，发挥中医药在健康天津建设中的重要作用，走出一
条符合规律、引领方向、体现特点、服务全生命周期的中医药传承创新发展
之路是总体发展目标。各级政府应加大对中医药事业的资金投入，将中医药

事业发展经费纳入本级财政预算，逐步建立持续稳定的中医药发展多元化资金投入机制。同时，要统筹规划财政资金，有针对性地支持中医医疗、教育、人才培养、科技创新和产业化等关键项目，并逐步加大资金支持力度。为实现医药精华和核心价值的挖掘、保护和有效利用，全市要努力推进中医药"产学研医用"协同创新机制的逐步建立，有效激发科技创新能力，力争取得一系列标志性的中医药科技成果，初步实现通过高质量循证证据推动中医药创新发展的目标。

2021年广东省每万人口中医药课题立项总经费为0.59万元，2018～2021年，指标排名整体呈上升趋势。2021年，广东省地区生产总值达到12.4万亿元，同比增长8%，成为全国首个地区生产总值突破12万亿元的省份，其地区生产总值连续33年位居全国第一。2006年，广东省提出推动中医药发展的战略目标，并陆续发布了《广东省中药材保护和发展实施方案（2016—2020年）》以及《广东省中医药健康服务发展规划（2016—2020年）》等文件。经过多年的努力，广东省在中医药强省建设方面取得了丰硕成果，基本完成了阶段性目标任务。其中，广东省成为我国首个也是目前唯一一个拥有省部共建中医湿证国家重点实验室的省份。"十三五"期间，广东省在中医药领域取得了丰硕的成果：共有2项中医药科技成果荣获国家科技进步二等奖，另有33项中医药领域科技成果获得省级科技进步奖励。

2021年，每万人口中医药课题立项总经费得分排名后5位的省（区）是内蒙古自治区、山西省、湖北省、西藏自治区、青海省。2018～2021年，这些省（区）的年均增长率均为负值，其中2021年西藏自治区和青海省的每万人口中医药课题立项总经费绝对值为0。推测原因可能是，落后的经济发展水平一定程度上制约了地方政府对中医药科研事业在经济资源方面的投入与分配；医疗资源分布不均衡的情况导致中医药发展困难；对中医药文化传统的认知度和接受程度相对较低影响了中医药的发展等。这意味着，这些省（区）在中医药领域的投入和发展面临较大的困难，政府需要进行有效的政策引导和激励，国家需要进一步予以关注和支持。

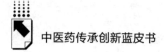
就全国排名变化而言，2018～2021年排名上升幅度最大的5个省依次是福建省、湖南省、黑龙江省、陕西省、江西省，而2018～2021年排名下降幅度最大的7个省（区）依次是湖北省、河南省、海南省、吉林省、浙江省、山东省、西藏自治区，其中吉林省、浙江省、山东省、西藏自治区的排名下降幅度相同，均下降了8位。就年均增长率而言，2018～2021年年均增长率排名前五的省（市）依次是湖南省、福建省、黑龙江省、重庆市、江西省，除了湖南省和福建省以外，其他省（区、市）年均增长率均为负值。总体来看，2018～2021年大多数省（区、市）的每万人口中医药课题立项总经费呈下降趋势，排名变化幅度较大。

2. 中医药课题立项数

2018～2021年31个省（区、市）中医药课题立项数指标得分及排名情况如表8所示。2021年中医药课题立项数得分排名前5位的省（市）依次是广东省、四川省、北京市、江苏省、陕西省，得分变化情况见图4。在排名前5位的省（市）中，除北京市的年均增长率为负外，其余省份的年均增长率均为正，表明2018～2021年这些省份中医药课题立项数指标得分整体保持增长态势；此外，除广东省和陕西省的排名大幅上升外，其他3个省（市）的排名变化幅度相对较小。

广东省是经济强省，十分重视中医药科技创新，拥有广州中医药大学等一流中医药高等院校，有着雄厚的中医药基础和发展条件，故其中医药课题立项数指标得分较高，2021年排名第一，且年均增长率较高。2020年广东省印发了《关于促进中医药传承创新发展的若干措施》，要求广东省以推进中医药综合改革为契机，在服务模式、产业发展、质量监管方面做到先行先试、探索创新，全省各地共同推动中医药事业和产业高质量发展；2021年《广东省中医药条例》颁布，保障和促进了广东省中医药事业的发展。有利的政策条件推动了广东省中医药课题立项数持续增长。

2021年，四川省中医药课题立项数指标得分位居第二，2018～2021年，四川省中医药课题立项数整体保持增长态势，这与四川省政府对中医药科技创新的高度重视和对中医药传承发展的支持息息相关。2020年，四川省发布了《关于促进中医药传承创新发展的实施意见》，围绕中医药服务体系的健全和中医药在健康四川建设中的独特作用，加强中医药人才队伍建设、推进中医药传承创新发展、改革并完善中医药管理体制机制。2021 年，四川省印发《四川省中医药强省建设行动方案（2021—2025 年）》，强调要全面推进新时代中医药强省建设，大力培养中医药科技创新人才，加快形成中医药事业产业文化三位一体、一二三产业高质量发展新格局。四川省拥有成都中医药大学、西南医科大学等医药专业本科院校，师资力量强大，中医药创新氛围浓郁，有力地促进了中医药科技发展。

北京市是中国的首都，中医药科技创新发展势头迅猛，4 年来中医药课题立项数指标得分排名虽有波动但一直位居前列。北京市拥有包括首都医科大学在内的众多医学院校，国家政策的扶持与相关激励措施的推动是北京市中医药课题立项数指标得分高居前列的重要影响因素。"十四五"时期，北京将着力推进中医药传承创新发展，完善中医药领域科技布局，创立中医药传承学科，开展多学科、跨领域的研究，并加强中医药对新发突发传染病的应急救治能力，扩大与"一带一路"主要国家及周边地区的合作，不断推动中医药科技创新向更高水平迈进。

江苏省在中医药课题立项数方面也具备一定的优势，指标得分虽有波动但在正常范围内，而且其年均增长率相较排名第二的四川省有微弱优势。原因可能是江苏是中医药大省，具有悠久的历史，中医流派纷呈，在中医药发展史上具有重要地位。近几年，江苏省委、省政府认真贯彻落实党中央、国务院关于促进中医药事业发展的决策部署，江苏省中医药改革发展取得显著成绩，中医药整体实力始终处于全国第一方阵，代表中医领域最高学术荣誉和水平的国医大师数量、体现中医药综合服务能力的百强中医医院数量、反映基层中医药发展水平的全国基层中医药工作先进单位数量等均居全国前列。

近年来，陕西省在中医药课题立项方面发展迅猛，中医药课题立项数指标得分从 2018 年的第 12 位跃升至 2021 年的第 5 位，可以看出陕西省对中医药科技创新高度重视。陕西省拥有 56 家中医门诊、177 家中医医院、

1786 个中医馆，集聚了陕西省中医医院、西安市中医医院、陕西中医药大学第二附属医院等一批实力较强的三甲医院。陕西省出台了一系列促进中医药传承与发展的政策，2020 年 4 月正式发布了《陕西省中医药条例》；同年7 月，陕西省委、省政府印发了《关于促进中医药传承创新发展的若干措施》。除上述优势外，陕西省的综合科技实力也在全国名列前茅，设置中医学、中药学等相关专业的大中专学校有 22 所，研究机构有 40 余家，这些为陕西省中医药发展奠定了良好的基础，也有助于中医药课题立项数目的增长。

2021 年，排名后 5 位的省（区）是新疆维吾尔自治区、宁夏回族自治区、内蒙古自治区、西藏自治区、青海省。除宁夏回族自治区和内蒙古自治区外，其余省（区）的年均增长率均为负值，其中青海省的中医药课题立项数指标得分甚至呈现 100% 的负增长率。推测原因：一方面，由于这些省（区）经济发展相对落后，政府的资金支持力度有限等；另一方面，地方政府对中医药科技创新的重要性认知不足。这些省（区）的政府部门未来需要进行有效的政策引导，并采取相应的激励措施，进一步贯彻落实国家有关中医药发展的政策，国家也要对这些中医药发展落后的地区给予更多的关心和支持，促进其中医药科技事业不断进步。

表 8 2018~2021 年 31 个省（区、市）中医药课题立项数指标情况

单位：分，%

省（区、市）	2018 年		2019 年		2020 年		2021 年		2021 年相对于 2018 年排名变化	2018~2021 年立项数年均增长率
	得分	排名	得分	排名	得分	排名	得分	排名		
广 东	82.24	6	75.92	6	75.06	6	100.00	1	5	25.17
四 川	93.04	3	79.11	4	82.67	4	97.49	2	1	7.34
北 京	100.00	1	100.00	1	97.25	2	93.39	3	-2	-3.10
江 苏	86.58	5	83.31	3	84.78	3	91.23	4	1	8.59
陕 西	72.05	12	69.17	13	71.82	11	90.88	5	7	40.84
湖 南	73.04	10	70.32	10	71.01	12	89.29	6	4	34.77
浙 江	73.42	8	70.70	9	74.25	7	87.01	7	1	29.95

省(区、市)	2018 年		2019 年		2020 年		2021 年		2021 年相对于 2018 年排名变化	2018~2021 年立项数年均增长率
	得分	排名	得分	排名	得分	排名	得分	排名		
吉 林	71.18	14	66.24	19	69.72	15	84.96	8	6	34.50
山 东	79.38	7	72.36	8	73.44	8	81.42	9	-2	6.42
河 南	90.43	4	76.31	5	77.81	5	81.08	10	-6	-8.94
上 海	99.88	2	93.63	2	100.00	1	79.60	11	-9	-18.78
辽 宁	69.32	15	66.62	18	70.20	13	78.69	12	3	29.80
广 西	72.80	11	73.89	7	72.79	9	77.32	13	-2	13.85
江 西	66.09	21	69.55	11	72.15	10	73.90	14	7	35.54
河 北	66.21	20	62.93	23	65.83	19	71.62	15	5	26.83
天 津	71.93	13	69.04	14	69.88	14	70.37	16	-3	-1.77
福 建	63.98	24	65.10	20	64.70	22	69.69	17	7	38.49
黑龙江	67.95	18	67.52	15	69.07	16	69.57	18	0	9.49
山 西	65.96	22	62.80	24	64.21	23	68.21	19	3	14.47
贵 州	65.96	22	67.39	17	68.91	17	67.75	20	2	12.31
云 南	68.20	17	67.52	15	66.96	18	66.50	21	4	-4.77
甘 肃	68.94	16	64.97	21	65.34	20	66.04	22	-6	-9.71
重 庆	61.99	26	61.66	26	61.13	27	64.22	23	3	32.24
安 徽	66.96	19	63.06	22	62.75	24	64.10	24	-5	-13.69
湖 北	73.29	9	69.30	12	65.18	21	63.30	25	-16	-35.29
海 南	61.99	26	60.89	29	61.94	26	63.19	26	0	20.51
新 疆	63.60	25	62.17	25	62.27	25	62.62	27	-2	-7.44
宁 夏	60.99	28	61.27	28	60.81	29	62.28	28	0	35.72
内蒙古	60.75	29	61.53	27	60.97	28	61.94	29	0	41.50
西 藏	60.37	31	60.13	30	60.00	31	60.23	30	1	-12.64
青 海	60.50	30	60.00	31	60.16	30	60.00	31	-1	-100.00

3. 中医药专利授予数

如表 9 所示，2021 年中医药专利授予数排名前 5 位的省分别是山东省（1641 件）、广东（1234 件）、江苏（1126 件）、四川（1015 件）和河南（962 件），2020 年排名前 5 位的省是山东（766 件）、安徽（437 件）、河南（425 件）、广东（401 件）、浙江（391 件）。2021 年排名第一的山东以明显优势领先于其他省（区、市）。江苏 2021 年中医药专利授予数为 1126 件，相较于 2020 年增加了 741 件，增幅为 192.47%，从 2020 年的第 6 位上升

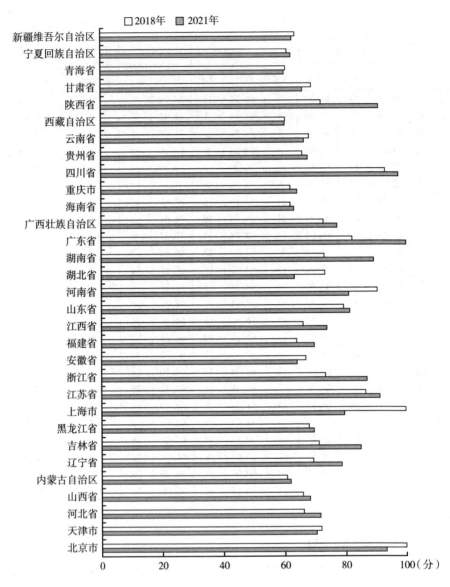

图4 2018年与2021年31个省（区、市）中医药课题立项数指标得分比较

至2021年的第3位，说明江苏中医药专利授予数在中医药科技创新政策的激励下增长较快，山东和广东2021年中医药专利授予数相较2020年分别增长114.23%和207.73%，也呈现大幅增长。浙江省2021年中医药专利授予

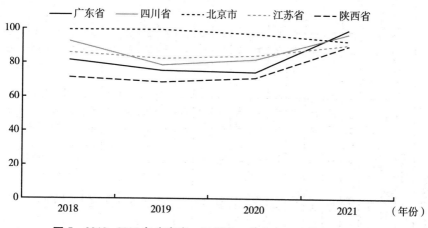

图 5　2018~2021 年广东省、四川省、北京市、江苏省、陕西省
中医药课题立项数指标得分变化

数为 840 件，2020 年为 391 件，2021 年同比增长 114.8%，2021 年居第 6
位。2021 年中医药专利授予数指标得分排名后 5 位的省（区）为西藏、新
疆、青海、海南、宁夏。2020 年中医药专利授予数指标得分排名后 5 位的
省（区）为西藏、青海、宁夏、海南、内蒙古。西藏、青海、海南和内蒙
古中医药专利授予数指标得分连续两年排名靠后。

　　根据 2018 年到 2021 年的数据可以发现，31 个省（区、市）的中医药
专利授予数总体呈递增趋势，年均增长率都为正值，且增长幅度较大。中医
药专利授予数年均增长率排名前 5 位的省（区）为宁夏、青海、贵州、湖
北、四川。这可能与“十四五”规划提出支持中医药科研有关。其中宁夏
和青海年均增长率高的原因可能是其中医药专利授予数基数小，因而增长幅
度更为明显，但青海省“十四五”中藏医药发展规划和中药（藏药）质量
控制重点实验室的促进作用不容忽视。贵州、湖北、四川也都在各自的
“十四五”规划中提出，结合当地特色的中医药资源优势，大力支持中医药
科技创新，促使中医药专利授予数增长迅速。四川是传统中医药大省，政策
的支持效果尤为显著。

表9 2018~2021年各省（区、市）中医药专利授予数指标情况

省（区、市）	2021年			2020年			2019年			2018年			2018~2021年授予数年均增长率（%）
	授予数（件）	排名	得分（分）	授予数（件）	排名	得分（分）	授予数（件）	排名	得分（分）	授予数（件）	排名	得分（分）	
山东省	1641	1	100.00	766	1	100.00	310	4	89.52	332	4	90.03	70.34
广东省	1234	2	90.08	401	4	80.94	420	1	100.00	434	2	91.03	41.67
江苏省	1126	3	87.45	385	6	80.10	337	2	92.10	300	6	86.28	55.41
四川省	1015	4	84.74	264	8	73.79	275	7	86.19	176	3	90.77	79.33
河南省	962	5	83.45	425	3	82.19	219	8	80.86	235	5	88.83	59.97
浙江省	840	6	80.48	391	5	80.42	324	3	90.86	215	7	78.97	57.50
安徽省	658	7	76.04	437	2	82.82	307	5	89.24	201	1	100.00	48.48
北京市	651	8	69.92	221	10	71.54	279	6	86.57	253	10	69.97	37.03
湖北省	623	9	75.19	190	12	69.92	122	15	71.62	107	15	67.02	79.90
贵州省	567	10	73.82	303	7	75.82	157	12	74.95	82	9	72.32	90.51
江西省	557	11	73.58	220	11	71.49	158	11	75.05	113	21	64.61	70.19
上海市	502	12	72.24	161	14	68.41	181	9	77.24	113	17	66.19	64.39
河北省	494	13	72.04	234	9	72.22	148	13	74.10	153	11	68.05	47.80
湖南省	448	14	70.92	150	16	67.83	95	19	69.05	114	12	67.77	57.81
云南省	431	15	70.51	138	18	67.21	173	10	76.48	101	22	63.78	62.20
甘肃省	397	16	69.68	173	13	69.03	132	14	72.57	99	25	63.44	58.87
重庆市	354	17	68.63	151	15	67.89	84	20	68.00	67	18	65.99	74.17
陕西省	346	18	68.43	128	20	66.68	69	22	66.57	70	13	67.51	70.34
广西壮族自治区	322	19	67.85	135	19	67.05	112	16	70.67	111	8	77.39	42.62

续表

省（区、市）	2021年			2020年			2019年			2018年			2018~2021年授予数年均增长率（%）
	授予数（件）	排名	得分（分）	授予数（件）	排名	得分（分）	授予数（件）	排名	得分（分）	授予数（件）	排名	得分（分）	
辽宁省	262	20	66.39	93	22	64.86	80	21	67.62	68	19	65.5	56.77
吉林省	247	21	66.02	82	23	64.28	69	22	66.57	66	20	65.04	55.26
福建省	233	22	65.68	144	17	67.52	105	17	70	96	14	67.13	34.39
黑龙江省	230	23	65.61	71	24	63.71	54	24	65.14	47	24	63.5	69.78
天津市	218	24	65.31	105	21	65.48	100	18	69.52	93	23	63.55	32.84
山西省	139	25	63.39	47	26	62.45	34	25	63.24	39	16	66.36	52.75
内蒙古自治区	97	26	62.36	35	27	61.83	22	26	62.1	32	27	61.29	44.72
宁夏回族自治区	62	27	61.51	18	29	60.94	16	29	61.52	3	29	61	174.42
海南省	51	28	61.24	28	28	61.46	21	27	62	26	28	61.03	25.18
青海省	48	29	61.17	8	30	60.42	13	30	61.24	5	30	60.34	112.53
新疆维吾尔自治区	21	30	60.51	55	25	62.87	18	28	61.71	15	26	61.38	11.87
西藏自治区	12	31	60.29	5	31	60.26	10	31	60.95	0	31	60.32	—

注：西藏自治区因2018年中医药专利授予数为0，因此无法计算年均增长率。

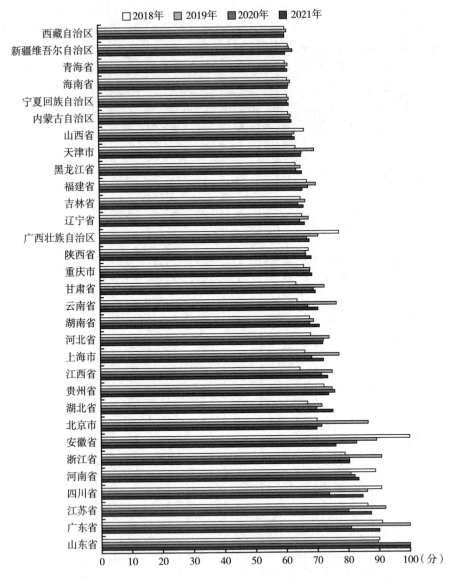

图6　2018~2021年各省（区、市）中医药专利授予数指标得分比较

4.中医药学术论文发表数

2018年，中医药学术论文发表数排名前十的省（区、市）分别是广东省、山东省、北京市、四川省、辽宁省、河南省、江苏省、湖南省、广西壮

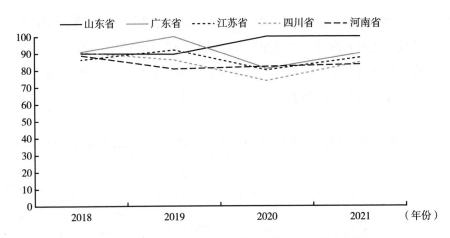

**图7 2018~2021年山东省、广东省、江苏省、四川省、河南省
专利授予数指标得分变化情况**

族自治区、黑龙江省。2021年，中医药学术论文发表数排名前十的省（市）则变为北京市、广东省、上海市、山东省、四川省、黑龙江省、辽宁省、吉林省、重庆市、江苏省。2018年，中医药学术论文发表数排名后十的省（区）是西藏自治区、内蒙古自治区、云南省、青海省、山西省、宁夏回族自治区、贵州省、新疆维吾尔自治区、江西省、海南省。2021年，中医药学术论文发表数排名后十的省（区）是西藏自治区、青海省、宁夏回族自治区、新疆维吾尔自治区、山西省、内蒙古自治区、海南省、河北省、江西省、云南省。

对2021年排名前五的省（市）进行分析发现，5个省（市）的经济发展水平均较高，中医药科研发展享有更多的经费投入。各地区发展相对均衡，可以起到带动周边省份中医药科技发展的作用。

2021年排名后五的省（区）分别是山西省、新疆维吾尔自治区、宁夏回族自治区、青海省和西藏自治区。除山西省外，其余4个省（区）地区生产总值全国排名靠后，经济发展的不充分导致中医药科技投入较少，主要表现为人员和经费不足。

2018~2021年，多数省（区、市）排名变化幅度在5位以内。少部分

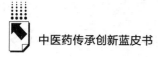

省（区、市），如广西壮族自治区，其指标排名出现大幅度下降，倒退了11位。此外，还有湖南省，其指标排名倒退了6位。排名出现大幅度上升的有上海市、吉林省、浙江省和云南省，其中上海市指标排名上升了15位，吉林省、浙江省和云南省都上升了7位（见表10）。

表10　2018~2021年31个省（区、市）中医药学术论文发表数指标情况

省（区、市）	2018年			2019年			2020年			2021年			2018~2021年论文发表数年均增长率(%)
	论文发表数（篇）	排名	得分（分）	论文发表数（篇）	排名	得分（分）	论文发表数（篇）	排名	得分（分）	论文发表数（篇）	排名	得分（分）	
北　京	967	3	94.85	1365	1	100.00	1249	1	100.00	1352	1	100.00	11.82
广　东	1110	1	100.00	1234	2	96.16	1123	2	95.96	1025	2	90.33	-2.62
上　海	357	18	72.86	795	4	83.30	731	5	83.41	933	3	87.60	37.74
山　东	1000	2	96.04	1182	3	94.64	929	4	89.75	729	4	81.57	-10.00
四　川	926	4	93.37	735	6	81.54	1036	3	93.18	704	5	80.83	-8.73
黑龙江	634	10	82.85	665	8	79.49	406	11	73.00	543	6	76.07	-5.03
辽　宁	864	5	91.14	739	5	81.66	608	7	79.47	541	7	76.01	-14.45
吉　林	500	15	78.02	601	11	77.61	330	15	70.57	509	8	75.06	0.60
重　庆	565	12	80.36	589	14	77.26	554	8	77.74	491	9	74.53	-4.57
江　苏	774	7	87.89	722	7	81.16	499	9	75.98	451	10	73.34	-16.48
河　南	802	6	88.90	492	17	74.42	674	6	81.59	440	11	73.02	-18.14
浙　江	352	19	72.68	130	25	63.81	187	22	65.99	412	12	72.19	5.39
安　徽	540	14	79.46	529	15	75.50	133	26	64.26	395	13	71.69	-9.90
湖　南	697	8	85.12	614	9	77.99	188	21	66.02	391	14	71.57	-17.53
天　津	611	11	82.02	604	10	77.70	387	14	72.39	373	15	71.04	-15.17
陕　西	308	20	71.10	307	19	69.00	398	12	72.75	373	15	71.04	6.59
湖　北	556	13	80.04	444	18	73.01	392	13	72.55	365	17	70.80	-13.09
甘　肃	391	16	74.09	173	22	65.07	299	16	69.58	313	18	69.26	-7.15
福　建	364	17	73.12	528	16	75.47	260	18	68.33	264	19	67.81	-10.15
广　西	686	9	84.72	598	13	77.52	484	10	75.50	256	20	67.57	-28.00
贵　州	180	25	66.49	59	29	61.73	143	25	64.58	251	21	67.43	11.72
云　南	89	29	63.21	54	30	61.58	116	28	63.71	244	22	67.22	39.96
江　西	205	23	67.39	601	11	77.61	293	17	69.38	238	23	67.04	5.10
河　北	245	21	68.83	257	21	67.53	230	20	67.37	182	24	65.38	-9.43
海　南	220	22	67.93	273	20	68.00	260	18	68.33	139	25	64.11	-14.19

续表

省(区、市)	2018 年			2019 年			2020 年			2021 年			2018~2021 年论文发表数年均增长率(%)
	论文发表数(篇)	排名	得分(分)	论文发表数(篇)	排名	得分(分)	论文发表数(篇)	排名	得分(分)	论文发表数(篇)	排名	得分(分)	
内蒙古	66	30	62.38	65	28	61.90	63	30	62.02	114	26	63.37	19.98
山 西	103	27	63.71	84	27	62.46	174	23	65.57	101	27	62.99	-0.65
新 疆	193	24	66.95	156	23	64.57	145	24	64.64	98	28	62.90	-20.22
宁 夏	166	26	65.98	135	24	63.96	130	27	64.16	78	29	62.31	-22.26
青 海	101	28	63.64	104	26	63.05	80	29	62.56	56	30	61.66	-17.85
西 藏	6	31	60.22	12	31	60.35	12	31	60.38	13	31	60.38	29.40

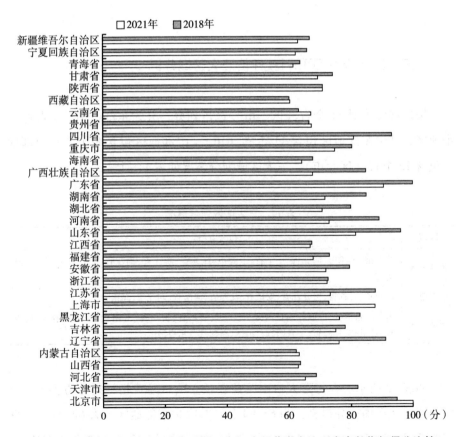

图 8 2018 年与 2021 年 31 个省(区、市)中医药学术论文发表数指标得分比较

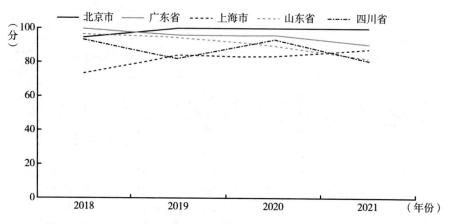

图9 2018~2021年北京市、广东省、上海市、山东省和四川省
中医药学术论文发表数指标得分变化

（三）2021年中医药科技评价三大区域分析

按地理位置对31个省（区、市）进行划分，分为东部、中部、西部三个地区，其中东部地区包含11个省（市），中部地区包含8个省，西部地区包含12个省（区、市），三大区域划分情况如表11所示。

表11 三大区域划分情况

区域	包含省（区、市）
东部地区	北京市、天津市、河北省、辽宁省、上海市、江苏省、浙江省、福建省、山东省、广东省、海南省
中部地区	山西省、吉林省、黑龙江省、安徽省、江西省、河南省、湖北省、湖南省
西部地区	内蒙古自治区、广西壮族自治区、重庆市、四川省、贵州省、云南省、西藏自治区、陕西省、甘肃省、青海省、宁夏回族自治区、新疆维吾尔自治区

如表12所示，在每万人口中医药课题立项总经费指标得分方面，2021年中部地区平均得分最高，为63.94分；其次是东部地区，为62.04分；西部地区得分最低，为61.84分。中部地区的平均得分高于东部和西部地区。

与 2020 年得分进行对比发现，西部地区得分与 2020 年相差不大，中部地区有一定增长，东部地区则有所下降。位于中部地区的省份政府部门较为重视中医药科技创新，对中医药科技创新投入力度较大。东部地区经济发展水平较高，但部分省（市）政府对中医药科技创新不够重视，导致该项指标的得分相对较低。而西部地区经济发展相对落后，中医药科技创新经费投入相对较少。

表 12 　2020 年和 2021 年三大区域中医药科技评价指标得分情况

单位：分

区域	年份	每万人口中医药课题立项总经费	中医药学术论文发表数	中医药专利授予数	中医药课题立项数	综合得分
东部	2021	62.04	77.22	76.07	71.30	71.66
	2020	63.43	78.82	75.22	76.12	73.40
西部	2021	61.84	67.38	67.46	69.77	66.61
	2020	61.87	69.23	66.15	66.15	65.85
中部	2021	63.94	71.03	71.78	74.30	70.26
	2020	61.96	70.37	70.59	68.99	67.98

在中医药学术论文发表数指标得分方面，2021 年东部地区平均得分最高，为 77.22 分；其次是中部地区，为 71.03 分；西部地区得分最低，为 67.38 分。东部地区的平均得分高于西部地区和中部地区，整体分数差别较大。与 2020 年得分进行对比发现，除中部地区得分略有提高以外，东部地区和西部地区得分均有所下降。

在中医药专利授予数指标得分方面，2021 年东部地区平均得分最高，为 76.07 分；其次是中部地区，为 71.78 分；西部地区得分最低，为 67.46 分。东部地区的平均得分高于中部地区和西部地区，保持了与 2020 年相同的领先优势。与 2020 年得分进行对比发现，东部地区、西部地区、中部地区得分较 2020 年均有明显上升，中医药专利方面的发展前景广阔。

在中医药课题立项数指标得分方面，2021 年中部地区平均得分最高，为 74.30 分；其次是东部地区，为 71.30 分；西部地区得分最低，为 69.77 分。中部地区的平均得分高于东部地区和西部地区。与 2020 年得分进行对比发现，西部地区和中部地区平均得分较 2020 年均有明显上升。这说明地方政府积极响应国家推动中医药传承创新发展的多项政策，支持立项更多中医药科技创新相关课题，深入开展中医药相关科学研究，以高质量研究证据推动中医药认可度提升。东部地区得分较 2020 年有一定程度的下降。

就综合得分而言，2021 年东部地区综合得分最高，为 71.66 分；其次是中部地区，为 70.26 分；西部地区得分最低，为 66.61 分。东部地区的综合得分高于中部地区和西部地区，保持了与 2020 年相同的领先优势，这与东部地区坚实的中医药科技创新平台建设基础与雄厚的经济实力密不可分。与 2020 年得分进行对比发现，除东部地区综合得分较 2020 年有所降低以外，西部地区和中部地区综合得分均较 2020 年有一定提升。提示总体上各地重视中医药科技创新政策落地效果的评估与监测，不断加大中医药科技创新领域的人力资源与经费投入力度，同时东部地区应加强科技项目管理和提升科技研发效率，充分发挥自身在经济实力方面的优势，切实产出更多能够推动中医药事业发展的高质量成果。

（四）是否提出建设"中医药强省"目标的省（区、市）2021年中医药科技评价结果分析

截止到 2020 年 12 月，我国共有 20 个省（区、市）先后提出建设"中医药强省"目标，分别是天津市、河北省、山西省、吉林省、黑龙江省、江苏省、浙江省、安徽省、江西省、山东省、河南省、湖北省、湖南省、广东省、广西壮族自治区、四川省、云南省、陕西省、青海省、甘肃省。以上省（区、市）中医药科技评价指标得分情况如表 13 所示。在中医药科技评价综合得分排名前十的省（区、市）中，共有 8 个提出建设"中医药强省"目标，包括广东省、四川省、山东省、江苏省、湖南省、浙江省、河南省、陕西省。同时，建设"中医药强省"目标在部分省

（区、市）中医药科技创新领域还未完全发挥效用，如青海省、山西省、云南省、甘肃省，全国排名均在20位之后。

表13 2021年提出建设"中医药强省"目标的省（区、市）中医药科技评价得分及排名

单位：分

省（区、市）	每万人口中医药课题立项总经费		中医药学术论文发表数		中医药专利授予数		中医药课题立项数		综合得分	综合得分排名
	得分	排名	得分	排名	得分	排名	得分	排名		
广 东	65.37	5	90.33	2	90.08	2	100.00	1	86.21	2
四 川	64.90	6	80.83	5	84.74	4	97.49	2	81.82	3
山 东	61.29	20	81.57	4	100.00	1	81.42	9	80.87	4
江 苏	62.39	15	73.34	10	87.45	3	91.23	4	78.46	6
湖 南	80.47	2	71.57	14	70.92	14	89.29	6	78.12	7
浙 江	62.09	16	72.19	12	80.48	6	87.01	7	75.32	8
河 南	60.99	23	73.02	11	83.45	5	81.08	10	74.51	9
陕 西	62.97	11	71.04	15	68.43	18	90.88	5	73.24	10
吉 林	62.40	14	75.06	8	66.02	21	84.96	8	72.00	11
广 西	63.99	8	67.57	20	67.85	19	77.32	13	69.14	13
天 津	69.38	4	71.04	15	65.31	24	70.37	16	69.02	14
黑龙江	64.71	7	76.07	6	65.61	23	69.57	18	68.91	15
江 西	61.32	19	67.04	23	73.58	11	73.90	14	68.89	16
安 徽	61.11	22	71.69	13	76.04	7	64.10	24	68.15	17
河 北	60.76	26	65.38	24	72.04	13	71.62	15	67.39	19
湖 北	60.17	29	70.80	17	75.19	9	63.13	25	67.27	20
甘 肃	63.46	9	69.26	18	69.68	16	66.04	22	67.06	22
云 南	61.61	18	67.22	22	70.51	15	66.50	21	66.41	24
山 西	60.31	28	62.99	27	63.39	25	68.21	19	63.69	25
青 海	60.00	30	61.66	30	61.17	29	60.00	31	60.69	30

按是否提出建设"中医药强省"目标将全国31个省（区、市）分为两类进行比较，如表14所示。2021年前提出建设"中医药强省"目标的20个省（区、市）每万人口中医药课题立项总经费、中医药学术论文发表数、

中医药专利授予数和中医药课题立项数 4 个指标的平均排名和综合得分的平均排名均领先于未提出建设"中医药强省"目标的省（区、市）。从两年平均排名变化情况来看，提出建设"中医药强省"目标的 20 个省（区、市）虽然在每万人口中医药课题立项总经费、中医药课题立项数两个指标上，排名稍有下降，但是在中医药学术论文发表数、中医药专利授予数两个指标上有小幅提升，处于稳中有进状态。而未提出建设"中医药强省"目标的省（区、市），每万人口中医药课题立项总经费和中医药课题立项数指标排名略有提升，另两个产出方面的指标得分排名有所下降。说明建设"中医药强省"目标战略规划可能会影响到地方中医药科技创新的产出。

表 14　2020~2021 年是否提出建设"中医药强省"目标的省（区、市）中医药科技评价指标平均排名

是否提出建设"中医药强省"目标	年份	每万人口中医药课题立项总经费	中医药学术论文发表数	中医药专利授予数	中医药课题立项数	综合得分平均排名
提出建设"中医药强省"目标的省（区、市）	2021	15.60	14.80	13.25	13.45	13.75
	2020	15.45	15.05	13.55	13.00	14.20
未提出建设"中医药强省"目标的省（区、市）	2021	16.64	18.36	20.64	20.27	20.09
	2020	16.90	17.64	20.45	21.36	19.27

四　讨论与建议

国务院办公厅在《"十四五"中医药发展规划》中，强调建设高水平中医药传承保护与科技创新体系。重大项目、重点研发计划等也加大了对中医药科技创新的支持力度。其中，包括深化中医原创理论、中药作用机理等重大科学问题研究，开展中医药防治重大、难治、罕见疾病和新发突发传染病等诊疗规律与临床研究，建设高层次科技平台。依托现有资源，建设一批国家级中医药研究平台，优化布局全国重点实验室、国家临床医学研究中心、

国家工程研究中心和国家技术创新中心；推进国家中医药传承创新中心、国家中医临床研究基地和中医药循证医学研究中心建设，发挥中医科学院"国家队"作用，实施中医药科技创新工程。

本报告对综合排名前五的省（市）各项指标得分进行深入分析，有助于充分了解当前中医药科技创新发展面临的机遇与挑战。

北京市的"每万人口中医药课题立项总经费""中医药学术论文发表数"两个指标得分均居全国第 1 位，"中医药课题立项数"指标得分排全国第 3 位，"中医药专利授予数"指标得分排名较 2020 年前进了两位，显示出北京市在中医药科技创新领域投入与产出上的绝对优势。这依托于北京市稳步增长的地区生产总值，同时离不开首都地区优质中医药人才的稳定输出和政策支持。北京市人民政府办公厅印发了《北京市加快医药健康协同创新行动计划（2021—2023 年）》，支持中医药企业与北京名老中医、中医药研究机构、中医医疗机构共同开展古代经典名方中药复方制剂的研究和应用。支持鼓励医疗机构与中医药企业合作，推进院内制剂向新药转化。支持开展中医药临床研究和中药新药的研发及产业化应用。

广东省的"每万人口中医药课题立项总经费"指标与其他指标相比排名靠后，可能与广东省人口基数较大有关。但其产出指标"中医药学术论文发表数"、"中医药专利授予数"和"中医药课题立项数"分别位居第二、第二和第一，因此，广东省的综合排名跻身第二。广东省地区生产总值全国排名第一，且最早提出建设"中医药强省"目标。广东省不断加大在中医药科技创新方面的资金投入和政策倾斜力度，促进中医药事业的发展。广东省响应国家"十四五"规划有关推动中医药创新发展的号召，积极创建国家中医药综合改革示范区，争创国家中医医学中心，建设粤港澳大湾区中医药高地，努力在促进中医药高质量发展上先行示范。此外，首个中医类国家重点实验室——中医湿证国家重点实验室于 2021 年落户广东。《广东省中医药条例》的正式施行，标志着广东省中医药强省建设有了专门的法律保障，大大促进了中医药发展。

四川省的综合得分居全国第 3 位，各项指标竞争力较为均衡，在"中医药课题立项数"指标上居全国第 2 位,较 2020 年后退 2 位。"中医药学术论文发表数"指标得分居全国第 5 位。"中医药专利授予数"指标得分居全国第 4 位,"每万人口中医药课题立项总经费"指标得分居全国第 6 位。四川省可以考虑增加相关研究经费的投入,以便取得更多的科技成果。为促进中医药发展,四川省委、省政府出台了《关于促进中医药传承创新发展的实施意见》《四川省中医药强省建设行动方案(2021—2025 年)》等政策文件,将中医药传承创新发展工作纳入市(州)政府绩效考核,各地中医药形成了竞相发展态势。

山东省在综合得分上位列全国第四,在"中医药专利授予数"指标上排名第一,在"中医药学术论文发表数"和"中医药课题立项数"指标上分别位列第四和第九。2021 年山东省地区生产总值同比增长 8.3%,高于全国 0.2 个百分点;两年平均增长 5.9%,高于全国 0.8 个百分点,可见山东省具有一定的经济实力。且山东省政府高度重视中医药科技发展,积极推动中医药研究机构和高校加强科研合作,提高科技创新能力,为中医药事业提供政策和资金保障。

上海市在"中医药学术论文发表数"和"每万人口中医药课题立项总经费"两个指标上均居全国第 3 位,但"中医药专利授予数"指标居全国第 12 位,"中医药课题立项数"指标居全国第 11 位。上海市经济发展水平高,同时拥有上海中医药大学等高校,虽然中医药专利授予数有待增加,但是中医药学术论文发表数排名靠前,展示出上海市拥有较大的中医药创新潜力。上海市今后可以加大对中医药专利和中医药相关课题的投入,争取多角度发展,最大限度地挖掘中医药科技创新潜力。

五 结论

传承创新是中医药发展的永恒主题,中医药科技创新是国家科技创新体系的重要组成部分,与中医药高等教育发展和中医药高级人才培养有着密不可分的关系。2021 年是中医药科技发展整体水平提高的一年。本报告从投入角度（经费）和产出角度（论文、专利和课题）进行评价指标体系构建，较全面地分析了 2018~2021 年中医药相关课题、论文和专利等中医药科技成果的省际分布情况，契合了国家促进中医药科技成果转化的要求。2021 年各省（区、市）中医药科技发展态势稳中向好，各地区中医药科技发展水平的差距有所下降。其中，北京市在中医药科技创新领域投入与产出上具有绝对优势，各项指标排名靠前。广东省投入指标相对产出指标排名靠后，综合得分排名居全国第二，体现出广东省拥有较强的中医药科技创新竞争力。四川省综合得分位居全国第三，是西部地区得分最高的省，其各项指标较均衡。本报告对 2019~2021 年部分省（区、市）的国家中医药科技创新平台项目建设情况进行了汇总分析与阐述，北京市、天津市和广东省等地有较为明显的优势。相信未来随着中医药"十四五"规划的落地，各地将积极推进建设一批中医药科技成果孵化转化基地，支持中医医院与企业、科技机构、高等院校等加强协作、共享资源，鼓励高等院校、科技院所、医疗机构建立专业化技术转移机构，中医药科技发展将更上一层楼。

参考文献

［1］吕爱平、杨凌：《现代创新方法与中医药研究》，科学出版社，2011。
［2］秦怀金：《关于加快推进新时代中医药科技创新的若干思考》，《中医药管理杂志》2022 年第 22 期。
［3］张建华、周尚成、潘华峰主编《中医药传承创新蓝皮书：中国中医药传承创新发展报告（2020）》，社会科学文献出版社，2021。
［4］张建华、周尚成、潘华峰主编：《中医药传承创新蓝皮书：中国中医药传承创新发展报告（2021）》，社会科学文献出版社，2022。
［5］张建华、周尚成、潘华峰主编《中医药传承创新蓝皮书：中国中医药传承创新发展报告（2022）》，社会科学文献出版社，2023。
［6］《高举中国特色社会主义伟大旗帜：为全面建设社会主义现代化国家而团结奋斗——在中国共产党第二十次全国代表大会上的报告》，求是网，2022 年 10 月 16

日, http://www.qstheory.cn/yaowen/2022-10/17/c_1129067786.htm。

[7] 张雪:《多省市密集出台政策 助推中医药产业高质量发展》,《上海证券报》2023年6月17日,第5版。

[8] 曹硕等:《基于文本挖掘视角的我国中医药政策热点分析》,《医学与社会》2023年第6期。

[9] 《国务院办公厅关于印发〈中医药振兴发展重大工程实施方案〉的通知》,中国政府网,2023年2月10日,https://www.gov.cn/zhengce/content/2023-02/28/content_5743680.htm。

[10] 《科技部 国家中医药局关于印发〈"十四五"中医药科技创新专项规划〉的通知》,中华人民共和国科技部,2022年11月10日,https://www.most.gov.cn/xxgk/xinxifenlei/fdzdgknr/fgzc/gfxwj/gfxwj2022/202301/t20230116_184238.html。

[11] 叶奕君:《〈重庆市中医药发展"十四五"规划〉印发》,《中医药管理杂志》2022年第18期。

[12] 《江苏省政府办公厅关于印发江苏省"十三五"中医药健康服务发展规划的通知》,江苏省人民政府网站,2017年6月26日,http://www.jiangsu.gov.cn/art/2017/7/20/art_46488_2557402.html。

B.5
中国中医药人才评价报告

张建华　周尚成　陈慧靖　陈相如　贺凯玥*

摘　要： 本报告主要围绕中国中医药人才资源的 6 个指标，即每千人口医
疗卫生机构中医药人员数、每千人口中医类执业（助理）医师
数、每千人口中医类医院卫生技术人员数、中医类医院中药师占
药师比例、医师人均每日担负诊疗人次、医师人均每日担负住院
床日，分析 2017~2021 年中国中医药人才发展趋势，并通过比
较 31 个省（区、市）、三大区域以及是否提出建设"中医药强
省"目标的省（区、市）的中医药人才资源拥有量及人才分布
情况，评估我国中医药人才资源整体发展情况。结果显示，近 5
年我国中医药人才规模不断扩大，中医药人才结构得到优化，中
医人才临床效率和质量不断提高，但在高水平中医药人才队伍建
设方面仍存在较大的提升空间。未来仍需加快中医药人才队伍建
设，以高质量人才队伍推动中医药振兴发展。

关键词： 中医药人才资源　中医药强省　省际比较

* 张建华，广东省人大常委会委员、教科文卫委员会副主任，广州中医药大学原党委书记，博
士生导师，主要研究方向为卫生事业管理、高等院校党建与思想政治建设教育、中医药文化
自信与传承发展等；周尚成，管理学博士，教授，博士生导师，主要研究方向为中医药管
理、卫生管理与医疗保障；陈慧靖，广州中医药大学公共卫生与管理学院在读博士研究生，
主要研究方向为中医药管理；陈相如，广州中医药大学公共卫生与管理学院在读硕士研究
生，主要研究方向为社会医学与卫生事业管理；贺凯玥，广州中医药大学公共卫生与管理学
院在读硕士研究生，主要研究方向为社会医学与卫生事业管理。

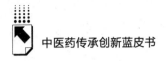
一　当代中国中医药人才发展综述

（一）概念及意义

中医药人才，指中医药类医学人才，涵盖高等中医药人才、中等中医药人才。为丰富中医药人才的内涵，进一步明确中医药人才的概念，贯彻落实党的二十大报告提出的实施人才强国战略的要求，本报告参考国家中医药管理局及人力资源社会保障部相关文件将中医药人才的定义进一步深化为：能够传承中医药传统方法论，提供中医药综合创新性思维的中医药技术人员。

要实施人才强国战略，强化现代化建设人才支撑。教育、科技、人才是全面建设社会主义现代化国家的基础性、战略性支撑。科技是第一生产力、人才是第一资源、创新是第一动力，功以才成，业由才广，要深入实施教育优先发展、科技自立自强、人才引领驱动战略，加快建设教育强国、科技强国和人才强国，实施为党育人和为国育才的方针，全面提升人才培养质量；促进人才区域合理布局和协调发展，打造人才高地，发挥"头雁效应"。当前，世界百年未有之大变局加速演进，世界范围内生命与健康领域的竞争日趋激烈，具有原创优势的中医药迎来了难得的发展机遇。因此，我国迫切需要加快中医药人才队伍建设的步伐，为中医药振兴发展提供更加坚强的人才保障。自党的十八大以来，党中央一直把中医药工作摆在突出的位置，加快中医药人才队伍建设的步伐，中医药人才发展的顶层设计不断完善，人才规模增长速度加快，人才结构布局逐步优化，人才质量和使用效能显著提升。

中医药传承创新"七位一体"全面发展包括了中医医疗服务、中医药产业、中医药养生保健、中医药教育、中医药科研、中医药文化传播与对外交流、中医药政策七个维度，其中中医药教育、中医药科研两个维度的发展高度依赖中医药人才，二者与中医药人才培养的质量、数量等息息相关。在"七位一体"的发展中，教育是基础，科研创新是动力，人才是主体，三者互为补充，互为核心，并行不悖。我国是中医药的发源地，要推动中医药传承创新发展，就要将人口优势转化为中医药教育优势和中医药人才优势，落实教育强国、科技强国和人才强国的具体措施，发扬中医药传统和特色，打造中医药教育高地和中医药人才高地。中共中央、国务院在 2019 年颁布的《中共中央　国务院关于促进中医药传承创新发展的意见》中提出，加强中医药人才队伍建设不仅要改革人才培养模式，还要优化人才成长途径，健全人才评价激励机制。2022 年，国务院颁布的《"十四五"中医药发展规划》强调，要建设高素质的中医药人才队伍，需要从教育改革、特色人才队伍建设、学习制度三方面进行。同年，国家中医药管理局印发的《"十四五"中医药人才发展规划》也明确提出，到 2025 年要建设符合中医药特点的中医药人才发展体制机制、壮大高层次中医药人才队伍、加强基层中医药人才队伍建设、扩大高水平中医药人才平台，实现培养一支高素质人才队伍的目标。同年，国家中医药管理局、教育部、人力资源和社会保障部、国家卫生健康委颁布《关于加强新时代中医药人才工作的意见》，强调建设结构更加合理的中医药人才队伍，通过教育改革、完善人才发展体制机制、强化组织实施等途径，推进中医药人才队伍建设。在国家和各级政府的重视及引导下，我国中医药人才队伍建设水平快速上升。中医药人才数量、人才分布情况及人才队伍建设情况均会影响中医医疗卫生事业的发展，影响百姓的健康水平。

（二）中医药人才发展现状

1. 中医药人才总量日渐提升

回顾本蓝皮书研创团队既往研究发现，2017~2020 年我国中医药人力资源总量呈现增加的趋势，中医医疗资源人均配置情况呈现优化的趋势，每千人口中医类医院卫生技术人员数、每千人口中医执业（助理）医师数和中医类医院中药师占药师比例都呈现增长态势；相较 2019 年，2020 年中医类医院卫生技术人员增加了 62133 人，中医执业（助理）医师增加了 57987 人，中医类医院中药师增加了 1024 人，中医类人才结构不断优化。

医师人均每日担负诊疗人次、医师人均每日担负住院床日全国平均水平呈现总体下降趋势，表明随着中医医师人数增加和总体诊疗人数下降，医师工作负担下降。

随着《关于加快中医药特色发展的若干政策措施》《中医药发展战略规划纲要（2016—2030年）》等文件的出台，国家不断提高对中医药服务发展的重视程度，持续提高中医药人才资源储备量。当前我国经济发展水平日益提高，人民更加重视生命质量和健康管理，大众对中医药健康管理的需求不断攀升。因此，我国迫切需要推进中医药人才队伍建设，保持高水平中医药服务输出，满足大众健康需求，彰显中医药在健康中国建设中的强大优势。

2. 中医药人才资源分布不均衡

回顾本蓝皮书研创团队既往研究发现，我国中医药人才资源存在东部、中部、西部地区分布不均衡的问题。东部地区医疗资源拥有量排名靠前，在每千人口中医类医院卫生技术人员数以及每千人口中医执业（助理）医师数等指标上明显领先；但由于人口数量差异，西部地区的人均资源拥有量优于东部地区。此外，中部、西部地区每千人口中医类医院卫生技术人员数、每千人口中医执业（助理）医师数的增长速度快于东部地区，西部地区在中医类医院中药师占药师比例指标上有较明显的优势。

从医师人均每日担负诊疗人次指标看，经济发达地区该指标数值依旧高于全国平均水平，但东部、中部、西部地区该指标的绝对值均有明显的下降。东部、中部、西部地区在医师人均每日担负住院床日指标上不存在显著差异。

由于我国东部、中部、西部人口分布差异较大，经济发展水平差异显著，中医药相关人才、患者均向东部地区或经济发达地区集聚，东部地区人才资源总量充足但人均拥有资源量较少。对各地区中医药人才资源分布情况进行对比分析能够为优化资源配置提供参考。

3. 各省（区、市）中医药人才发展变化不同

根据2020版、2021版、2022版中医药传承创新蓝皮书评价结果，从31个省（区、市）中医药人才资源排名情况来看，2017~2020年各省（区、市）每千人口中医类医院卫生技术人员数、每千人口中医执业（助理）医师数、中医类医院医护比、中医类医院中药师占药师比例均呈现增长趋势，部分指标省际排名波动较大，且省际差异显著。如部分省（区、市）每千人口中医执业（助理）医师数指标排名波动较大，相较 2017 年，2020 年黑龙江省、安徽省、湖北省、广西壮族自治区的排名显著上升，而浙江省、新疆维吾尔自治区排名有所回落。31 个省（区、市）医师人均每日担负诊疗人次指标排名基本趋于稳定，部分省（区、市）排名有所波动；大部分省（区、市）医师人均每日担负住院床日指标得分相差不大，排名靠前的省（区、市）集中在我国西南地区，2020 年个别省（区、市）该指标变化幅度较大，如 2020 年北京市医师人均每日担负住院床日较 2017 年下降了 35.00%。

提出建设"中医药强省"目标的省（区、市）在每千人口中医类医院卫生技术人员数、每千人口中医执业（助理）医师数、中医类医院中药师占药师比例、注册护士数、注册医师数指标上的增速及年均增长率明显高于未提出建设"中医药强省"目标的省（区、市），但二者在每百万人口中医类医院数、每千人口中医类医院卫生技术人员数、每千人口中医类别执业（助理）医师数、中医类医院中药师占药师比例指标上均不存在显著差异；提出建设"中医药强省"目标的省（区、市）医护比指标水平高于未提出建设"中医药强省"目标的省（区、市）。

4. 中医药人才结构不够合理

通过对国家及各省（区、市）中医药人才相关政策进行梳理，发现政策主要指向中医药人才结构不合理的问题。

《"十四五"中医药人才发展规划》提出持续推进中医药高层次人才培养，形成人才发展高地。首先，选拔青年拔尖人才、培育学科交叉创新型人才以及中西医结合人才，探索有利于人才引进的激励机制。其次，针对基层、边疆地区等重点区域因地制宜培养中医药人才，依托现有基层卫生机构，加大人才供给量，通过知识技能培训等方式提高基层人才服务能力，特别支持革命老区、重点帮扶地区、边疆地区培养中医药人才。鼓励二级以上公立中医医院提高中医医师占比，提高中医医师队伍在公共卫生事件中的反应速度和服务能力，加大医疗卫生机构中药师、中医护理队伍、中医技师队伍配备力度。布局高水平中医药人才发展平台，构建涵盖京津冀、长三角、粤港澳大湾区三大重点区域的"三区多点"中医药人才发展高地，积极进行中医药教育改革，持续推进名老中医专家传承工作。

《广东省中医药发展"十四五"规划》明确提出实施葛洪中医药人才培养计划，构建特色人才培养平台，继续实施基层人才培育工作，推进高层次中医药人才培养。深化中医药教育体制改革，推进"西学中"教育和人才培训、研修项目，培育一批中西医结合的人才。依托现有医疗机构，开展基层名老中医药专家传承工作室建设，实施中医师承"薪火工程"，以实现提升基层服务水平的目标。持续推进国家中医药应对重大公共卫生事件和中医疫病防治骨干人才库项目、中药特色技术传承人才培训项目、"西学中"骨干培训项目、中医护理骨干培训项目。此外，该规划还提出优化中医药人才评价机制，更加注重人才的业务能力和工作实力。

《安徽省促进中医药振兴发展行动计划（2022—2024年）》指出构建形成高水平、有特色的中医药教育布局及实施高水平中医药人才引进制度。调整优化中医药人才培育布局，扩大中医药教育规模，积极发挥安徽中医药大学的带动作用；完善基层中医药人才的职称评定、晋升等机制。依托"江淮英才计划"等省级人才项目，长期柔性引进中医领军人才、国医大师、全国名中医等高层次人才。此外，该计划还提出抢救性保护民间老中医、支持院校根据用人单位需求开展订单式定向培养等人才培养措施。

党的二十大报告指出，要实施科教兴国战略，强化现代化建设人才支撑，教育、科技、人才是社会主义现代化国家建设的基础性、战略性支撑，深入实施科教兴国战略、人才强国战略、创新驱动发展战略，开辟发展新领域新赛道，不断塑造发展新动能新优势。目前，我国中医药人才发展仍存在短板，中医药人才培养应坚持人才强国战略，坚持各方面人才一起抓，建设一支规模大、结构优、素质高的中医药人才队伍，加快推进区域中医药人才资源整合，着力形成具有社会主义现代化国家特色的中医药人才队伍。

综上所述，我国中医药人才在培育方式和结构分布方面有较大提升空间，特别是高水平中医药人才、中医基层服务人员、中西医结合人才培养和激励机制方面，仍存在较大的提升空间。

二　中医药人才传承创新发展评价指标体系构建

（一）数据来源

本报告从中医药人才规模、中医药人才结构、中医药人才服务能力三大维度评价全国中医药人才发展水平，所用数据来源于《全国中医药统计摘编》、《中国卫生健康统计年鉴》及 2017~2021 年全国 31 个省（区、市）中医人才资源报告。其中，评价中医药人才规模情况的指标有医疗卫生机构中医药人员总数、中医类医院卫生技术人员总数、中医执业（助理）医师总数和中医类医院中药师人员总数四个指标；评价中医药人才结构的指标包括每千人口医疗卫生机构中医药人员数、每千人口中医执业（助理）医师数、每千人口中医类医院卫生技术人员数及中医类医院中药师占药师比例四个指标；评价中医药人才服务能力的指标包括医师人均每日担负诊疗人次、医师人均每日担负住院床日两个指标。其中，6 个指标通过以下公式计算得到。

每千人口医疗卫生机构中医药人员数 = 医疗卫生机构中医药人员总数 ÷ 人口数 × 1000

每千人口中医执业（助理）医师数 = 中医执业（助理）医师数 ÷ 人口数 × 1000

每千人口中医类医院卫生技术人员数 = 中医类医院卫生技术人员数 ÷ 人口数 × 1000

中医类医院中药师占药师比例 = 中医类医院中药师人数 ÷ 中医类医院药师人数 × 100%

医师人均每日担负诊疗人次 = 报告期内诊疗人次数 ÷ 同期平均执业（助理）医师数 ÷ 同期工作日数

医师人均每日担负住院床日 = 报告期内实际占用总床日数 ÷ 同期平均执业（助理）医师人数 ÷ 365

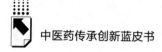

每千人口医疗卫生机构中医药人员数。医疗卫生机构指从卫生（卫生健康）行政部门取得《医疗机构执业许可证》《计划生育技术服务许可证》或从民政、工商行政、机构编制管理部门取得法人单位登记证书，为社会提供医疗服务、公共卫生服务或从事医学科研和医学在职培训等工作的单位。中医药人员指中医执业医师、中医执业助理医师、见习中医师、中药师（士）。该指标反映某省（区、市）或地区中医药人才分布情况，以当地医疗卫生机构中医药人员总数（单位：人）除以当地常住人口数量（单位：千人）。常住人口数量数据来源于国家统计局。

每千人口中医执业（助理）医师数。中医执业（助理）医师数是中医执业医师、中医执业助理医师人数之和。该指标反映某省（区、市）或地区基层中医人才结构是否合理，以及中医药人才资源的人均占有量情况，以当地中医执业（助理）医师数（单位：人）除以当地常住人口数量（单位：千人）。

每千人口中医类医院卫生技术人员数。中医类医院包括各级中医医院、中西医结合医院、民族医医院；卫生技术人员包括执业医师、执业助理医师、注册护士、药师（士）、检验及影像技师（士）、卫生监督员和见习医（药、护、技）师（士）等卫生专业人员，不包括从事管理工作的人员（如院长、副院长、党委书记等）。该指标反映某省（区、市）或地区中医类医院卫生技术人员情况。

中医类医院中药师占药师比例。中医类医院中药师占药师比例反映中医类医院中中药师的数量情况。

医师人均每日担负诊疗人次。该指标数值用报告期内诊疗人次数除以同期平均执业（助理）医师数，再除以同期工作日数得出。报告期内诊疗人次数指所有诊疗工作的总人次数，包括：①按挂号数统计，包括门诊、急诊、出诊、预约诊疗、单项健康检查、健康咨询指导（不含健康讲座）人次数。患者1次就诊多次挂号，按实际诊疗次数统计，不包括各项检查、治疗、处置工作量以及免疫接种、健康管理服务人次数。②未挂号就诊、本单位职工就诊及外出诊（不含外出会诊）不收取挂号费的，按实际诊疗人次数统计。该指标反映医师诊疗能力情况。

医师人均每日担负住院床日。该指标数值由报告期内实际占用总床日数除以同期平均执业（助理）医师数，再除以同期工作日数得出。实际占用总床日数是指医院各科每日夜晚 12 点实际占用病床数（每日夜晚 12 点住院人数）总和，包括实际占用的临时加床数，不包括家庭病床数；病人入院后于当晚 12 点前死亡或因故出院的病人，按实际占用床位 1 天进行统计。该指标用于反映医师的服务能力情况。

（二）指标体系

本报告对各省（区、市）、三大区域及是否提出建设"中医药强省"目标的省（区、市）分别进行统计描述、时间趋势分析；对评估中医药人才分布结构和中医药人才服务能力的 6 个指标进行测算，据此得出各省（区、市）中医人才评价得分，按照从高到低的顺序对各省（区、市）进行排名。

中医药人才评价指标及权重见表 1。

表 1　中医药人才评价指标及权重

一经指标	二级指标	三级指标	性质	权重
中医药人才	中医药人才发展	每千人口医疗卫生机构中医药人员数	正向指标	0.181
		每千人口中医执业（助理）医师数	正向指标	0.188
		每千人口中医类医院卫生技术人员数	正向指标	0.181
		中医类医院中药师占药师比例	正向指标	0.153
		医师人均每日担负诊疗人次	正向指标	0.155
		医师人均每日担负住院床日	正向指标	0.142

三　中医药人才评价结果

（一）中医人才发展整体情况

2021 年各省（区、市）中医药人才评价得分从 56.06 分到 86.83 分不等，各省（区、市）得分有一定差距。排名前 5 位的省（区、市）是北京市（86.83 分）、西藏自治区（76.76 分）、天津市（76.27 分）、重庆市（76.25 分）及四川省（76.21 分），排名后 5 位的省是江苏省（65.43 分）、福建省（65.12 分）、广东省（63.97 分）、江西省（62.98 分）以及海南省（56.06 分）（见表 2）。

表 2　2021 年 31 个省（区、市）中医药人才评价得分及排名情况

单位：分

省（区、市）	得分	排名	省（区、市）	得分	排名
北　京	86.83	1	新　疆	68.15	17
西　藏	76.76	2	山　东	67.74	18
天　津	76.27	3	云　省	67.49	19
重　庆	76.25	4	山　省	67.42	20
四　川	76.21	5	宁　夏	66.95	21
内蒙古	75.65	6	河　省	66.61	22
甘　肃	74.59	7	辽　省	66.28	23
吉　林	71.63	8	安　省	66.08	24
青　海	71.28	9	黑龙江	65.58	25
上　海	70.89	10	广　西	65.55	26
河　南	70.69	11	江　苏	65.43	27
浙　江	69.89	12	福　建	65.12	28
陕　西	69.75	13	广　东	63.97	29
湖　南	69.62	14	江　西	62.98	30
贵　州	68.36	15	海　南	56.06	31
湖　北	68.25	16			

2017~2021 年大部分省（区、市）中医药人才评价得分呈现上升的态势，其中吉林省得分的年均增长率（4.01%）最高，其次是西藏自治区（3.81%）。广东省中医药人才评价得分在 2017~2021 年有明显波动，得分有小幅上升，年均增速仅为 0.14%。5 年间浙江省中医药人才评价得分呈现小幅下降趋势，年均降速为 0.19%（见表 3）。

表3 2017~2021年31个省（区、市）中医药人才评价得分及变化情况

单位：分，%

省（区、市）	2017年得分	2018年得分	2019年得分	2020年得分	2021年得分	2017~2021年年均增长率
北　京	85.26	84.69	88.04	85.63	86.83	0.46
天　津	70.14	70.07	73.33	75.52	76.27	2.12
河　北	60.49	61.69	63.75	66.57	66.61	2.44
山　西	62.10	62.56	65.54	67.76	67.42	2.08
内蒙古	70.98	71.37	73.99	75.59	75.65	1.61
辽　宁	62.95	62.42	65.09	66.31	66.28	1.30
吉　林	61.21	63.33	66.03	69.93	71.63	4.01
黑龙江	60.67	61.17	63.66	63.53	65.58	1.96
上　海	68.23	67.96	70.27	70.43	70.89	0.96
江　苏	63.32	63.76	66.73	66.73	65.43	0.82
浙　江	70.43	70.38	72.30	71.27	69.89	-0.19
安　徽	59.43	59.41	60.98	67.67	66.08	2.69
福　建	63.14	62.84	65.08	65.39	65.12	0.77
江　西	58.71	58.94	60.08	63.31	62.98	1.77
山　东	62.71	63.28	65.55	67.46	67.74	1.95
河　南	65.12	66.12	69.08	70.68	70.69	2.07
湖　北	65.51	65.15	67.35	67.97	68.25	1.03
湖　南	64.63	65.00	67.35	69.99	69.62	1.88
广　东	63.60	63.38	64.99	64.28	63.97	0.14
广　西	61.23	61.61	63.71	66.07	65.55	1.72
海　南	53.23	53.12	55.64	56.91	56.06	1.30
重　庆	71.32	71.32	74.24	76.99	76.25	1.68
四　川	73.60	72.74	74.74	76.11	76.21	0.87
贵　州	63.37	64.40	64.91	67.20	68.36	1.92
云　南	63.25	63.22	64.78	69.23	67.49	1.64
西　藏	66.10	68.76	72.10	76.19	76.76	3.81
陕　西	69.04	68.51	70.31	70.49	69.75	0.25
甘　肃	70.92	71.51	73.43	75.82	74.59	1.27
青　海	67.10	68.61	69.63	73.72	71.28	1.52
宁　夏	64.48	66.90	67.73	68.15	66.95	0.94
新　疆	67.44	66.95	70.52	67.81	68.15	0.26

注：表中数据为四舍五入后的数据，计算年均增长率时采用的数据为原始数据，故存在误差，未做调整。余表同。

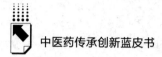

从 2017～2021 年各省（区、市）中医药人才评价得分排名变化来看，北京市排名稳居第一，与其中医医疗资源排名相吻合，表明医疗资源丰富度与人才发展情况密切相关；大部分省（区、市）在 2017～2021 年排名有所调整，河北省、吉林省和西藏自治区排名大幅上升，江苏省、浙江省、福建省、广东省及新疆维吾尔自治区的排名则大幅下降（见表4）。

表 4　2017～2021 年 31 个省（区、市）中医药人才评价得分排名及变化情况

省（区、市）	2017 年排名	2018 年排名	2019 年排名	2020 年排名	2021 年排名	2021 年相比 2017 年的排名变化
北　京	1	1	1	1	1	0
天　津	7	7	6	7	3	4
河　北	28	26	26	24	22	6
山　西	24	24	20	19	20	4
内蒙古	4	4	4	6	6	-2
辽　宁	22	25	21	25	23	-1
吉　林	26	20	18	14	8	18
黑龙江	27	28	28	29	25	2
上　海	9	11	11	12	10	-1
江　苏	19	18	17	23	27	-8
浙　江	6	6	7	9	12	-6
安　徽	29	29	29	20	24	5
福　建	21	23	22	27	28	-7
江　西	30	30	30	30	30	0
山　东	23	21	19	21	18	5
河　南	14	14	13	10	11	3
湖　北	13	15	16	17	16	-3
湖　南	15	16	15	13	14	1
广　东	17	19	23	28	29	-12
广　西	25	27	27	26	26	-1
海　南	31	31	31	31	31	0
重　庆	3	5	3	2	4	-1
四　川	2	2	2	4	5	-3
贵　州	18	17	24	22	15	3
云　南	20	22	25	15	19	1

续表

省(区、市)	2017 年排名	2018 年排名	2019 年排名	2020 年排名	2021 年排名	2021 年相比 2017 年的排名变化
西　藏	12	8	8	3	2	10
陕　西	8	10	10	11	13	-5
甘　肃	5	3	5	5	7	-2
青　海	11	9	12	8	9	2
宁　夏	16	13	14	16	21	-5
新　疆	10	12	9	18	17	-7

2017~2021 年三大区域中，中医药人才评价平均得分最高的一直是西部地区；2021 年东部、中部、西部地区的平均得分分别为 68.64 分、67.78 分以及 71.42 分，平均排名分别为 18.55、18.50 及 12.00，西部地区排名显著优于东部和中部地区（见表5）。

表5　2017~2021 年分区域中医药人才评价平均得分及排名情况

单位：分

区域	2017 年		2018 年		2019 年		2020 年		2021 年	
	平均得分	平均排名	平均得分	平均排名	平均得分	平均排名	平均得分	平均排名	平均得分	平均排名
东部地区	65.77	16.73	65.78	17.09	68.25	16.73	68.77	18.91	68.64	18.55
中部地区	62.17	22.25	62.71	22.00	65.01	21.13	67.60	19.00	67.78	18.50
西部地区	67.40	11.17	67.99	11.00	70.01	11.92	71.95	11.33	71.42	12.00

2017~2021 年，未提出建设"中医药强省"目标的省（区、市）的中医药人才评价平均得分和平均排名均优于提出建设"中医药强省"目标的省（区、市），这表明未提出建设"中医药强省"目标的省（区、市）中医药人才发展情况要优于提出建设"中医药强省"目标的省（区、市）（见表6）。

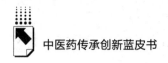

表6 2017~2021年是否提出建设"中医药强省"目标的省（区、市）
中医药人才评价平均得分及排名情况

单位：分

是否提出建设"中医药强省"目标	2017年		2018年		2019年		2020年		2021年	
	平均得分	平均排名	平均得分	平均排名	平均得分	平均排名	平均得分	平均排名	平均得分	平均排名
提出"中医药强省"目标的省（区、市）	64.17	18.35	64.54	18.18	66.84	18.05	68.86	17.26	68.55	17.42
未提出"中医药强省"目标的省（区、市）	67.06	13.14	67.42	13.36	70.09	12.75	71.03	14.00	70.99	13.75

（二）中医药人才规模

中医药人才规模主要通过医疗卫生机构中医药人员总数、中医类医院卫生技术人员总数、中医执业（助理）医师总数及中医类医院中药师人员总数四个指标来衡量。2021年全国医疗卫生机构中医药人员总数较往年有所增加，且2017~2021年呈逐年增加趋势。2021年全国医疗卫生机构中医药人员总数为88.48万人，较2020年（82.89万人）增加了5.59万人，2017~2021年年均增长率为7.46%；按区域划分，东部、中部、西部地区医疗卫生机构中医药人员总数分别为38.17万人、24.11万人及26.21万人，年均增长率分别为7.32%、7.65%、7.49%。其中，东部地区医疗卫生机构中医药人员总数最多，而中部地区增速最高。

从各省（区、市）医疗卫生机构中医药人员总数来看，2021年医疗卫生机构中医药人员总数排名前5位的省分别为四川省（7.30万人）、山东省（6.75万人）、广东省（6.25万人）、河南省（6.11万人）和河北省（5.17万人），排名后5位的省（区、市）是上海市（1.32万人）、新疆维吾尔自治区（1.32万人）、青海省（0.47万人）、海南省（0.44万人）、宁夏回族自治区（0.43万人）以及西藏自治区（0.33万人）。该指标的省际差异较大，排名第1的四川省医疗卫生机构中医药人员总数是排名末位的西藏自治区的 22 倍。安徽省、西藏自治区、海南省、贵州省、广西壮族自治区该指标的年均增长率较高，分别为16.41%、14.95%、12.50%、10.75%和10.47%。广东省医疗卫生机构中医药人员总数排名靠前，但年均增长率仅为6.01%，排第 22 位，提示广东省中医药人才资源规模较大，但人员总规模增长速度相对较慢（见表7）。

表 7　2017~2021 年全国、三大区域及 31 个省（区、市）
医疗卫生机构中医药人员总数及年均增长率情况

单位：万人，%

省（区、市）	2017 年	2018 年	2019 年	2020 年	2021 年	2017~2021 年年均增长率
全　国	66.36	71.49	76.72	82.89	88.48	7.46
东　部	28.77	31.24	33.69	36.02	38.17	7.32
中　部	17.95	19.15	20.16	22.43	24.11	7.65
西　部	19.63	21.10	22.88	24.43	26.21	7.49
北　京	2.41	2.56	2.73	2.80	2.88	4.51
天　津	1.06	1.13	1.22	1.32	1.43	7.77
河　北	3.50	3.99	4.25	4.70	5.17	10.24
山　西	1.88	1.99	2.11	2.23	2.34	5.63
内蒙古	1.93	2.03	2.15	2.24	2.38	5.43
辽　宁	1.93	2.07	2.18	2.26	2.40	5.62
吉　林	1.27	1.47	1.49	1.62	1.68	7.21
黑龙江	1.48	1.53	1.62	1.62	1.76	4.46
上　海	1.02	1.09	1.16	1.24	1.32	6.63
江　苏	3.34	3.65	4.01	4.28	4.49	7.70
浙　江	3.57	3.77	4.14	4.33	4.54	6.16
安　徽	1.73	1.88	2.06	3.07	3.19	16.41
福　建	1.89	2.03	2.19	2.33	2.50	7.24
江　西	1.63	1.71	1.85	2.05	2.23	8.23
山　东	4.82	5.34	5.80	6.39	6.75	8.76
河　南	4.31	4.60	4.91	5.44	6.11	9.10
湖　北	2.38	2.45	2.51	2.61	2.88	4.90
湖　南	3.27	3.53	3.62	3.74	3.92	4.63
广　东	4.95	5.34	5.69	5.98	6.25	6.01
广　西	1.93	2.09	2.34	2.61	2.87	10.47
海　南	0.27	0.29	0.33	0.39	0.44	12.50

续表

省(区、市)	2017 年	2018 年	2019 年	2020 年	2021 年	2017~2021 年 年均增长率
重　庆	1.75	1.97	2.12	2.30	2.40	8.23
四　川	5.69	5.94	6.44	6.75	7.30	6.44
贵　州	1.41	1.56	1.75	1.87	2.12	10.75
云　南	1.55	1.69	1.97	2.16	2.29	10.28
西　藏	0.19	0.25	0.25	0.31	0.33	14.95
陕　西	1.91	2.01	2.12	2.25	2.30	4.72
甘　肃	1.59	1.71	1.73	1.85	2.00	5.86
青　海	0.33	0.38	0.41	0.45	0.47	8.79
宁　夏	0.34	0.37	0.39	0.41	0.43	6.66
新　疆	1.02	1.10	1.21	1.23	1.32	6.55

在中医类医院卫生技术人员总数指标上，2021 年全国中医类医院卫生技术人员总数为 1189658 人，较 2017 年（921752 人）增加了 267906 人，年均增长率为 6.59%。

分不同区域看，2021 年东部地区拥有中医类医院卫生技术人员 492446 人，较上一年的（466163 人）增加了 26283 人，为东部、中部、西部地区中数量最多的区域，年均增长率为 5.92%；中部地区拥有中医类医院卫生技术人员 345736 人，年均增长率为 6.28%；西部地区拥有中医类医院卫生技术人员 351476 人，年均增长率为 7.88%，是三大区域中年均增长率最高的地区。

全国各省（区、市）的中医类医院卫生技术人员总数指标呈现不同程度的上升趋势，2021 年中医类医院卫生技术人员总数排名前 5 位的省是河南省（90701 人）、山东省（85540 人）、广东省（79091 人）、四川省（74703 人）和江苏省（67334 人），而排名后 5 位的省（区、市）为天津市（13463 人）、宁夏回族自治区（6475 人）、青海省（6033 人）、海南省（6016 人）及西藏自治区（2562 人）；年均增速排名前 5 位的省（区）分别为西藏自治区（18.64%）、甘肃省（15.17%）、青海省（11.23%）、贵州省（10.68%）、云南省（9.65%）。在中医类医院卫生技术人员总数排名前五的省（区、市）中，有 4 个在医疗卫生机构中医药人员总数指标上也排名前5位，提示区域医疗卫生机构人才规模与中医类医院卫生技术人员总数息息相关。在排名后5位的省（区、市）中，西藏自治区的中医类医院卫生技术人员总数最少，但年均增长速度在全国31个省（区、市）中最快。广东省及四川省在中医类医院卫生技术人员总数指标上有较大优势，且增长速度较快，提示两省对中医药人才发展较为重视（见表8）。

表8 2017~2021年全国、三大区域及31个省（区、市）
中医类医院卫生技术人员总数及年均增长率情况

单位：人，%

省（区、市）	2017年	2018年	2019年	2020年	2021年	2017~2021年年均增长率
全　国	921752	988203	1058983	1121116	1189658	6.59
东　部	391280	416693	441672	466163	492446	5.92
中　部	271001	288390	307464	324717	345736	6.28
西　部	259471	283120	309847	330236	351476	7.88
北　京	34594	36381	38050	38722	42697	5.40
天　津	11788	12157	12481	12812	13463	3.38
河　北	42975	47109	50069	55868	60935	9.12
山　西	18642	19679	20982	21791	23129	5.54
内蒙古	24621	27002	28549	29723	31855	6.65
辽　宁	23812	25472	26687	27978	29886	5.84
吉　林	18096	19640	20692	21896	22709	5.84
黑龙江	23359	23714	25038	24854	25306	2.02
上　海	13642	14370	14800	15331	16048	4.14
江　苏	57063	60068	64387	66182	67334	4.22
浙　江	50970	53522	58503	62022	64409	6.02
安　徽	31536	33801	35948	40346	43026	8.08
福　建	22621	23686	24466	25668	27027	4.55
江　西	26914	28484	30325	32992	35188	6.93
山　东	66589	72354	76447	79914	85540	6.46
河　南	63215	69069	74761	82202	90701	9.45
湖　北	39721	41440	41385	43188	46602	4.07
湖　南	49518	52563	58333	57448	59075	4.51
广　东	62249	66470	70155	75769	79091	6.17
广　西	35068	37547	40173	43184	45571	6.77

续表

省(区、市)	2017 年	2018 年	2019 年	2020 年	2021 年	2017~2021 年年均增长率
海 南	4977	5104	5627	5897	6016	4.85
重 庆	22796	25986	27827	28804	29144	6.33
四 川	56499	60353	64527	68795	74703	7.23
贵 州	20685	23036	25355	28695	31036	10.68
云 南	25294	27425	31934	34070	36559	9.65
西 藏	1293	1844	2136	2262	2562	18.64
陕 西	32541	35373	37280	38841	39688	5.09
甘 肃	15914	18210	23378	25513	27996	15.17
青 海	3941	4575	5078	5723	6033	11.23
宁 夏	4485	4977	5386	5772	6475	9.61
新 疆	16334	16792	18224	18854	19854	5.00

中医执业（助理）医师总数是描述中医药人才发展规模的重要指标之一，2021 年全国中医执业（助理）医师总数为 731677 人，较 2017 年（527037 人）增加了 204640 人，年均增长率为 8.29%。

分区域看，2017~2021 年东部地区中医执业（助理）医师总数最高，年均增长率为 8.43%；中部地区最低，但增速在三个区域中最快，年均增长率达到 9.03%；西部地区年均增长率为 8.29%。

从 31 个省（区、市）中医执业（助理）医师数指标水平来看，2017~2021 年各省（区、市）该指标数值均有不同程度的增长，但增长速度差异较大。其中，年均增速排名前 5 位的省（区）是安徽省（19.07%）、西藏自治区（16.23%）、海南省（14.79%）、贵州省（12.67%）、云南省（11.85%），年均增长率排名后 5 位的省（市）是陕西省（6.05%）、湖北省（5.90%）、山西省（5.82%）、黑龙江省（5.73%）和北京市（5.24%）。2021 年，中医执业（助理）医师总数排名前 5 位的省是四川省（64217 人）、山东省（55396 人）、广东省（52082 人）、河南省（51736 人）和河北省（45112 人）；排名后 5 位的省（区、市）中有 4 个来自中部和西部地区。通过对比发现，海南省在中医执业（助理）医师总数排名上不具有优势（排第29位），但其增速位居全国第三，有助于弥补其中医执业（助理）医师总数较少的短板，但海南仍需实施更加有力的措施，以提升自身的中医药人才实力（见表9）。

表9 2017~2021年全国、三大区域及31个省（区、市）中医执业（助理）医师总数及年均增长率情况

单位：人，%

省（区、市）	2017 年	2018 年	2019 年	2020 年	2021 年	2017~2021 年年均增长率
全　国	527037	575454	624783	682770	731677	8.29
东　部	226760	250209	272838	294414	313392	8.43
中　部	140828	152502	162879	184314	199017	9.03
西　部	159449	172743	189066	204042	219268	8.29
北　京	18289	19670	21077	21665	22432	5.24
天　津	8394	8975	9660	10644	11510	8.21
河　北	29926	34088	36525	40850	45112	10.81
山　西	15639	16587	17730	18806	19607	5.82
内蒙古	14593	15554	16564	17578	18811	6.55
辽　宁	14669	15998	17001	17754	19026	6.72
吉　林	10320	12090	12379	13412	13885	7.70
黑龙江	11311	11803	12686	13505	14137	5.73
上　海	8038	8952	9645	10345	11078	8.35
江　苏	26099	29070	32304	34795	36459	8.72
浙　江	27189	28858	32340	34185	36192	7.41
安　徽	13743	15199	16961	26316	27621	19.07
福　建	14739	16100	17633	18848	20357	8.41
江　西	12201	13066	14487	16500	18145	10.43
山　东	37701	42924	47264	52516	55396	10.10
河　南	35220	37872	40917	45853	51736	10.09
湖　北	17848	18586	19259	20164	22444	5.90
湖　南	24546	27299	28460	29758	31442	6.39
广　东	39557	43240	46665	49574	52082	7.12
广　西	15528	17042	19250	21784	23737	11.19
海　南	2159	2334	2724	3238	3748	14.79
重　庆	14672	16578	18018	19796	20627	8.89

续表

省（区、市）	2017年	2018年	2019年	2020年	2021年	2017~2021年年均增长率
四　川	49277	51816	56168	59255	64217	6.84
贵　州	10777	12086	13980	15169	17367	12.67
云　南	12325	13654	16344	18202	19292	11.85
西　藏	1580	2168	2158	2703	2884	16.23
陕　西	14016	14872	15897	17052	17727	6.05
甘　肃	13149	14267	14458	15480	16774	6.28
青　海	2754	3077	3376	3744	3889	9.01
宁　夏	2496	2771	2932	3147	3358	7.70
新　疆	8282	8858	9921	10132	10585	6.33

2017~2021年全国中医类医院中药师人员总[4]数呈逐步上升态势，2021年全国中医类医院中药师有39392人，较2017年（34846人）增加了4546人，2017~2021年年均增长率为3.11%。

对不同区域的指标得分进行比较发现，东部地区的中医类医院中药师人员总数在2017~2021年蝉联第一，年均增长率为3.35%；中部地区中医类医院中药师人员总数少于东部地区，但多于西部地区，年均增长率为2.02%；西部地区的中医类医院中药师人员总数最少，但其增速较快，年均增速为3.98%。东部、中部、西部地区在中医类医院中药师人员总数指标上的差异较为明显，东部地区与西部地区该指标数值的差距保持在6000~7000人。

在全国31个省（区、市）中，2017~2021年各省（区、市）的中医类医院中药师人员总数的年均增速存在一定差异。其中，3个省（江西省、黑龙江省、海南省）该指标的年均增速为负值，提示这3个省的中医类医院中药师人员总数整体呈下降态势。2021年北京市中医类医院中药师人员总数提升至第5位。2021年排名前5位的省（区、市）是河南省、山东省、广东省、江苏省和北京市，其中医类医院中药师人员总数分别是2830人、2755人、2743人、2283人、2157人，其年均增长率分别为3.29%、4.49%、2.94%、4.73%、3.50%（见表10）。通过中医药人才规模指标对比发现，广东省及四川省在中医药人才规模总量上有较大优势，医疗卫生机构中医药人员总数、中医类医院卫生技术人员总数等指标排名靠前。

表 10　2017~2021 年全国、三大区域及 31 个省（区、市）
中医类医院中药师人员总数及年均增长率情况

单位：人，%

省（区、市）	2017 年	2018 年	2019 年	2020 年	2021 年	2017~2021 年年均增长率
全　国	34846	36338	37172	38196	39392	3.11
东　部	15143	15642	16248	16665	17274	3.35
中　部	10682	11186	11068	11461	11572	2.02
西　部	9021	9510	9856	10070	10546	3.98
北　京	1880	1877	1978	2045	2157	3.50
天　津	573	596	641	625	640	2.80
河　北	1184	1268	1238	1341	1436	4.94
山　西	876	894	907	927	947	1.97
内蒙古	1219	1264	1354	1341	1397	3.47
辽　宁	1280	1219	1354	1356	1377	1.84
吉　林	682	801	835	905	943	8.44
黑龙江	1145	1216	1123	1060	1052	-2.10
上　海	682	714	708	715	729	1.68
江　苏	1898	2009	2107	2171	2283	4.73
浙　江	1910	1991	2032	2119	2138	2.86
安　徽	1058	1090	1078	1247	1262	4.51
福　建	835	814	864	879	873	1.12
江　西	912	941	899	897	893	-0.52
山　东	2311	2471	2535	2572	2755	4.49
河　南	2486	2585	2595	2786	2830	3.29
湖　北	1588	1665	1642	1751	1684	1.48
湖　南	1935	1994	1989	1888	1961	0.33
广　东	2443	2542	2631	2685	2743	2.94
广　西	1031	1076	1066	1067	1137	2.48
海　南	147	141	160	157	143	-0.69
重　庆	674	727	769	774	782	3.79
四　川	1717	1763	1769	1798	1924	2.89
贵　州	521	558	576	633	756	9.75

续表

省（区、市）	2017 年	2018 年	2019 年	2020 年	2021 年	2017~2021 年年均增长率
云　南	759	777	835	898	905	4.50
西　藏	81	101	129	136	160	18.55
陕　西	1159	1232	1285	1306	1304	2.99
甘　肃	562	626	701	680	667	4.38
青　海	237	270	276	295	299	5.98
宁　夏	184	254	244	259	272	10.27
新　疆	877	862	852	883	943	1.83

（三）中医药人才结构

反映中医药人才结构情况的指标包括每千人口医疗卫生机构中医药人员数、每千人口中医执业（助理）医师数、每千人口中医类医院卫生技术人员数及中医类医院中药师占药师比例四个指标。

2017~2021 年，全国每千人口医疗卫生机构中医药人员数呈现逐年增长的态势，从 2017 年的 0.48 人增长至 2021 年的 0.63 人，年均增长率为 7.03%。从东、中、西部地区每千人口医疗卫生机构中医药人员数的数据可以看出，三大区域均呈现出增长的态势。其中，中部、西部地区的年均增长速度高于东部。

在省际比较中，2017~2021 年各省（区、市）的排名比较稳定，变化较小。其中，北京市排名始终保持首位，每千人口医疗卫生机构中医药人员数从 1.11 人增长至 1.31 人，年均增长率为 4.30%；排名前 5 位的省（区、市）为北京市、天津市、内蒙古自治区、西藏自治区及四川省，其每千人口医疗卫生机构中医药人员数分别为 1.31 人、1.04 人、0.99 人、0.89 人、0.87 人。河北省排名持续上升，每千人口医疗卫生机构中医药人员数从 0.47 人提升至 0.69 人，且保持着 10.51% 的年均增长率。浙江省排名呈下降态势，但该省每千人口医疗卫生机构中医药人员数由 0.63 人上升至 0.69 人，年均增长率为 2.38%。同时，省际差异较大，排名第一的北京市每千人口医疗卫生机构中医药人员数高达 1.31 人，而排名靠后的海南省仅为 0.43 人。值得注意的是，中医药人才规模指标排名靠前的广东省，每千人口医疗卫生机构中医药人员数的排名低至第 29 位，提示广东省等沿海发达地区虽然中医药人才规模较大，但中医药资源人均拥有量不足（见表 11）。

表 11 2017～2021 年全国、三大区域及 31 个省（区、市）
每千人口医疗卫生机构中医药人员数指标情况

单位：人，%

省（区、市）	2017 年		2018 年		2019 年		2020 年		2021 年		2017～2021 年年均增长率
	指标值	排名	指标值	排名	指标值	排名	指标值	排名	指标值	排名	
全国	0.48		0.51		0.55		0.59		0.63		7.03
东部	0.50		0.54		0.58		0.59		0.63		5.93
中部	0.41		0.44		0.46		0.53		0.57		8.57
西部	0.52		0.56		0.60		0.64		0.68		7.08
提出建设"中医药强省"目标的省（区、市）	0.46		0.49		0.53		0.57		0.61		7.44
未提出建设"中医药强省"目标的省（区、市）	0.53		0.57		0.62		0.65		0.69		6.93
北京市	1.11	1	1.19	1	1.27	1	1.28	1	1.31	1	4.30
天津市	0.68	4	0.72	4	0.78	3	0.95	2	1.04	2	11.21
河北省	0.47	17	0.53	14	0.56	13	0.63	12	0.69	10	10.51
山西省	0.51	10	0.53	12	0.57	11	0.64	11	0.67	12	7.28
内蒙古自治区	0.76	2	0.80	2	0.85	2	0.93	3	0.99	3	6.82
辽宁省	0.44	20	0.48	19	0.50	19	0.53	19	0.57	20	6.48
吉林省	0.47	16	0.54	10	0.55	14	0.67	9	0.71	9	10.88
黑龙江省	0.39	27	0.41	27	0.43	26	0.51	21	0.56	21	9.62

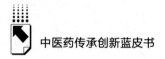

续表

省(区、市)	2017 年		2018 年		2019 年		2020 年		2021 年		2017~2021 年年均增长率
	指标值	排名	指标值	排名	指标值	排名	指标值	排名	指标值	排名	
上海市	0.42	21	0.45	22	0.48	24	0.50	24	0.53	23	5.86
江苏省	0.42	23	0.45	21	0.50	20	0.51	22	0.53	24	6.16
浙江省	0.63	5	0.66	6	0.71	6	0.67	10	0.69	11	2.38
安徽省	0.28	31	0.30	31	0.32	31	0.50	23	0.52	25	17.08
福建省	0.48	13	0.51	16	0.55	15	0.56	17	0.60	16	5.43
江西省	0.35	28	0.37	28	0.40	29	0.45	29	0.49	28	8.85
山东省	0.48	14	0.53	13	0.58	10	0.63	13	0.66	13	8.32
河南省	0.45	18	0.48	18	0.51	18	0.55	18	0.62	14	8.19
湖北省	0.40	24	0.41	26	0.42	27	0.45	30	0.49	27	5.22
湖南省	0.48	15	0.51	17	0.52	17	0.56	16	0.59	17	5.55
广东省	0.44	19	0.47	20	0.49	21	0.47	27	0.49	29	2.69
广西壮族自治区	0.40	25	0.42	25	0.47	25	0.52	20	0.57	19	9.63
海南省	0.30	30	0.31	30	0.35	30	0.39	31	0.43	31	9.81
重庆市	0.57	7	0.63	8	0.68	7	0.72	8	0.75	8	7.05
四川省	0.69	3	0.71	5	0.77	4	0.81	5	0.87	5	6.22
贵州省	0.39	26	0.43	24	0.48	22	0.49	25	0.55	22	8.74
云南省	0.32	29	0.35	29	0.41	28	0.46	28	0.49	30	10.93
西藏自治区	0.56	9	0.74	3	0.71	5	0.85	4	0.89	4	12.61
陕西省	0.50	11	0.52	15	0.55	16	0.57	15	0.58	18	3.92
甘肃省	0.61	6	0.65	7	0.66	9	0.74	7	0.80	6	7.28
青海省	0.56	8	0.62	9	0.67	8	0.76	6	0.79	7	8.97
宁夏回族自治区	0.49	12	0.54	11	0.56	12	0.57	14	0.60	15	5.04
新疆维吾尔自治区	0.42	22	0.44	23	0.48	23	0.48	26	0.51	26	5.04

2017~2021 年全国每千人口中医执业（助理）医师数呈现上升趋势，从 2017 年的 0.38 人提升至 2021 年的 0.52 人，年均增速为 8.12%，反映我

国总体的中医药人才结构不断优化。该趋势与《"十四五"中医药人才发展规划》文件要求相匹配，有望达成"到2025年每千人口中医执业（助理）医师数达到0.62人"的目标。

从不同区域看，中部地区每千人口中医执业（助理）医师数年均增速（9.97%）最快；东部地区和西部地区每千人口中医执业（助理）医师数稳定增长，并保持着7.02%和7.87%的年均增长率。

在省际比较中，排名前5位的省（区、市）是北京市、天津市、西藏自治区、内蒙古自治区和四川省，其每千人口中医执业（助理）医师数分别为1.02人、0.84人、0.79人、0.78人和0.77人。年均增长率排名前5位的省（区、市）是安徽省、西藏自治区、海南省、云南省和天津市。其中，安徽省每千人口中医执业（助理）医师数增速居首位，表明安徽省人才结构布局正在不断优化。湖北省、广东省、陕西省、新疆维吾尔自治区2021年每千人口中医执业（助理）医师数排名较2017年有不同幅度的下滑（见表12）。

表12　2017~2021年全国、三大区域及31个省（区、市）每千人口中医执业（助理）医师数指标情况

单位：人，%

省（区、市）	2017年		2018年		2019年		2020年		2021年		2017~2021年年均增长率
	指标值	排名	指标值	排名	指标值	排名	指标值	排名	指标值	排名	
全　国	0.38		0.41		0.45		0.48		0.52		8.12
东　部	0.39		0.43		0.47		0.49		0.52		7.02
中　部	0.32		0.35		0.37		0.44		0.47		9.97
西　部	0.42		0.46		0.50		0.53		0.57		7.87
提出建设"中医药强省"目标的省(区、市)	0.37		0.40		0.43		0.47		0.51		8.55
未提出建设"中医药强省"目标	0.41		0.45		0.50		0.52		0.56		7.85

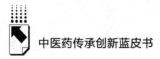

续表

省(区、市)	2017 年		2018 年		2019 年		2020 年		2021 年		2017～2021 年年均增长率
	指标值	排名	指标值	排名	指标值	排名	指标值	排名	指标值	排名	
北　京	0.84	1	0.91	1	0.98	1	0.99	1	1.02	1	5.03
天　津	0.54	4	0.58	5	0.62	4	0.77	2	0.84	2	11.67
河　北	0.40	11	0.45	10	0.48	10	0.55	10	0.61	9	11.07
山　西	0.42	10	0.45	10	0.48	11	0.54	11	0.56	11	7.49
内蒙古	0.58	3	0.61	4	0.65	3	0.73	4	0.78	4	7.96
辽　宁	0.34	21	0.37	20	0.39	23	0.42	21	0.45	22	7.57
吉　林	0.38	12	0.45	10	0.46	13	0.56	9	0.58	10	11.37
黑龙江	0.30	27	0.31	26	0.34	26	0.42	21	0.45	19	10.91
上　海	0.33	22	0.37	20	0.40	21	0.42	21	0.45	24	7.60
江　苏	0.33	23	0.36	22	0.40	20	0.41	24	0.43	25	7.17
浙　江	0.48	6	0.50	9	0.55	8	0.53	12	0.55	12	3.57
安　徽	0.22	31	0.24	31	0.27	31	0.43	19	0.45	20	19.71
福　建	0.38	13	0.41	14	0.44	14	0.45	15	0.49	15	6.57
江　西	0.26	28	0.28	28	0.31	29	0.37	29	0.40	29	11.06
山　东	0.38	13	0.43	13	0.47	12	0.52	13	0.54	13	9.64
河　南	0.37	15	0.39	17	0.42	15	0.46	14	0.52	14	9.21
湖　北	0.30	25	0.31	26	0.32	28	0.35	30	0.38	30	6.26
湖　南	0.36	18	0.40	15	0.41	17	0.45	15	0.47	16	7.31
广　东	0.35	19	0.38	19	0.41	19	0.39	25	0.41	27	3.78
广　西	0.32	24	0.35	24	0.39	24	0.44	17	0.47	17	10.33
海　南	0.23	30	0.25	30	0.29	30	0.32	31	0.37	31	12.06
重　庆	0.48	7	0.53	7	0.58	6	0.62	7	0.64	8	7.72
四　川	0.59	2	0.62	3	0.67	2	0.71	5	0.77	5	6.60
贵　州	0.30	26	0.34	25	0.39	25	0.39	25	0.45	21	10.63
云　南	0.26	29	0.28	28	0.34	27	0.39	25	0.41	26	12.48
西　藏	0.47	8	0.63	2	0.61	5	0.74	3	0.79	3	13.85
陕　西	0.37	17	0.39	17	0.41	18	0.43	19	0.45	23	5.28
甘　肃	0.50	5	0.54	6	0.55	9	0.62	7	0.67	6	7.68
青　海	0.46	9	0.51	8	0.56	7	0.63	6	0.65	7	9.17
宁　夏	0.37	16	0.40	15	0.42	16	0.44	17	0.46	18	6.06
新　疆	0.34	20	0.36	22	0.39	22	0.39	25	0.41	28	4.79

2017～2021 年全国每千人口中医类医院卫生技术人员数总体呈上升趋势，从 2017 年的 0.66 人提升至 2021 年的 0.84 人，年均增长率为 6.16%。

从东部、中部、西部三大区域看，每个区域每千人口中医类医院卫生技术人员数均有明显上升，东部地区增速较低，推测或与东部地区人口总数不断增加有关；中部地区增长较快，年均增速为 7.19%；西部地区 5 年平均增速最快且涨幅最大，增速达 7.47%，5 年间每千人口中医类医院卫生技术人员数增幅为 0.23 人。

未提出建设"中医药强省"目标的省（区、市）总体每千人口中医类医院卫生技术人员数略高于提出建设"中医药强省"目标的省（区、市），且前者年均增长速度也略高于后者。

2021 年每千人口中医类医院卫生技术人员数排名前 5 位的省（区、市）是北京市（1.95 人）、内蒙古自治区（1.33 人）、甘肃省（1.12 人）、青海省（1.02 人）以及陕西省（1.00 人）。排名后 5 位的省（区、市）包括山西省（0.66 人）、福建省（0.65 人）、上海市（0.64 人）、广东省（0.62 人）和海南省（0.59 人）。在省际比较中，各省（区、市）之间差异显著，如：第一名北京市 2021 年每千人口中医类医院卫生技术人员数达 1.95 人，最后一名海南省仅为 0.59 人。此外，同属东部地区的上海市与广东省该指标数值明显低于西部地区省（区、市），推测可能与东西部地区的人口数量差异有关（见表 13）。

表 13　2017～2021 年每千人口中医类医院卫生技术人员数指标情况

单位：人，%

省（区、市）	2017 年		2018 年		2019 年		2020 年		2021 年		2017～2021 年年均增长率
	指标值	排名	指标值	排名	指标值	排名	指标值	排名	指标值	排名	
全　国	0.66		0.71		0.75		0.80		0.84		6.16
东　部	0.68		0.72		0.75		0.77		0.81		4.54
中　部	0.62		0.66		0.70		0.77		0.82		7.19
西　部	0.69		0.75		0.81		0.86		0.92		7.47

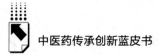

续表

省（区、市）	2017 年		2018 年		2019 年		2020 年		2021 年		2017～2021 年年均增长率
	指标值	排名	指标值	排名	指标值	排名	指标值	排名	指标值	排名	
提出建设"中医药强省"目标的省（区、市）	0.65		0.69		0.74		0.78		0.83		6.42
未提出建设"中医药强省"目标的省（区、市）	0.71		0.76		0.82		0.85		0.91		6.34
北　京	1.59	1	1.69	1	1.77	1	1.77	1	1.95	1	5.18
天　津	0.76	5	0.78	6	0.80	10	0.92	7	0.98	7	6.68
河　北	0.57	23	0.62	21	0.66	21	0.75	18	0.82	16	9.38
山　西	0.50	30	0.53	31	0.56	31	0.62	26	0.66	27	7.18
内蒙古	0.97	2	1.07	2	1.12	2	1.24	2	1.33	2	8.06
辽　宁	0.55	26	0.58	26	0.61	25	0.66	24	0.71	24	6.71
吉　林	0.67	13	0.73	11	0.77	15	0.91	8	0.96	8	9.46
黑龙江	0.62	18	0.63	20	0.67	20	0.78	16	0.81	17	7.06
上　海	0.56	24	0.59	24	0.61	26	0.62	26	0.64	29	3.39
江　苏	0.71	9	0.75	10	0.80	11	0.78	16	0.79	20	2.73
浙　江	0.90	3	0.93	3	1.00	3	0.96	6	0.98	6	2.25
安　徽	0.50	29	0.53	30	0.56	30	0.66	24	0.70	25	8.70
福　建	0.58	21	0.60	23	0.62	24	0.62	26	0.65	28	2.78
江　西	0.58	20	0.61	22	0.65	23	0.73	21	0.78	22	7.55
山　东	0.67	14	0.72	14	0.76	16	0.79	15	0.84	15	6.03
河　南	0.66	15	0.72	15	0.78	12	0.83	12	0.92	9	8.54
湖　北	0.67	11	0.70	16	0.70	19	0.75	18	0.80	19	4.39
湖　南	0.72	7	0.76	8	0.84	7	0.86	10	0.89	14	5.44
广　东	0.56	25	0.59	25	0.61	27	0.6	30	0.62	30	2.85
广　西	0.72	8	0.76	7	0.81	9	0.86	10	0.90	11	5.95
海　南	0.54	27	0.55	28	0.60	29	0.59	31	0.59	31	2.35
重　庆	0.74	6	0.84	5	0.89	5	0.9	9	0.91	10	5.18
四　川	0.68	10	0.72	12	0.77	14	0.82	13	0.89	13	7.01
贵　州	0.58	22	0.64	19	0.70	18	0.74	20	0.81	18	8.67
云　南	0.53	28	0.57	27	0.66	22	0.72	23	0.78	21	10.29
西　藏	0.38	31	0.54	29	0.61	28	0.62	26	0.70	26	16.22
陕　西	0.85	4	0.92	4	0.96	4	0.98	4	1.00	5	4.29

续表

省(区、市)	2017 年		2018 年		2019 年		2020 年		2021 年		2017~ 2021 年 年均 增长率
	指标值	排名	指标值	排名	指标值	排名	指标值	排名	指标值	排名	
甘 肃	0.61	19	0.69	17	0.88	6	1.02	3	1.12	3	16.71
青 海	0.66	16	0.76	9	0.84	8	0.97	5	1.02	4	11.42
宁 夏	0.66	17	0.72	13	0.77	13	0.8	14	0.89	12	7.95
新 疆	0.67	12	0.68	18	0.72	17	0.73	21	0.77	23	3.51

  2021 年全国中医类医院中药师占药师比例为 50.53%，2017~2021 年整体呈现负增长趋势，年均增长率为-0.83%。同时，东部、中部和西部三大区域中医类医院中药师占药师比例也呈负增长趋势，东部地区 2021 年该指标为 50.57%，2017~2021 年年均增长率为-0.41%；2021 年中部地区中医类医院中药师占药师比例为 52.46%，2017~2021 年年均增长率为-0.97%，东部、中部两区域占比均高于全国平均水平；西部地区该指标未能达到全国平均水平且降速在三大区域中最快，为-1.28%。提出建设"中医药强省"目标的省（区、市）中医类医院中药师占药师比例呈现负增长态势，而未提出建设"中医药强省"目标的省（区、市）呈现正增长趋势，年均增长率为 1.55%。

  在省际比较中，仅吉林省、河北省、江苏省、湖北省、贵州省和宁夏回族自治区 6 个省（区）的中医类医院中药师占药师比例呈现正增长态势，其中宁夏回族自治区增速最快，年均增长率为 4.81%；其余 25 省（区、市）均呈现负增长态势，其中年均降速最高的是甘肃省，年均增长率为-3.62%。呈现负增长的省（区、市）分布不集中，因此地域因素对该指标变化的影响较小，中医类医院中药师占药师比例的负增长应更多与各个省（区、市）的就业环境、文化因素以及中医在当地的公信力等因素有关。2021 年该指标绝对值排名前五的省（区、市）分别是西藏自治区（83.33%）、北京市（64.74%）、辽宁省（63.02%）、吉林省（62.57%）、内蒙古自治区（60.90%）。从以上数据可以看出，不同省（区、市）对待中医药人才发展的态度有所不同，如吉林省不仅占比高，年均增速也较快，从侧面说明其对中药师人才较为重视；江西及海南两省中医类医院中药师占药师比例不足 40%且年均降速较快，表明两省中医类医院中药师人才数量不足，同时还可能存在中药师人才流失的情况（见表14）。

表14　2017～2021 年全国、三大区域及 31 个省（区、市）中医类医院中药师占药师比例指标情况

单位：%

省（区、市）	2017 年		2018 年		2019 年		2020 年		2021 年		2017～2021 年年均增长率
	指标值	排名	指标值	排名	指标值	排名	指标值	排名	指标值	排名	
全　国	52.25		52.23		51.42		50.96		50.53		-0.83
东　部	51.41		51.27		51.03		50.71		50.57		-0.41
中　部	54.56		54.88		53.76		53.36		52.46		-0.97
西　部	51.08		50.90		49.62		48.84		48.53		-1.28
提出建设"中医药强省"目标的省(区、市)	51.14		51.37		49.89		49.42		48.97		-1.08
未提出建设"中医药强省"目标的省(区、市)	52.26		52.24		51.44		50.97		55.59		1.55
北　京	65.39	2	64.02	2	64.56	2	65.38	2	64.74	2	-0.25
天　津	59.56	8	59.78	8	60.76	6	58.91	7	57.66	11	-0.81
河　北	46.47	25	47.44	23	45.25	24	44.46	27	45.07	25	-0.76
山　西	63.29	4	63.18	3	62.25	5	61.47	4	60.67	6	-1.05
内蒙古	62.64	5	62.24	5	62.98	4	61.07	4	60.90	5	-0.70
辽　宁	63.71	3	62.04	7	64.26	3	63.87	3	63.02	3	-0.27
吉　林	55.09	15	58.68	11	59.35	8	61.19	4	62.57	4	3.24
黑龙江	58.78	10	62.55	4	59.29	9	58.86	7	58.90	9	0.05
上　海	59.56	9	59.50	10	59.95	7	59.04	7	59.12	7	-0.18
江　苏	47.43	22	47.61	22	47.49	20	48.51	18	49.15	18	0.90
浙　江	45.88	27	46.15	27	45.45	23	45.41	24	45.32	24	-0.31
安　徽	51.38	18	49.70	19	47.28	21	50.75	17	49.34	17	-1.01

续表

省(区、市)	2017 年		2018 年		2019 年		2020 年		2021 年		2017~2021 年年均增长率
	指标值	排名	指标值	排名	指标值	排名	指标值	排名	指标值	排名	
福 建	45.98	26	44.51	28	45.09	25	45.50	24	43.50	26	-1.38
江 西	41.87	28	42.24	29	39.34	29	37.80	29	37.12	30	-2.97
山 东	52.79	17	54.08	17	52.59	16	52.17	15	51.58	16	-0.58
河 南	55.75	13	55.29	14	55.43	14	52.92	14	52.18	14	-1.64
湖 北	54.82	16	55.13	16	55.47	13	58.88	7	55.47	12	0.30
湖 南	56.63	11	56.31	12	54.93	15	52.14	15	51.86	15	-2.17
广 东	47.33	23	47.06	25	46.93	22	45.80	22	45.95	23	-0.74
广 西	40.90	29	40.48	30	39.03	30	37.65	29	37.98	29	-1.84
海 南	37.12	31	34.64	31	36.04	31	34.43	31	33.03	31	-2.88
重 庆	48.56	20	47.61	21	47.70	19	48.44	21	47.54	22	-0.53
四 川	46.52	24	46.39	26	44.32	28	42.99	28	42.98	28	-1.96
贵 州	47.54	21	47.61	20	44.62	27	45.15	22	48.68	19	0.60
云 南	48.90	19	47.12	24	44.94	26	45.75	22	43.47	27	-2.90
西 藏	83.51	1	88.60	1	89.58	1	80.95	1	83.33	1	-0.05
陕 西	56.26	12	55.60	13	55.53	12	55.08	13	54.04	13	-1.00
甘 肃	55.10	14	55.20	15	52.24	17	48.82	18	47.54	21	-3.62
青 海	62.20	6	62.07	6	57.38	11	59.00	7	59.09	8	-1.28
宁 夏	40.17	30	50.60	18	49.00	18	49.05	18	48.48	20	4.81
新 疆	60.52	7	59.61	9	58.76	10	59.46	7	58.46	10	-0.86

（四）中医药人才服务能力

2017~2021 年全国医师人均每日担负诊疗人次呈下降趋势。东部、中部和西部地区医师人均每日担负诊疗人次也均呈下降态势。2021 年东部地区的医师人均每日担负诊疗人次最高，为 8.61 人次，超过全国平均水平，年均下降速度为 3.36%；中部地区该指标值及下降速度为三大区域中最低，年均下降速度为 1.07%；西部地区医师人均每日担负诊疗人次为 5.78 人次，年均下降速度最高，为 4.02%。提出及未提出建设"中医药强省"目标的省（区、市）的医师人均每日担负诊疗人次均呈下降趋势，年均下降速度分别为2.17%及3.70%，且2021年未提出建设"中医药强省"目标的省（区、市）医师人均每日担负诊疗人次较2017年减少了1.18人次。

在省际比较中，除河北省、山西省、吉林省及湖南省外，其余省（区、市）的医师人均每日担负诊疗人次均呈下降趋势，而以上提及的四省年均增长率分别为0.19%、0.82%、2.37%、0.65%，且以上四省该指标在2021年的排名相比2017年均有不同程度上升。此外，所有省（区、市）中降幅最大、排名变化最大的是西藏自治区，其医师人均每日担负诊疗人次由2017年的6.72人次下降至2021年的4.20人次，年均增长率为-11.09%，2021年的排名相较2017年排名下降了14位。2021年该指标排名前五的省（市）分别为上海市、浙江省、北京市、广东省、天津市、福建省（天津市与福建省并列第五），其医师人均每日担负诊疗人次年均增长率分别为-2.76%、-3.58%、-5.92%、-4.19%、-4.91%及-2.89%。其中，上海市医师人均每日担负诊疗人次连续5年排名第一。排名前五的省（市）医师人均每日担负诊疗人次在8.61~17.13人次，排名后五的省（区、市）该指标数值在3.75~4.58人次，可见医师人均每日担负诊疗人次的省际差异较为明显（见表15）。

表15　2017~2021年全国、三大区域及31个省（区、市）
医师人均每日担负诊疗人次指标情况

单位：人次，%

省（区、市）	2017年		2018年		2019年		2020年		2021年		2017~2021年年均增长率
	指标值	排名	指标值	排名	指标值	排名	指标值	排名	指标值	排名	
全　国	7.60		7.44		7.49		6.21		6.82		-2.67
东　部	9.87		9.60		9.61		7.74		8.61		-3.36
中　部	5.67		5.57		5.61		4.79		5.43		-1.07
西　部	6.81		6.60		6.39		5.50		5.78		-4.02
提出建设"中医药强省"目标的省（区、市）	6.94		6.83		7.00		5.82		6.35		-2.17

续表

省(区、市)	2017年		2018年		2019年		2020年		2021年		2017～2021年年均增长率
	指标值	排名	指标值	排名	指标值	排名	指标值	排名	指标值	排名	
未提出建设"中医药强省"目标的省(区、市)	8.41		8.09		7.85		6.56		7.23		-3.70
北 京	12.98	2	12.15	3	11.99	3	7.96	5	10.17	3	-5.92
天 津	10.53	5	10.17	5	10.45	5	7.70	7	8.61	5	-4.91
河 北	5.28	25	5.19	22	5.88	19	4.98	21	5.32	22	0.19
山 西	4.84	30	4.90	27	4.96	27	4.55	23	5.00	25	0.82
内蒙古	4.92	29	4.88	28	4.92	28	4.02	28	4.58	27	-1.77
辽 宁	5.24	26	4.93	26	5.02	26	4.54	24	5.04	23	-0.97
吉 林	5.39	23	5.19	23	5.31	22	4.44	25	5.92	16	2.37
黑龙江	5.06	28	4.68	30	4.43	29	3.46	31	4.20	29	-4.55
上 海	19.16	1	18.45	1	17.82	1	14.59	1	17.13	1	-2.76
江 苏	9.82	6	9.77	6	10.09	6	8.06	4	8.18	7	-4.47
浙 江	12.39	3	12.46	2	12.17	2	10.07	2	10.71	2	-3.58
安 徽	6.64	16	6.63	16	6.83	15	5.83	13	6.41	12	-0.88
福 建	9.68	7	9.22	8	9.26	7	7.72	6	8.61	5	-2.89
江 西	5.86	20	5.63	21	5.60	21	5.04	20	5.43	20	-1.89
山 东	5.31	24	5.08	25	5.12	25	4.41	26	5.04	23	-1.30
河 南	6.44	18	6.62	17	6.80	16	5.66	15	5.87	17	-2.29
湖 北	6.95	13	6.75	14	6.87	14	5.55	16	6.33	13	-2.31
湖 南	4.16	31	4.12	31	4.05	31	3.75	30	4.27	28	0.65
广 东	11.30	4	10.90	4	10.61	4	8.62	3	9.52	4	-4.19
广 西	7.23	12	7.04	13	6.91	13	5.74	14	6.30	15	-3.38
海 南	6.85	14	7.24	12	7.32	12	6.46	12	6.33	13	-1.95
重 庆	7.88	10	7.37	11	7.75	11	7.13	8	7.82	8	-0.19
四 川	7.58	11	7.56	10	7.87	9	6.75	11	7.35	9	-0.77
贵 州	5.77	21	6.01	20	5.72	20	5.16	18	5.35	21	-1.87
云 南	8.99	9	8.49	9	7.86	10	6.90	10	6.90	11	-6.40
西 藏	6.72	15	4.70	29	4.13	30	4.77	22	4.20	29	-11.09
陕 西	6.31	19	6.04	18	6.06	18	5.07	19	5.57	18	-3.07
甘 肃	6.53	17	6.75	15	6.53	17	5.54	17	5.57	18	-3.90
青 海	5.58	22	6.02	19	5.22	24	4.08	27	3.75	31	-9.46
宁 夏	9.07	8	9.26	7	8.43	8	6.95	9	7.07	10	-6.04
新 疆	5.13	27	5.09	24	5.29	23	3.91	29	4.87	26	-1.29

2017~2021 年全国医师人均每日担负住院床日总体呈下降趋势，5 年间由 2.38 日下降至 2.01 日，年均增长率为-4.14%；2021 年，东部、中部、西部地区医师人均每日担负住院床日分别为 1.58 日、2.10 日、2.20 日；东部地区年均下降速度最快，年均增长率为-5.12%；中部、西部地区医师人均每日担负住院床日相当；东部、西部地区年均下降速度高于全国平均水平。

2021 年提出建设"中医药强省"目标的省（区、市）医师人均每月负担住院床日为 2.00 日，多于未提出建设"中医药强省"目标的省（区、市），较 2017 年的 2.41 日下降了 17.01%，年均增速为-4.55%，而未提出建设"中医药强省"目标的省（区、市）年均增速为-4.60%。

2021 年，医师人均每日担负住院床日排名前 5 位的省（市）是重庆市、云南省、湖南省、四川省、贵州省，其医师人均每日担负住院床日分别为 2.83 日、2.69 日、2.61 日、2.61 日及 2.57 日。除湖南省及西藏自治区外，其他省（区、市）医师人均每日担负住院床日均有不同程度的下降，其中下降速度最快的是宁夏回族自治区，年均增长率为-7.70%（见表 16）。

**表 16　2017~2021 年全国、三大区域及 31 个省（区、市）
医师人均每日担负住院床日指标情况**

单位：日，%

省（区、市）	2017 年		2018 年		2019 年		2020 年		2021 年		2017~2021 年年均增长率
	指标值	排名	指标值	排名	指标值	排名	指标值	排名	指标值	排名	
全　国	2.38		2.38		2.36		1.99		2.01		-4.14
东　部	1.95		1.99		1.95		1.54		1.58		-5.12
中　部	2.39		2.53		2.56		2.04		2.10		-3.16
西　部	2.68		2.83		2.79		2.23		2.20		-4.82
提出建设"中医药强省"目标的省（区、市）	2.41		2.43		2.39		1.99		2.00		-4.55

续表

省(区、市)	2017 年		2018 年		2019 年		2020 年		2021 年		2017~2021 年年均增长率
	指标值	排名	指标值	排名	指标值	排名	指标值	排名	指标值	排名	
未提出建设"中医药强省"目标的省(区、市)	2.27		2.28		2.27		1.86		1.88		-4.60
北 京	1.43	31	1.39	30	1.40	30	0.91	31	1.07	31	-6.99
天 津	1.54	30	1.56	29	1.56	29	1.16	30	1.27	30	-4.70
河 北	2.03	21	2.06	20	2.02	21	1.78	16	1.68	21	-4.62
山 西	1.76	26	1.87	25	1.91	24	1.57	23	1.6	25	-2.35
内蒙古	1.75	27	1.84	26	1.71	28	1.39	29	1.37	29	-5.94
辽 宁	2.29	15	2.20	17	2.04	18	1.66	21	1.68	21	-7.45
吉 林	1.70	28	1.75	28	1.78	26	1.47	26	1.66	23	-0.59
黑龙江	2.15	17	2.28	15	2.37	14	1.41	28	1.73	17	-5.29
上 海	2.00	23	1.90	24	1.81	25	1.47	26	1.55	26	-6.17
江 苏	2.11	19	2.11	18	2.13	16	1.74	17	1.69	21	-5.40
浙 江	1.97	24	2.02	23	1.92	23	1.58	22	1.53	27	-6.12
安 徽	2.89	9	2.89	8	2.78	8	2.30	10	2.15	12	-7.13
福 建	2.01	22	2.03	22	2.04	18	1.68	20	1.73	17	-3.68
江 西	2.58	11	2.67	10	2.61	12	2.32	9	2.31	10	-2.73
山 东	2.12	18	2.05	21	2.00	22	1.74	17	1.86	14	-3.22
河 南	2.50	12	2.67	10	2.69	11	2.38	7	2.32	9	-1.85
湖 北	2.93	7	2.96	7	3.02	4	2.26	11	2.43	6	-4.57
湖 南	2.60	10	2.62	12	2.71	10	2.58	5	2.61	3	0.10
广 东	2.11	19	2.09	19	2.03	20	1.72	19	1.77	16	-4.30
广 西	2.33	14	2.38	14	2.44	13	2.20	12	2.12	13	-2.33
海 南	1.79	25	1.84	26	1.77	27	1.53	24	1.51	28	-4.16
重 庆	3.11	5	2.97	6	3.07	3	2.74	2	2.83	1	-2.33
四 川	3.21	2	3.07	4	3.09	2	2.61	3	2.61	3	-5.04
贵 州	3.15	3	3.15	3	2.82	7	2.59	4	2.57	5	-4.96
云 南	3.13	4	3.16	2	2.90	6	2.77	1	2.69	2	-3.72
西 藏	1.56	29	1.27	31	1.29	31	1.49	25	1.61	24	0.79
陕 西	2.92	8	2.84	9	2.73	9	2.18	13	2.25	11	-6.31
甘 肃	3.06	6	3.01	5	2.99	5	2.54	6	2.39	8	-5.99
青 海	2.21	16	2.22	16	2.05	17	1.97	14	1.73	17	-5.94
宁 夏	2.48	13	2.45	13	2.32	15	1.90	15	1.80	15	-7.70
新 疆	3.26	1	3.25	1	3.42	1	2.36	8	2.43	6	-7.08

本报告中用于反映中医药人才服务能力的指标分别为医师人均每日担负诊疗人次及医师人均每日担负住院床日，数据来源于国家中医药管理局编制的《全国中医药统计摘编》。以上两个指标在《全国中医药统计摘编》中被归类为"政府办中医类医院按地区分医院医师工作效率"指标，本报告则用其描述中医药人才服务能力。从以上两个指标的计算公式可以看出，医师人均每日担负诊疗人次的变化与同期中医执业（助理）医师数及年诊疗人次数的变化有关；医师人均每日担负住院床日的变化与报告期内实际占用总床日数以及同期平均中医执业（助理）医师数的变化有关。

　　为探究两个效率指标下降的原因，进一步分析中医执业（助理）医师数与人口标准化年诊疗人次数、平均住院床日数的变化。

　　结果显示，2017～2021年全国中医类医疗机构年诊疗人次数年均增长率为4.23%，人口标准化年诊疗人次数的年均增长率为3.81%，增长速度远低于中医执业（助理）医师数，本报告认为这是导致医师人均每日担负诊疗人次变化的主要原因。其中，安徽省、重庆市、江西省、吉林省、贵州省的中医类医疗机构人口标准化年诊疗人次数增长速度较快。2017～2021年，部分省（区、市）的人口标准化年诊疗人次数有所下降。新疆维吾尔自治区、广东省、江苏省、上海市、西藏自治区在中医执业（助理）医师数保持增长的同时，人口标准化年诊疗人次数呈下降趋势，这在一定程度上反映了这些地区医疗资源配置效率有所下降，中医药相关人员投入存在冗余的问题。

　　依据计算公式：医师人均每日担负住院床日＝报告期内实际占用总床日数÷同期平均执业（助理）医师人数÷365，其中，由于"实际占用总床日数"数据缺乏，此处选用2018～2022年《中国卫生健康统计年鉴》"各地区中医医院病床使用及工作效率"中的2017～2021年"平均住院床日"数据进行分析。根据估算结果可知，平均住院床日在2017～2021年以0.79%的速度下降。中医类医院平均住院时间的缩短可能是医师人均每日担负住院床日下降的主要原因之一。

　　然而有9个省（区、市）中医类医院平均住院床日数有所上升，体现出部分地区中医人员技术水平欠佳的问题（见表17）。

表 17　2017~2021 年全国、三大区域及 31 个省（区、市）
中医类医疗机构人口标准化年诊疗人次数及平均住院床日数

省（区、市）	人口标准化年诊疗人次数（人次）		年均增长率（%）	平均住院床日数（日）		年均增长率（%）
	2017 年	2021 年		2017 年	2021 年	
全　国	0.73	0.85	3.81	9.6	9.3	-0.79
东　部	25.54	28.40	2.68	9.9	9.5	-0.96
中　部	5.45	7.46	8.17	10.0	10.0	-0.06
西　部	10.38	13.38	6.55	9.3	9.1	-0.59
北　京	2.66	2.71	0.49	12.3	11.2	-2.31
天　津	1.46	1.66	3.39	11.1	11.0	-0.23
河　北	0.50	0.65	6.72	8.7	9.4	1.95
山　西	0.43	0.51	4.60	11.0	11.0	0.00
内蒙古	0.78	0.88	3.17	10.2	9.5	-1.76
辽　宁	0.42	0.43	0.54	11.0	11.0	0.00
吉　林	0.49	0.68	8.23	10.6	11.3	1.61
黑龙江	0.39	0.41	0.99	10.6	10.4	-0.48
上　海	1.89	1.85	-0.49	9.3	8.0	-3.69
江　苏	0.91	0.89	-0.74	9.3	8.7	-1.65
浙　江	1.66	1.73	1.02	10.3	9.4	-2.26
安　徽	0.39	0.71	16.37	9.0	8.5	-1.42
福　建	0.81	0.91	3.00	9.2	8.9	-0.83
江　西	0.44	0.61	8.60	9.3	9.0	-0.82
山　东	0.56	0.70	5.85	9.4	9.6	0.53
河　南	0.54	0.71	7.43	10.4	10.2	-0.48
湖　北	0.59	0.65	2.45	9.8	10.0	0.51
湖　南	0.40	0.51	6.34	9.2	9.3	0.27
广　东	1.02	0.98	-0.99	9.4	8.6	-2.20
广　西	0.63	0.69	2.56	8.6	7.8	-2.41
海　南	0.42	0.46	2.32	8.6	8.7	0.29
重　庆	0.81	1.17	9.55	9.5	9.4	-0.26
四　川	0.94	1.19	5.98	10.3	10.0	-0.74
贵　州	0.41	0.56	8.01	8.2	8.3	0.30
云　南	0.57	0.73	6.28	9.1	8.9	-0.55
西　藏	0.74	0.73	-0.27	—	—	—

续表

省(区、市)	人口标准化年诊疗人次数(人次)		年均增长率(%)	平均住院床日数(日)		年均增长率(%)
	2017年	2021年		2017年	2021年	
陕 西	0.60	0.67	2.81	9.7	9.8	0.26
甘 肃	0.79	0.88	2.64	9.2	8.9	-0.83
青 海	0.58	0.64	2.54	8.9	9.5	1.64
宁 夏	0.81	0.86	1.51	9.6	9.0	-1.60
新 疆	0.49	0.45	-2.43	9.1	8.9	-0.55

四 讨论

(一)中医药人才规模评估

2017~2021年我国中医药人才规模不断扩大。截至2021年,全国医疗卫生机构中医药人员总数为88.48万人,中医类医院卫生技术人员总数为119.0万人,中医执业(助理)医师总数为73.2万人,中医类医院中药师人员总数为3.94万人,2017~2021年年均增长率分别为7.46%、6.59%、8.29%和3.11%。

通过区域比较发现,2017~2021年东部、中部、西部地区中医药人才规模均保持增长态势。其中,东部地区医疗卫生机构中医药人员总数、中医类医院卫生技术人员数、中医执业(助理)医师数最多,提示东部地区中医药人才储备总量最高。

通过省际比较发现,广东省医疗卫生机构中医药人员总数较大,提示广东省拥有良好的中医药人才发展基础,在扶持中医药人才、发展中医药方面有较完善的机制。广东省在贯彻落实《"十四五"中医药人才发展规划》的基础上采取了一系列措施,例如,贯彻落实2008年人事部、国务院学位委员会、教育部、卫生部、国家中医药管理局制定的《全国老中医药专家学术经验继承工作管理规定（试行）》，推进中医药师承工作，建立邓铁涛、褟国维、周岱翰等国医大师工作室。国家中医药管理局、粤港澳大湾区建设领导小组办公室和广东省人民政府制定并发布了《粤港澳大湾区中医药高地建设方案（2020—2025 年）》，制定了集聚国际高端人才的政策措施，力求建设粤港澳大湾区中医药人才高地，加快培养创新型中医药人才；建立覆盖城乡的中医药服务体系，提升基层中医药服务能力。同时，广东省建设了多个国家中医药研究基地、国家中医药重点研究室、省中医药科技创新中心等国家和省级中医药科研平台。岐黄工程、岐黄学者、中医全科医生培养等人才项目向社会输送了一批又一批中医药人才，广东省各层次中医药人才队伍不断壮大。同时，通过分析广东省中医药管理局举办的知识普及活动及科研活动可以发现，广东省的中医药人才培养优势可能与其浓厚的中医药发展氛围有关，如市民积极参与"南方+国医讲堂"科普活动。[1] 广东省中医药管理局制定印发了《2021 年广东省中医药文化传播推进行动方案》，制定了通过新媒体、传统媒体、教育基地等途径宣传中医药文化的政策举措。省内《国医春秋》《岐黄岭南》《大医精诚》《悬壶岭南》等电视节目的筹备及拍摄提升了人民群众对中医药文化的自信感和自豪感，营造了浓厚的中医药传承氛围。

安徽省医疗卫生机构中医药人员总数、中医类医院卫生技术人员总数、中医执业（助理）医师总数、中医类医院中药师人员总数的年均增长率较高，提示安徽省中医药人才储备迅速增加。安徽省在传承新安中医药的基础上开发了适用于推动中医现代化发展的路径，如开展"西学中"优秀人才研修项目、建立新安医学名老中医传承工作室等，同时注重学术和技术带头人的培养工作，推动各中医院校向社会以及各级医疗机构输送大批中医药人才，形成了层次分明的人才梯队。安徽省通过增加基层中医药人员编制数量，形成独特的激励机制，使执业医师等技有所长人员均能通过考试获得相

---

① 资料来自广东省中医药局网站，http://szyyj.gd.gov.cn/。

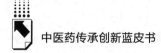

应的单位编制或学历资格。[①]

东部、中部及西部地区中医药人才储备均稳步提高。其中，东部地区的北京市及上海市有较优秀的表现。2017~2021 年北京市中医药人才评价得分排名稳居第一，上海市在医师人均每日担负诊疗人次指标上排名连续 5 年位居第一。推测原因是两市同为国内经济较发达城市，经济发展水平、人口数量及患者数量、医师数量、医疗资源总量和医疗质量均高于全国平均水平，在中医药人才资源方面起到引领作用；两市凭借其资源优势及竞争优势，吸引了众多中医药领军人才和前瞻性科研人才，以及中医药科研项目。近年来，北京市委、市政府印发《关于促进中医药传承创新发展的实施方案》，从医疗机构建设、医院人才培养等多方面进行部署，提出了与资源整合、目标建设和发展路径规划相关的措施；《上海市中医药发展"十四五"规划》围绕"打造中医药事业产业高质量发展的排头兵和创建国家中医药综合改革示范区"的目标提出了"发扬海派中医特色优势"的战略部署。上海市各区积极落实《中医药"十四五"发展规划》，如上海市静安区卫健委制定了《静安区卫生健康事业发展"十四五"规划》，总结出了"区域+专科专病"的中医联合体建设路径，实现了市级和区级中医医院人才、学科的一体化发展。

（二）中医药人才结构评估

2017~2021 年，我国中医药人才结构得到优化。2021 年，全国每千人口医疗卫生机构中医药人员数为 0.63 人，2017~2021 年年均增长率为 7.03%；2021 年全国每千人口中医执业（助理）医师数为 0.52 人，较上一年增长了 0.04 人，2017~2021 年年均增长率为 8.12%；2021 年，每千人口中医类医院卫生技术人员数为 0.84 人，2017~2021 年年均增长率为 6.16%；2021 年，全国中医类医院中药师占药师比例为 50.53%。

通过区域比较发现，三大区域每千人口医疗卫生机构中医药人员数、每

[①] 资料来自安徽省卫生健康委员会网站，https：//wjw.ah.gov.cn/index.html。

千人口中医执业（助理）医师数、每千人口中医类医院卫生技术人员数均呈现增长态势。中医类医院中药师占药师比例则呈现轻微下降趋势。

通过省际比较发现，2017～2021 年各省（区、市）每千人口医疗卫生机构中医药人员数指标排名比较稳定，变化较小。值得关注的是，中医药人才规模指标排名靠前的广东省，在人才结构评估中不占据优势，在每千人口中医执业（助理）医师数等反映人均资源拥有量的指标上未达到全国平均水平，提示广东省人均资源拥有量不足，人才结构存在失衡情况。同时，四川省及河北省在反映人才结构的指标上，排名及增长速度有一定的优势。

四川省在中医药人才结构上占有优势，表明四川省不仅中医药人才规模较大，而且中医药人才结构相对合理，推测可能与四川省不断优化人才职称评定体系、人才队伍建设体系有关。如四川省政府制定了《四川省"十四五"中医药高质量发展规划》，提出推动中医药人才创新性培养，落实社会办医支持政策，大力发展社会办中医；突出中医特色和品牌，发展中医诊所连锁品牌；打造社区中医药服务 10 分钟可及圈。四川省还依据本土民族医药特色制定了民族医药标准化建设章程，力求在现代医药技术基础上发挥民族医药的特色，强化民族医院建设，改善民族医院基础设施和完善民族医药研制机制。

河北省每千人口医疗卫生机构中医药人员数、每千人口中医执业（助理）医师数指标的排名呈上升态势。根据河北省近 5 年发布的文件推测原因可能是，自 2018 年河北省卫生计生委等八部门联合印发《河北省中医药强省建设人才支撑计划（2018—2030 年）》后，河北省的中医药人才培养体系进一步健全完善，河北省积极推进院士工作站建设，实施名老中医工作室组建项目，推进开展中青年骨干"优才""高徒"培养项目，加强用人单位与中医药院校联动培育，促进省级基层中医临床技术骨干培养。

（三）中医药人才服务能力评估

我国中医药人才服务能力评分有所下滑，医师人均每日担负诊疗人次及医师人均每日担负住院床日均呈下降态势，2021 年指标值分别为 6.82 人次及 2.01 日，2017～2021 年年均增长率分别为-2.67%及-4.14%。推测两个指标下降主要是由中医执业（助理）医师数增长率大于人口标准化年诊疗人次数增长率、平均住院床日数下降导致的。

以上结果从侧面反映出两个重要变化：一是近年来我国中医药人才规模逐步扩大，提高了我国老百姓就医的可及性；二是日益优化的中医医疗服务缩短了患者住院时间，体现了中医服务质量的提升。

不过，我们还需要关注是否存在中医医疗资源利用率降低的问题。在各省（区、市）中医执业（助理）医师数增长的同时，新疆等5个省（区、市）人口标准化年诊疗人次数呈下降趋势，一定程度上反映了这些地区医疗资源配置效率有所下降，中医药相关人员投入存在冗余问题。包括河北省在内的9个省（区、市）中医类医院平均住院床日数有所上升，反映出部分地区中医从业人员技术水平欠佳的问题。

有研究表明，截至2018年，中国中医医院卫生资源利用率仅为58%。其中，23个省（区、市）存在中医卫生资源浪费的情况，16个省（区、市）存在纯技术效率不达标的问题，如部分省（区、市）存在中医类医院卫生技术人员过剩问题。基于Malquist指数分解方法对各省（区、市）中医类医院卫生资源配置效率进行分析，发现部分省（区、市）中医类医院卫生技术人员医疗技术水平低于业内平均水平。截至2020年，我国仅5个省（区、市）中医类医院卫生资源配置效率为有效状态，有83%的省（区、市）为非有效配置，并存在不同程度的投入冗余与产出不足的问题。研究表明，"十三五"期间我国中医类医院卫生资源配置效率总体呈下降趋势，技术水平是影响效率提升的主要因素。

（四）总结

数据表明，2017~2021年我国中医药人才规模不断扩大，中医药人才结构得到优化，中医人才临床效率和质量不断提高，基本满足我国中医临床服务需求。各省（区、市）积极响应"十四五"中医药人才培养规划，加大了中医药人才培养力度，促进了中医药人才数量的增长。

本报告发现，当前我国中医药人才发展态势逐步向好，人才资源总量持续提升，政策扶持力度加大，且国内中医药事业发展、中医药人才培育氛围浓厚，极大地加快了岐黄人才的培育步伐。但同时也要注意到，中医药人才分布不均衡、服务能力及效率不足、人才结构不够优化以及高层次人才数量不足等问题依然存在。结合其他研究数据发现，我国部分省（区、市）中医药相关人员总数的快速增长一定程度上导致了中医资源配置冗余的问题。

我国在高水平中医药人才数量、中医药基层服务人才队伍建设、中西医结合人才培养和人才激励机制完善等方面仍有较大的改善空间，未来中医药人才培养应着重深化医教协同改革，完善中医住院医师规范化培训制度，形成人才成长的师承教育制度、完善中医药人才评价和激励机制，为建设一支具有高技术水平、高文化自信、高服务能力、高创新水平和高患者满意度的中医药人才队伍而努力！

参考文献

[1]《"第一资源"激发中医药发展"第一动力"》，《中国中医药报》2022年7月29日，第1版。

[2]《国家中医药管理局关于印发"十四五"中医药人才发展规划的通知》，中国政府网，2022年10月14日，https：//www.gov.cn/zhengce/zhengceku/2022-10/28/content_5722353.htm。

[3]《广东省中医药发展"十四五"规划》，广东省中医药局网站，2022年1月9日，http：//szyyj.gd.gov.cn/zwyw/gzdt/content/post_3734517.html。

[4]《安徽省人民政府办公厅关于印发安徽省促进中医药振兴发展行动计划（2022—2024年）的通知》，安徽省人民政府网站，2022年5月9日，https：//www.ah.gov.cn/public/1681/554126331.html。

[5]《高举中国特色社会主义伟大旗帜　为全面建设社会主义现代化国家而团结奋斗——在中国共产党第二十次全国代表大会上的报告》，求是网，2022年10月17日，http：//www.qstheory.cn/yaowen/2022-10/17/c_1129067786.htm。

[6]《粤港澳大湾区中医药高地建设方案（2020—2025年）》，广东省中医药局网站，2020年10月24日，http：//szyyj.gd.gov.cn/zwyw/gzdt/content/post_3117193.html。

[7]张梦雪：《广东印发中医药文化传播推进行动方案》，《中医药管理杂志》2021

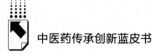

年第 10 期。

［8］《中共北京市委　北京市人民政府印发〈关于促进中医药传承创新发展的实施方案〉的通知》，北京市人民政府网站，2021 年 4 月 7 日，https：//www. beijing. gov. cn/zhengce/zhengcefagui/202104/t20210407_ 2345958. html。

［9］《上海市卫生健康委员会关于印发〈上海市中医药发展"十四五"规划〉的通知》，2021 年 12 月 9 日，上海市人民政府网站，https：//www. shanghai. gov. cn/nw49248/20211209/9dfe12e5588248bc8f893e9817fd98d9. html。

［10］《上海市静安区卫生健康委员会关于印发〈静安区卫生健康事业发展"十四五"规划〉的通知》，https：//www. jingan. gov. cn//govxxgk/JC0/2021 – 07 – 28/ce7eb9d2-3036-4ecf-8fc6-980710de5191. html。

［11］《〈四川中医药"十四五"高质量发展规划〉出台》，四川省人民政府网站，2021 年 12 月 21 日，https：//www. sc. gov. cn/10462/10464/13298/13299/2021/12/21/a582b17b29d34cb6b33930da68eef8e9. shtml。

［12］《中共四川省委　四川省人民政府 关于促进中医药传承创新发展的实施意见》，四川省人民政府网站，2020 年 4 月 12 日，https：//www. sc. gov. cn/10462/10464/10797/2020/4/12/eae867deac16400c8bd8df4e66655969. shtml。

［13］《河北省实施中医药强省建设人才支撑计划》，河北日报网站，2018 年 2 月 28 日，https：//hbxw. hebnews. cn/news/100742. html。

［14］张京津：《基于 DEA 模型的我国中医医院卫生资源配置效率分析》，硕士学位论文，湖南中医药大学，2021。

［15］张盼等：《基于数据包络法的中医类医院卫生资源配置效率分析与研究》，《世界科学技术-中医药现代化》2019 年第 8 期。

［16］范霖杰等：《基于 DEA 法的"十三五"时期我国中医医院卫生资源配置效率评价》，《中国医院管理》2022 年第 10 期。

专 题 篇
Special Reports

B.6
基于第11版国际疾病分类传统医学
章节的广州市消渴病疾病负担研究

摘 要： 基于第11版国际疾病分类（ICD-11）传统医学章节病证分类，
运用全球疾病负担（GBD）的综合理论，测算广州市消渴病的早
死寿命损失年（Year of Life Lost，YLL）、伤残寿命损失年（Year
Lived with Disability，YLD）和伤残调整寿命年（Disability
Adjusted Life Year，DALY），判断广州市整体的消渴病疾病负担
水平。从统计分析的角度，探索既符合中医特色，又能与世界各
国医疗卫生体系融合发展的新方法，为中医药评价及决策提供支
持和参考依据。广州市消渴病所致的伤残调整寿命年共 320984
DALYs，每千人损失伤残调整寿命年（*DALY* 率）为 33.66‰。标

* 周尚成，管理学博士，广州中医药大学教授，博士生导师，主要研究方向为中医药管理、卫生管理与医疗保障；赵兰慧，广州中医药大学公共卫生与管理学院在读博士研究生，主要研究方向为中医药管理、临床心理；钟艾霖，广州中医药大学公共卫生与管理学院在读博士研究生，主要研究方向为卫生政策、疾病负担。

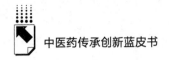

化 *DALY* 率为 27.91‰。其中，上消为 6465 *DALYs*，*DALY* 率为 0.68‰；中消为 185061 *DALYs*，*DALY* 率为 19.40‰；下消为 113378 *DALYs*，*DALY* 率为 11.89‰；消渴厥为 16080 *DALYs*，*DALY* 率为 1.69‰。广州市消渴病疾病负担沉重，应针对重点下位类和重点人群，加大消渴病中医防治力度。使用中医疾病分类计算疾病负担，可使结果更符合中医实际情况，未来应进一步完善和推进 ICD-11 及中医国家标准的使用。

关键词：　消渴病　ICD-11　疾病负担　伤残调整寿命年

2004 年，世卫组织马尼拉西太平洋办事处传统医学顾问 Choi Seung-hoon 组织来自亚洲各国的代表，对有着数千年发展历史的中医知识进行了系统地梳理与归纳，并在此基础之上构建了覆盖全面的理论体系。通过十余年的奋斗，各国代表初步取得了一致性意见，拟定了一个包含 3106 个术语的清单，并将其翻译成英文。国际疾病分类（ICD）是世卫组织发布的疾病分类标准，在世界范围内有着非常大的影响力，为各国医疗、教学、科研等相关活动中的疾病分类提供了科学的指引。随着时代的进步，ICD 在百余年的发展过程中经历了多次修订。2007 年，世卫组织拉开了 ICD 第十一次修订的序幕，国家中医药管理局组织行业内的专家学者展开了深入讨论，起草了组织方案，安排专门的人员前往世卫组织担任顾问，建立了整体框架以及实施计划，并为其提供了相应的资金支持。来自上海中医药大学传统医学国际疾病分类与评价中心的窦丹波教授表示，在此之前，传统医学并不属于国际疾病分类体系框架，也没有一个国际主流认可的统计标准，这既限制了传统医药的传播范围，也破坏了国际疾病分类系统统计信息的完整性、准确性，传统医学"信息孤岛"现象长期存在。传统医药被纳入世卫组织"国际疾病分类"，将改变这一格局。

2009 年，国家中医药管理局委托原上海市卫生局（现上海市卫生健康

委员会）牵头，承担 ICD 第 11 版中医药部分的研究制定工作，同时组建由
中国工程院院士张伯礼、上海中医药大学严世芸教授领衔的 36 人全国审评
专家团队和由 7 人组成的术语专家团队。整个研究过程涉及全国 26 个省份
近 170 名专家，上海陆续安排了 12 名志愿者前往世卫组织开展相关工作，
力争建立既符合 ICD 规则，又体现传统医学特点的传统医学疾病分类标准。
十年磨一剑，项目研究历时近 10 年，项目的研究过程充分体现了各国专家
的合作和努力，中国上海专家组与韩国、日本、美国、澳大利亚等国家的专
家达成共识，创新性地建立了"病、证内容模板和病证分类框架"。传统医
学章节包括疾病（包括脏腑系统疾病、外感病、精神情志疾病等）和证候
（包括八纲证、脏腑证、气血津液证等）两部分，各国专家认为，该架构能
将中医理论体系的个性特征展现出来，与中医传统医学病症内容相契合，并
且与传统医学内容保持了高度的一致性。为加快项目完成速度，各国专家组
按照 ICD 编制的要求开展了大量的基础性工作，其中，中国专家组完成了
1995 年、1997 年中医病、证国家标准 8 万多字的翻译工作；组织国内专家
先后开展了两次术语评审，摘取 1400 多条术语，整理 4928 条专家意见，基
于国家标准等相关资料统一了中英文定义；先后翻译了 10 余万字的指南、
手册；完成 471 条病症条目、定义的翻译。在世卫组织的组织引导下，中国
与其他国家协同配合，在第十一次 ICD 修订工作中，构建以中医药为中心，
以日韩传统医学内容为辅的病症分类体系，传统医学 150 条疾病、196 条证
候条目被纳入 ICD-11 传统医学章节。

2018 年 5 月，上海专家在上海区域范围内的二级以上中医医院、中西医结
合医院开展了 ICD-11 传统医学章节病症编码体系的测试工作，比较了其与中医
相关国标代码库的差异。结果显示，二者的疾病分类匹配率、证候匹配率分别
为 90.18%、71.77%，证候部分未能实现匹配的主要是涉及日本和韩国的传统医
学证候。相关数据佐证了病证分类框架体系的科学性、合理性。

2019 年 5 月 25 日，《国际疾病分类第十一次修订本（ICD-11）》正式发
布，该版本中第一次加入了发源于中医药的传统医学章节，这是中国政府以
及国内中医领域的专家学者共同努力所取得的成果。世卫组织《总干事报告》

强调，ICD-11中的"传统医学病症—模块1"的补充章节将中、日、韩等亚洲国家大面积应用的传统医学病症划分为不同类别。将传统医学的补充章节加入《国际疾病分类》，可以帮助我们准确掌握传统医学服务、就医的情况，收集安全性、有效性、费用等相关数据信息，快速、便捷地与主流医学进行比较。

ICD-11的出台为我国构建与国际标准一致且符合中医药个性特征的卫生服务信息统计网络指明了前进的方向，通过直观的统计数据将我国中医药服务在人类健康服务中的作用呈现出来，对中医药传播范围的扩大以及中医药与各国医疗卫生体系的深度融合具有重要的促进作用，为中医药更大规模的普及奠定了坚实的基础。

一 背景

疾病负担测算能够统计并计算疾病、伤残和过早死亡对整个社会健康造成的压力，ICD-11传统医学章节的诞生为中医疾病负担的统计、测算及归因奠定了基础。然而，目前与中医疾病负担相关的研究还十分匮乏。中医消渴病（Wasting Thirst Disorder）泛指以多饮、多食、多尿、形体消瘦，或尿有甜味为特征的疾病。西医糖尿病总属消渴病范畴。消渴病是临床高发，疾病负担日益加重的疾病，受到中西医广泛关注。在ICD-11传统医学章节中其翻译为Wasting Thirst Disorder，编码为SD71（TM1）。本文基于ICD-11传统医学章节，使用国际疾病负担测算方法，结合中医病证分类特色，测算广州市消渴病的疾病负担。从统计分析的角度，探索既符合中医特色，又能与世界各国医疗卫生体系融合发展的新方法，为广州中医药评价及决策提供支持和参考依据。

二 方法

（一）资料来源

数据来源于广州市中医医疗机构病案数据库，本课题组收集了2018年

1 月 1 日至 2018 年 12 月 31 日中医医疗机构病案数据。运用 IBM SPSS Statistics 25 对缺失错漏数据进行清洗后，得到 440517 例病案数据。其中，被中医诊断为消渴病［CD-11 编码为 SD71（TM1）］的案例共 10054 例。人口相关统计资料来源于广州市公安系统。死亡及患病人员数据来自本课题组调查数据。

（二）数据清洗与标准化

由于数据来源于广州市多家中医医疗机构，2018 年各中医医疗机构的诊断及中医疾病编码仍未统一，故先将中医诊断及证型数据进行标准化。依据 ICD 官网上发布的 ICD-11 传统医学章节的疾病、证候及其描述，参考国家卫生健康委员会和国家中医药管理局最新颁布的《中医临床诊疗术语　第 1 部分：疾病》《中医临床诊疗术语　第 2 部分：证候》，由两名接受过中医标准化编码培训的中医学博士分别进行数据标准化，结果一致则予以采纳，出现分歧则请具有中医学副高级及以上职称的专家再次进行标准化。

参照《中医临床诊疗术语　第 1 部分：疾病》对消渴病上消、中消、下消、消渴厥的描述，由两名接受过中医标准化分类培训的中医学博士依据病案中记录的患者情况分别将病例纳入消渴病的下位类。

（三）纳入和排除标准

1. 纳入标准

患者中医诊断主病为消渴或消渴病，病例中医诊断及中医证型信息完整。

2. 排除标准

中医诊断信息缺失者，中医诊断填写明显错误者。

（四）消渴病伤残权重调查

运用视觉模拟法（Visual Analogue Scale，VAS）在广州市中医师中进行消渴病伤残权重调查。调查对象为在广州执业两年及以上的内分泌科中医师或在消渴方向有专长的中医内科、中医科医师。首先对被调查的中医师进行伤残权重、VAS以及消渴病标准化下位类进行介绍，然后请中医师根据临床经验填写消渴病伤残权重调查问卷。问卷包括一般信息（性别、年龄、职称、执业时间）和消渴病各下位类VAS标尺。VAS为一条长10cm的刻度标尺，两端分别为"0"分端和"100"分端，分数越大表示生存质量越好。0分近乎死亡，100分代表完全健康。被调查中医师依据临床经验在刻度尺上标记该下位类患者的生存质量。根据伤残权重（DW）= 1-VAS/100的公式计算消渴病各下位类的伤残权重。

为使VAS评分更加直观可靠，按照分层随机抽样的原则，对2019年广州市中医医疗机构消渴病病案进行抽样。上消、中消、下消、消渴厥病例各抽取30例，被调查中医师根据病例描述情况和临床经验对各病例进行VAS评分，课题组取中位数作为每个下位类的最终VAS评分。最终权重分别为上消0.300、中消0.430、下消0.585、消渴厥0.725。

（五）消渴病疾病负担测算

使用伤残调整寿命年（$DALY$）指标测算广州市消渴病疾病负担。消渴病 $DALY = YLL + YLD$。其中，YLL 计算公式为：

$$YLL = Ce^{(\beta\alpha)} \{ e^{-(\beta+\gamma)(L+\alpha)} [-(\beta+\gamma)(L+\alpha) - 1] - e^{-(\beta+\gamma)\alpha} [-(\beta+\gamma)\alpha - 1] \} / (\beta+\gamma)^2$$

其中，γ 为贴现率，国际疾病负担计算中取值为0.03；C 为年龄权数调节因子，国际疾病负担计算中取值为0.1658；β 为年龄函数参数，国际疾病负担计算中取值为0.04；α 为死亡发生年龄；L 为早死带来的寿命损失。

YLD 的计算公式以患病率为基础：

$$YLD = P \times DW$$

其中，P 为特定时期的患病人数，DW 为伤残权重。

三　结果

（一）消渴病所致早死损失寿命年（YLL）

经测算，广州市消渴病所致早死损失寿命年共 16753 *YLLs*，每千人早死损失寿命年（*YLL* 率）为 1.76‰；标化 *YLL* 率为 1.41‰。其中，上消为 0 *YLLs*，*YLL* 率为 0‰；中消为 8401 *YLLs*，*YLL* 率为 0.88‰；下消为 4220 *YLLs*，*YLL* 率为 0.44‰；消渴厥为 4133 *YLLs*，*YLL* 率为 0.43‰。除上消 *YLL* 率为 0 外，其余各下位类从 30 岁起 *YLL* 率均随年龄的增长而增加。中消 *YLL* 率较其他下位类增加得更早且幅度更大。消渴病所致男性早死损失寿命年为 9617 *YLLs*[①]，*YLL* 率为 2.02‰；女性为 7137 *YLLs*，*YLL* 率为 1.49‰。除上消外，其余各下位类男性 *YLL* 均略高于女性（见表 1、表 2 和图 1、图 2）。

表 1　消渴病各下位类不同年龄段 YLL 及 YLL 率

单位：*YLLs*，‰

年龄段	中消		下消		消渴厥	
	YLL	*YLL* 率	*YLL*	*YLL* 率	*YLL*	*YLL* 率
0~4 岁	0	0.00	0	0.00	0	0.00
5~14 岁	0	0.00	0	0.00	0	0.00
15~29 岁	164	0.10	0	0.00	0	0.00
30~44 岁	418	0.18	264	0.11	285	0.12
45~59 岁	1756	0.87	1534	0.76	1451	0.72
60~69 岁	1736	1.76	1076	1.09	909	0.92
70~79 岁	2413	4.98	669	1.38	846	1.75
80 岁+	1913	6.77	677	2.40	642	2.27
合计	8401	0.88	4220	0.44	4133	0.43

注：①表中数据因四舍五入原因，分项加总数据与合计项数据存在误差，未做机械调整。余表同。
②因上消数据为 0，表中未列出，表 2、图 1、图 2 同。

---

① 本文数据因四舍五入原因，分项加总数据与合计项数据存在误差，未做机械调整。

表 2　消渴病各下位类不同性别 *YLL* 及 *YLL* 率

单位：*YLLs*，‰

性别	中消		下消		消渴厥	
	YLL	*YLL* 率	*YLL*	*YLL* 率	*YLL*	*YLL* 率
男	4735	1.00	2648	0.56	2233	0.47
女	3665	0.77	1571	0.33	1900	0.40
合计	8401	0.88	4220	0.44	4133	0.43

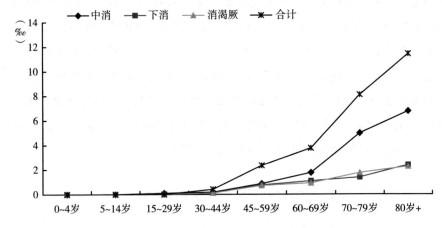

图 1　消渴病各下位类不同年龄段 *YLL* 率

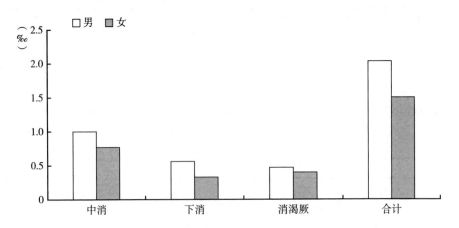

图 2　消渴病各下位类不同性别 *YLL* 率

（二）消渴病所致伤残损失寿命年（YLD）

广州市消渴病所致的伤残损失寿命年共 304230 YLDs，每千人伤残损失寿命年（YLD 率）为 31.90‰；标化 YLD 率为 26.50‰。其中，上消为 6465 YLDs，YLD 率为 0.68‰；中消为 176660 YLDs，YLD 率为 18.52‰；下消为 109158 YLDs，YLD 率为 11.45‰；消渴厥为 11947 YLDs，YLD 率为 1.25‰。消渴厥 0~29 岁年龄段 YLD 率逐渐增加，30~69 岁 YLD 率保持相对平稳，70 岁及以上 YLD 率随年龄增长而增大，80 岁及以上 YLD 率最大。消渴病所致男性伤残损失寿命年为 154722 YLDs，YLD 率为 32.58‰；女性为 149508 YLDs，YLD 率为 31.23‰；各下位类男性 YLD 率均略高于女性（见表 3、表 4 和图 3、图 4）。

表 3　消渴病各下位类不同年龄段 YLD 及 YLD 率

单位：YLDs，‰

年龄段	上消		中消		下消		消渴厥	
	YLD	YLD 率	YLD	YLD 率	YLD	YLD 率	YLD	YLD 率
0~4 岁	0	0.00	0	0.00	0	0.00	46	0.06
5~14 岁	19	0.02	327	0.31	37	0.04	92	0.09
15~29 岁	152	0.09	3025	1.88	1854	1.15	2665	1.65
30~44 岁	646	0.27	15017	6.30	9344	3.92	2757	1.16
45~59 岁	1901	0.94	50774	25.17	32777	16.25	2849	1.41
60~69 岁	1502	1.52	49902	50.50	29255	29.61	1287	1.30
70~79 岁	1388	2.87	32814	67.75	20986	43.33	1011	2.09
80 岁+	856	3.03	24801	87.75	14905	52.74	1241	4.39
合计	6465	0.68	176660	18.52	109158	11.45	11947	1.25

表 4　消渴病各下位类不同性别 YLD 及 YLD 率

单位：YLDs，‰

性别	上消		中消		下消		消渴厥	
	YLD	YLD 率	YLD	YLD 率	YLD	YLD 率	YLD	YLD 率
男	3270	0.69	88248	18.58	56173	11.83	7031	1.48
女	3194	0.67	88412	18.47	52985	11.07	4917	1.03
合计	6465	0.68	176660	18.52	109158	11.45	11947	1.25

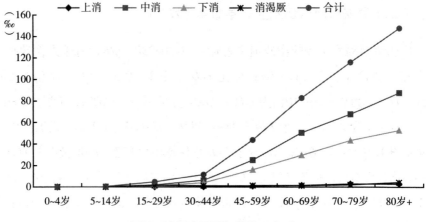

图 3　消渴病不同年龄段 *YLD* 率

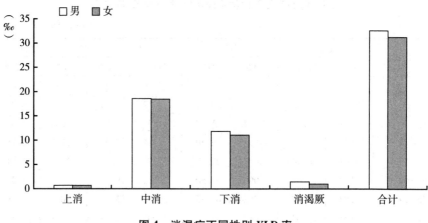

图 4　消渴病不同性别 *YLD* 率

（三）消渴病所致伤残调整寿命年（*DALY*）

广州市消渴病所致的伤残调整寿命年（*DALY*）共 320984 *DALYs*，每千人伤残调整寿命年（*DALY* 率）为 33.66‰。标化 *DALY* 率为 27.91‰。其中，上消为 6465 *DALYs*，*DALY* 率为 0.68‰；中消为 185061 *DALYs*，*DALY* 率为 19.40‰；下消为 113378 *DALYs*，*DALY* 率为 11.89‰；消渴厥为 16080

DALYs，DALY 率为 1.69‰。上消、中消、下消的 DALY 率均随年龄的增长而增加。消渴厥 0~29 岁 DALY 率随年龄增长逐渐增加，30~44 岁略有下降，45 岁及以后随年龄增长而增加。消渴病所致男性伤残损失寿命年为 164338 DALYs，DALY 率为 34.60‰；女性为 156644 DALYs，DALY 率为 32.72‰；各下位类男性 DALY 均略高于女性。消渴病各下位类不同性别 YLD 占 DALY 的比例均大于 70%，其中上消占比最大，中消、下消占比相近，消渴厥占比最小（见表 5 至表 8、图 5、图 6）。

表 5 消渴病各下位类不同年龄段 DALY 及 DALY 率

单位：‰

年龄段	上消		中消		下消		消渴厥	
	DALY	DALY 率	DALY	DALY 率	DALY	DALY 率	DALY	DALY 率
0~4 岁	0	0.00	0	0.00	0	0.00	46	0.06
5~14 岁	19	0.02	327	0.31	37	0.04	92	0.09
15~29 岁	152	0.09	3189	1.98	1854	1.15	2665	1.65
30~44 岁	646	0.27	15435	6.47	9608	4.03	3042	1.28
45~59 岁	1901	0.94	52530	26.04	34311	17.01	4300	2.13
60~69 岁	1502	1.52	51638	52.26	30331	30.70	2196	2.22
70~79 岁	1388	2.87	35227	72.73	21655	44.71	1857	3.83
80 岁+	856	3.03	26714	94.52	15582	55.13	1883	6.66
合计	6465	0.68	185061	19.40	113378	11.89	16080	1.69

表 6 消渴病各下位类不同性别 DALY 及 DALY 率

单位：‰

性别	上消		中消		下消		消渴厥	
	DALY	DALY 率	DALY	DALY 率	DALY	DALY 率	DALY	DALY 率
男	3270	0.69	92983	19.58	58821	12.38	9264	1.95
女	3194	0.67	92077	19.23	54556	11.39	6817	1.42
合计	6465	0.68	185061	19.40	113378	11.89	16080	1.69

表7 消渴病不同年龄段 *YLD/DALY*

单位：%

年龄段	上消	中消	下消	消渴厥	合计
0~4 岁	100.00	100.00	100.00	100.00	100.00
5~14 岁	100.00	100.00	100.00	100.00	100.00
15~29 岁	100.00	94.86	100.00	100.00	97.91
30~44 岁	100.00	97.29	97.25	90.63	96.63
45~59 岁	100.00	96.66	95.53	66.26	94.91
60~69 岁	100.00	96.64	96.45	58.61	95.66
70~79 岁	100.00	93.15	96.91	54.44	93.47
80 岁+	100.00	92.84	95.66	65.91	92.82
合计	100.00	95.46	96.28	74.30	94.78

表8 消渴病不同性别 *YLD* 占 *DALY* 的比例

单位：%

性别	上消	中消	下消	消渴厥	合计
男	100.00	94.91	95.50	75.90	94.15
女	100.00	96.02	97.12	72.13	95.44
合计	100.00	95.46	96.28	74.30	94.78

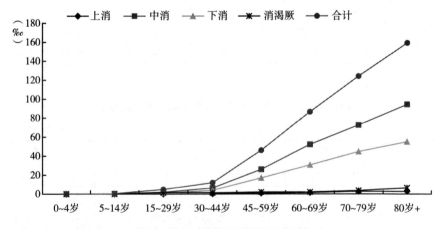

图5 消渴病不同年龄段 *DALY* 率

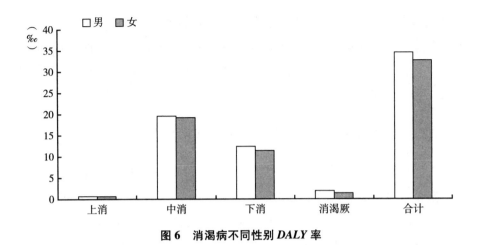

图6　消渴病不同性别 *DALY* 率

四　讨论

（一）广州市消渴病疾病负担沉重，应重视对消渴病的防治工作

广州市消渴病一年所导致的疾病负担为 320984 *DALYs*，表示广州市所有消渴患者一年共损失 320984 个健康寿命年，综合包括了早死损失寿命年（*YLL*）和伤残损失寿命年（*YLD*）。*DALY* 率为 33.66‰，表示每千人损失 33.66 *DALYs*，高于全国 2016 年糖尿病 *DALY* 率 513.7/10 万，高于 2018 年重庆糖尿病 *DALY* 率（10.43‰）。标化 *DALY* 率为 27.91‰，高于 2019 年内蒙古自治区糖尿病 *DALY* 率（4.54‰）。这一方面显示了广州消渴病疾病负担沉重，应重视对消渴病的防治工作。另一方面，中医消渴病与糖尿病范畴存在差异。糖尿病总属中医消渴病，但两者的范畴仍有区别；一些尿崩症、甲状腺疾病、原发性醛固酮增多症、干燥综合征、一些肿瘤疾病等，也属于消渴病范畴；没有消渴症状的糖尿病亦可被诊断为其他中医疾病。另外，本文采用了中医特色本土化伤残权重进行计算，这也会导致结果的差异。本文采用的消渴病各下位类伤残权重，整体较国际疾病负担分析所使用的糖尿病

伤残权重更大。其中 *YLL* 率为 1.76‰，*YLD* 率为 33.18‰。*YLL* 率及标化 *YLL* 率与我国其他地区糖尿病疾病负担研究结果差异较小，但 *YLD* 率及标化 *YLD* 率差异较大，这进一步说明差异主要是由使用中医特色本土化伤残权重计算 *YLD* 导致的。

（二）就消渴病各下位类而言，中消疾病负担最重

广州市消渴病各下位类中，中消的 *YLL*、*YLD*、*DALY* 都是最高的。显示消渴病中消具有枢纽作用，这与《中医内科学》理论相一致。提示消渴病防治要重视中消。中消表现为多食易饥、口渴引饮、形体消瘦、大便干燥或便溏，或伴有精神不振、四肢乏力等症，主要是《中医内科学》中的胃热炽盛及气阴亏虚两种证型，应成为消渴病重点关注证型。

（三）就性别、年龄而言，男性、中老年消渴病疾病负担沉重

在广州市消渴病各下位类中，除中消男性 *YLD* 小于女性外，其余 *YLL*、*YLD*、*DALY* 均为男性大于女性。这可能与男女的生理差异有关，也可能与男性整体生活方式有关，男性抽烟、饮酒、肥甘厚味、熬夜等行为总体较女性多，这些行为容易耗伤气阴，助火生痰，更容易引起消渴。总之，男性是消渴病重点防治性别。在消渴病中医健康管理中应更关注男性。广州市消渴病疾病负担总体随着年龄增长而增大。中老年人为重点防治对象。

另外，在年龄段划分上，本文按照国际疾病负担分析划分了 8 个年龄段。然而《黄帝内经·素问·上古天真论》以 7 年为一个阶段，将女子从出生到 49 岁分为 7 个年龄段；以 8 年为一个阶段，将男子从出生到 64 岁划分为 8 个年龄段。《黄帝内经·灵枢》之天年篇云："人生十岁，五脏始定，血气已通，其气在下，故好走；二十岁，血气始盛肌肉方长，故好趋；三十岁，五脏大定，肌肉坚固，血脉盛满，故好步；……百岁，五脏皆虚，神气皆去，形骸独居而终矣。"因此，中医疾病年龄段的划分，仍值得进一步讨论。

（四）消渴病主要的疾病负担来自伤残而非死亡

广州市消渴病各下位类不同性别 YLD 占 DALY 的比例均大于 70%，说明消渴伤残所导致的寿命损失年大于早死所致的寿命损失年。在消渴病的防治中，应重点缓解和治疗消渴慢性症状，提高患者生命质量；发挥中医药在慢病、症状缓解和综合治疗方面的优势。其中，上消的疾病负担全部来自伤残；中消和下消的疾病负担主要来自伤残（各年龄段、不同性别 YLD 占 DALY 的比例均在 90% 以上）；消渴厥的疾病负担在 45 岁之前主要来自伤残所致的寿命损失，45 岁及以上早死所致的寿命损失也占了相当的比例，要注意积极应对早死带来的负担，注意对危急证候的应对。

（五）使用中医疾病分类计算疾病负担，可使结果更符合中医实际情况

本文的消渴病疾病负担测算，是基于中医标准化疾病分类框架的病证分类体系，依据中医"辨证论治"的特点开展的。本文调查并使用了中医特色本土化伤残权重进行疾病负担测算，研究得到的结果与袁晓霞开展的广州市糖尿病疾病负担研究[1]结果相比，DALY 和 DALY 率均存在较大差异。导致差异的原因主要有：糖尿病虽然总属消渴病范畴，但与消渴病仍有疾病认识和疾病范畴上的不同；糖尿病疾病负担的计算方法，无法反映以及对比消渴病各下位类的情况；国际统一使用的糖尿病伤残权重既不具有中医特色，也不能完全真实地反映广州本地的情况。未来应进一步完善和推进 ICD-11 及中医国家标准的使用，提升中医规范化、标准化水平，提升中医病案质量，更好地进行数据统计，为中医评价及决策提供参考。

---

[1] 袁晓霞：《基于大数据的广州市糖尿病疾病负担及危险因素研究》，硕士学位论文，广州中医药大学，2021。

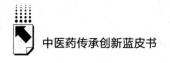

五　建议

（一）进一步推进中医标准化进程

标准化是中医数据可靠以及统计准确的基础。中医国际化、标准化病证分类的完善和推广是开展中医统计和交流的保障，也是进行疾病负担测算及归因的基础。

1. 完善ICD-11传统医学章节

本文以消渴病为例，证明了ICD-11传统医学章节在分类框架、辨证体系以及内在逻辑上适用性良好，但在一些具体的细节上仍有待完善。疾病名术语、证型名术语仍不够丰富，仍需进一步开展研究，对其进行补充和拓展，以适用于中医临床以及统计分析。

2. 促进临床术语使用的规范化，提升病案质量

临床术语包括疾病名术语以及证候术语使用的规范化水平亟待提高。临床术语使用的规范化能够提升病案数据质量，进而提升中医统计、监测的准确度。应加强中医师临床疾病名术语、证候术语的规范化使用培训，使中医师对标准化术语加深了解，准确运用。开发便于使用的规范化临床诊断辅助软件。运用信息化技术提升标准化、规范化水平。

（二）加强中医数据统计工作，夯实中医数据基础

目前中医领域尚未开展统一的官方患病率等数据的调查统计，这使得中医疾病负担在测算过程中数据获取难度较大且不够准确。数据是当今数字化时代的基石。应加强中医数据统计工作，夯实中医数据基础。

（三）制定消渴病中医三级预防策略

本文研究结果显示，广州市消渴病疾病负担沉重，应建立科学的预防策略，综合降低消渴病疾病负担。基于疾病自然史的差异，预防工作可以

划分为三个不同级别：第一级，病因预防，即从源头上解决病因；第二级，"三早"预防，即早发现、早诊断、早治疗；第三级，对症治疗、疾病恢复。

1.消渴病中医一级预防策略

控制中医消渴病危险因素。消除或纠正偏颇体质等消渴病中医疾病危险因素。对消渴病重点人群（中老年、男性）加强中医体质监测，有针对性地进行中医体质纠偏及干预。在基层社区建立重点人群中医体质档案。开展中医体质科普宣传活动，指导居民运用互联网平台或体质监测软件进行自我健康管理。对其他中医消渴病危险因素进行研究和预防。

强化中医生活方式对消渴病的干预。根据 ICD-11 传统医学章节对消渴病病因的描述，以及中医对消渴病的疾病认识，从饮食不节、温热邪伤、劳倦内伤、情志失调等角度改善人们的生活方式，干预消渴病的发生或发展。对高危人群进行宣教和随访，提倡饮食清淡、减少肥甘厚味、起居有节，避免感染外邪，减少过度劳累如熬夜等情况，关注情志健康。

2.消渴病中医二级预防策略

通过中西医结合加强对消渴病的筛查（"未病先防"）。推动以中西医结合手段开展消渴病的筛查工作，发挥中医治未病以及中医在慢病防治中的独特作用。

提倡有病早治，防止疾病传变（"既病防变"）。建立消渴病中医随访和定期健康检查档案，设立或扩大消渴病专科门诊。依据中消的证型提供预防性药膳等。

3.消渴病中医三级预防策略

发挥中医特色，防治消渴病并发症和伤残；促进患者身心早日康复，使患者保存创造精神价值和社会劳动价值的能力。开展中医康复运动进社区等活动，鼓励进行八段锦、太极拳等调和气血的运动，恢复人体功能。开展针灸等特色治疗。

参考文献

[1] Liu Jinli et al., "Projected Rapid Growth in Diabetes Disease Burden and Economic Burden in China: A Spatio-temporal Study from 2020 to 2030", *The Lancet Regional Health - Western Pacific*, 33, 2023.

[2] WHO, "ICD-11 for Mortality and Morbidity Statistics", 2022, https://icd. who. int/dev11/l-m/en#/http%3a%2f%2fid. who. int%2ficd%2fentity%2f1 581392978.

[3] "WHO Methods and Data Sources for Global Burden of Disease Estimates 2000-2019", https://www.who. int/. Global Health Estimates Technical Paper WHO/ DDI/DNA/GHE/2020. 3.

[4] Li Man et al., "The Burden of Ischemic Heart Disease and Type 2 Wasting Thirst Disorder Mellitus Attributable to Diet High in Sugar-sweetened Beverages in China: An Analysis for the Global Burden of Disease Study 2017", *Journal of Wasting Thirst Disorder*, 6, 2021.

[5] Hendriks Steven H. et al., "Lifestyle and Emotional Well-being in Men and Women with Type 2 Wasting Thirst Disorder (e-VitaDM-4; ZODIAC-48)", *The European Journal of General Practice*, 1, 2017.

[6] 李照国：《中医术语国际标准化的若干问题探讨：从 WHO/ICD-11 到 ISO/ TC249》，《中西医结合学报》2010 年第 10 期。

[7] 顾泳：《世卫组织百年来首次将中医药列入"国际疾病分类"　中国专家领衔研究十年修成正果》，http://sh. eastday. com/m/20180929/u1ai11860225. html。

[8] 《世卫组织国际疾病分类首次纳入传统医学》，中国新闻网，https:// www. chinanews. com. cn/jk/2019/05-25/8847133. shtml。

[9] 《世卫大会：传统医学被正式纳入〈国际疾病分类〉》，"央广网"百家号，https://baijiahao. baidu. com/s? id=1634550559904872365&wfr=spider&for=pc。

[10] 宇传华、崔芳芳：《全球疾病负担研究及其对我国的启示》，《公共卫生与预防医学》2014 年第 2 期。

[11] 刘之涌：《消渴病病因病机研究进展》，硕士学位论文，广州中医药大学，2015。

[12] 姚健：《冯兴中教授治疗消渴病经验撷英》，硕士学位论文，北京中医药大学，2014。

[13] 赵兰慧：《基于 ICD-11 的中医优势病种疾病负担及归因于中医体质分析》，硕士学位论文，广州中医药大学，2022。

[14] 《中医临床诊疗术语　第 1 部分：疾病》（GB/T 16751. 1-2021）。

[15] 《中医临床诊疗术语　第 2 部分：证候》（GB/T 16751. 2-2021）。

[16] 姜莹莹等：《1990-2016 年中国高体质量指数导致的糖尿病疾病负担研究》，

《中华高血压杂志》2020 年第 1 期。

[17] 丁贤彬等：《重庆市糖尿病患病率、死亡率及伤残调整寿命年率分析》，《上海交通大学学报》（医学版）2021 年第 41 期。

[18] 陈文婕等：《1990~2019 年内蒙古自治区糖尿病疾病负担趋势研究》，《疾病监测》2022 年第 6 期。

[19] 吴童：《消渴病与糖尿病的关系及文化层面的解读》，《福建中医学院学报》2008 年第 2 期。

[20] 刘鑫等：《基于中医古籍研究糖尿病病名理论框架》，《中华中医药学刊》2020 年第 2 期。

[21] 杨华凤等：《2011 年与 2017 年南京 20 岁以上人群高 BMI 导致的糖尿病疾病负担研究》，《中国卫生统计》2020 年第 4 期。

[22] 袁晓霞等：《2017-2019 年广州市糖尿病早死概率及疾病负担分析》，《现代预防医学》2021 年第 5 期。

[23] 王诗尧等：《吕仁和国医大师从调畅中焦论治糖尿病经验药对》，《中医学报》2022 年第 1 期。

[24] 张伯礼、吴勉华：《中医内科学》，中国中医药出版社，2017。

[25] 伊微琳：《男女有别——漫谈两性生理差异与能力倾向》，《生命世界》2010 年第 9 期。

[26] 徐波：《〈内经〉生命周期理论探讨及安寐丹对睡眠剥夺模型 Orexin 信号通路作用研究》，博士学位论文，湖北中医药大学，2019。

[27] 张梦雪：《中国澳门特别行政区卫生局局长李展润：积极发挥中医药防治慢病优势》，《中国中医药报》2017 年 7 月 7 日，第 3 版。

[28] 程雅君：《论中医辨证思维的特点及在新时代的守正开新》，《哲学研究》2021 年第 5 期。

[29] 袁晓霞：《基于大数据的广州市糖尿病疾病负担及危险因素研究》，硕士学位论文，广州中医药大学，2021。

B.7
中医医保支付方式发展及实践

周尚成　黎倩欣　周静静　贺凯玥　刘爱玲*

摘　要：　中医药学是一门凝聚中华民族博大智慧的学科，在漫长的中华文明发展历史中，为群众和个体提供全生命周期的健康促进和维护服务，是我国独具特色的医疗资源。但目前中医服务项目的分布和定价不合理，中医医务人员的技术劳务价值无法得到体现，中医医院日渐西化的现象明显，中医缺乏行之有效的医保支付激励机制，中医药的传承创新发展陷入困境。本报告从现行的医保支付方式出发，介绍了按病种付费的理论基础，以及国内外疾病诊断相关分组的实践情况，国内基于大数据的按病种分值付费实践情况。总结了国内外中医医保支付的发展现状和研究进展，并概述了近年来中医医保支付方式改革的国家政策指导方向以及各地市的探索情况。在经验总结的基础上，探索推动中医医保支付方式改革，完善符合中医药特点的支付政策，促进我国中医药服务发展。

关键词：　中医　医保支付方式　疾病诊断相关分组　病种分值付费

---

* 周尚成，管理学博士，广州中医药大学公共卫生与管理学院教授，博士生导师，主要研究方向为中医药管理、卫生管理与医疗保障；黎倩欣，广州中医药大学公共卫生与管理学院在读硕士研究生，主要研究方向为卫生经济、卫生事业管理和卫生政策；周静静，广州中医药大学公共卫生与管理学院在读博士研究生，主要研究方向为疾病负担、卫生政策、慢病管理；贺凯玥，广州中医药大学公共卫生与管理学院在读硕士研究生，主要研究方向为社会医学与卫生事业管理；刘爱玲，广州中医药大学公共卫生与管理学院在读硕士研究生，主要研究方向为社会医学与卫生事业管理。

一　按病种付费的理论基础与实践情况

（一）理论基础

肯尼斯·阿罗于 1972 年获诺贝尔经济学奖，他曾提出一般均衡理论，在经济均衡理论和福利理论上进行了深入研究，作出了突出贡献。1963 年，肯尼斯·阿罗在《美国经济评论》发表题为《不确定性和医疗保健的福利经济学》的论文。论文开创性地分析了医疗服务和医疗保险市场，并在文中首次引入"道德风险"和"逆向选择"的重要概念。肯尼斯·阿罗以完备市场的一般均衡理论作为参照系，发现医疗服务和医疗保险市场最大的特征是不确定性，如患病、治疗结果都是不确定性事件，在现实中，这些风险存在不能全部被分担的问题，因此他得出偏离均衡点是福利最优的结论。医疗（疾病、治疗方式与治疗结果）具有不确定性、信息不对称的特性，利用精确的算法或大数据找到医疗成本的均值，客观地、较好地反映医疗资源的消耗程度，即为随机均衡。一般均衡理论是按病种付费、疾病诊断相关分组（DRG）及按病种分值付费（DIP）的理论基础。

（二）国内外疾病诊断相关分组的实践情况

DRG 是 20 世纪 80 年代美国医疗费用不合理增长现象的产物。DRG 是一种国际上公认的比较合理、先进的支付方式，是医疗服务的精细化管理工具，是使用最广泛、控费作用最明显的住院支付方式。1983 年 10 月，美国对老年医疗保险实行诊断相关组与预定额付费（DRGs-PPS）制度，其包含了 330 个基础 DRGs，每个基础 DRGs 包括 3 个严重性程度次级分组，附加两个误差型国际单病种分组。2000 年，DRGs-PPS 正式成为美国卫生费用预付款制度，并在实际应用中得到不断改进和完善，该方式大大减缓了医疗费用增长速度，减少了医疗服务中的不合理消费，降低了平均住院天数，提高了医疗机构经营能力及管理效率，并对世界范围的医疗费用控制产生了深远影响。目前，澳大利亚、德国、英国等国家均在医疗保险支付管理中引进 DRG，并将其作为医疗费用支付的主要方式。

目前，我国医疗保障制度中的基本医疗保险支付体系也同样存在医保基金支出增长快速、诱导医疗服务需求、医疗资源浪费等问题，与国外推行 DRG 的医疗环境背景类似。我国借鉴国际上成熟的改革经验和实践案例，结合自身医疗保障和医保支付方式改革实况，探索我国本土 DRG 付费方式。在国内，北京市于 2003 年开始探索 DRG 试点，在推动医疗保险支付精细化管理过程中取得了一定的成效。自 2009 年新医改实施以来，我国进行了许多医保支付方式改革的探索和尝试。2017 年，国务院办公厅发布了《关于进一步深化基本医疗保险支付方式改革的指导意见》，提出要全面推行多元复合式医保支付方式，重点推行按病种付费，并开展按疾病诊断相关分组付费试点，加强医保对医疗服务行为的监督作用。同年，国家卫生和计划生育委员会选择了 3 个试点城市开展按疾病诊断相关分组付费试点。2019 年，国家医疗保障局启动按疾病诊断相关分组付费国家试点工作，公布了 30 个试点城市。国家医疗保障局于 2019 年 10 月印发了《疾病诊断相关分组（DRG）付费国家试点技术规范和分组方案》，加强了对疾病诊断相关分组改革的技术指导和规范化管理。2020 年，按疾病诊断相关分组付费扩大试点工作进入探索阶段。目前，按疾病诊断相关分组付费方式改革已在全国范围内展开。

（三）国内基于大数据的按病种分值付费实践情况

按病种分值付费（Big Data Diagnosis-Intervention Packet，DIP）诞生于 20 世纪 90 年代的黑龙江省牡丹江市，DIP 是我国原生原创的医保付费模式。江苏省淮安市是较早探索和实行 DIP 的城市之一，在调研学习牡丹江点数法改革经验后，于 2003 年 9 月启动付费方式改革。淮安市运用"工分制"原理，通过总额预算管理和点数法相结合的方式，将单病种的绝对金额转变为不同病种之间的相对价值。广东省中山市、山东省东营市、江西省南昌市以及宁夏回族自治区银川市等地先后开展探索住院费用按病种分值付费的支付方式。2010年，广东省中山市开展按病种分值付费试点，病种数达4654种，广东省广州市、清远市推行按病种分值付费，病种数达4725种；2013年，江西省南昌市结合淮安做法和上海、杭州的分等级医疗机构预算管理经验，形成了独具特色的按病种分值付费改革的南昌样本。2014年后，多地开始出台相关管理办法，如宁夏回族自治区银川市和山东省东营市，分别发布了《银川市医疗保险按病种分值结算定点医疗机构住院医疗费用管理办法（试行）》《东营市基本医疗保险住院费用按病种分值结算暂行办法》。同时，多地陆续开展按病种分值付费改革，如浙江省金华市在市区7家主要医院启动实施医保"病组点数法"付费改革；山东省淄博市、安徽省安庆市、河北省邢台市、广东省汕头市、广东省珠海市和湖北省宜昌市等引入按病种分值付费。2018年，除深圳和佛山外，广东全省开始全面实施按病种分值付费，病种数超过4000种。

2018年，广州市全面推行按病种分值付费方式，为我国按病种分值付费改革积累了实践经验，成为医保支付方式本土化改革的优秀范本。广州市以全市定点医疗机构的病案数据为基础，基于临床主要诊断编码（ICD-10国标版）和手术操作编码（ICD-9-CM-3广东版）的自然组合，按照核心病种入组率90%的管理目标，筛选病例数多的病种组合并将其编入核心病种，2018年形成12005个核心病种；将病例数少的病种组合，按照诊断编码首字母归为25个综合病种；对长期住院病种、精神专科和护理机构的住院病例设置为按床日付费，保障长期住院需求。该病种组合体系会适时根据医疗新技术、疾病谱变化、特殊药品使用以及实施过程中暴露出的问题等因素作出调整。

2020年10月，国家医疗保障局发布《区域点数法总额预算和按病种分值付费试点工作方案》，明确以地级市统筹区为单位开展试点工作，预计用1~2年的时间，将统筹地区医保总额预算与点数法相结合，实现住院以按病种分值付费为主的多元复合支付方式。同年11月，国家医疗保障局印发

《国家医疗保障按病种分值付费（DIP）技术规范》和 DIP 病种目录库（1.0 版），加强对区域点数法总额预算管理和按病种分值付费试点工作的技术指导。2021 年 11 月，国家医疗保障局发布了《DRG/DIP 支付方式改革三年行动计划》，要求 2022~2024 年，全面完成 DRG/DIP 支付方式改革任务，推动医保高质量发展。截至 2024 年底，全国所有统筹地区全部开展 DRG/DIP 支付方式改革工作，先期启动试点地区不断巩固改革成果；截至 2025 年底，DRG/DIP 支付方式覆盖所有符合条件的开展住院服务的医疗机构，实现病种、医保基金全覆盖。目前，我国正在加速推进按病种分值付费方式改革。

二 国内外研究现状

（一）国外中医医保支付的发展情况

中医走向全世界是由针灸引导的。针刺治疗不向人体注入任何附加物质，副作用很小，最大限度地体现了自然疗法的精神，因而被欧美国家的群众广泛接受。但并非所有国家都将针灸这项中医疗法纳入医保支付范围，目前将中医纳入医保支付范围的欧美国家有瑞士。但中医被正式纳入瑞士的医保报销范围，也经历了漫长的过程。中医进入瑞士之初是属于附加医疗保险范畴的。1998 年，中医被纳入瑞士的基础医疗保险报销范围。然而 2005年，瑞士联邦委员会又将之排除出去，理由是没有充分证据显示中医的经济性、有效性和适宜性。但 2009 年，通过全民投票，中医以 67% 的明显优势再次被纳入瑞士的基础医疗保险报销范围。由于瑞士的基本医疗服务传统上是属于西医领域的，医疗服务行为的执行者法定为西医医生。因此，在瑞士被纳入基础医疗保险报销范围的中医治疗，目前规定必须为由具有中医诊疗资格的西医来进行的实际的诊疗操作。所以，目前瑞士的中医诊疗项目的医疗费用是由两种医疗保险支付的，患者接受具有中医针灸疗法资格的瑞士注册西医医生的治疗后，其诊疗费可由瑞士基础医疗保险报销，但若是在中医诊所内接受了中医针灸治疗室的治疗，则需要购买附加医疗保险来进行报销。

此外，经过 40 多年的发展，针灸在美国已经成为最重要的自然疗法之一，已得到民众的普遍认可，有一定的支持者和拥护者。目前，美国已创建了中医高等院校，并在 44 个州以及华盛顿特区通过了针灸立法。但中医药在美国的发展依然面临严峻挑战，如针灸立法有待进一步加强。另外，中药在美国的运用也受到极大的限制，中药并未被列入药物范畴，而是被归类为食品补充剂，因此中药的治疗效果不能被宣传。同时一些人不遵循中医诊治理论，违规使用中药出现问题，导致美国食品药品监督管理局（FDA）质疑中药的安全性，明令禁止使用多种中药，使得中药应用范围受到限制。因种种原因，目前以针灸为主的中医疗法在美国尚未被纳入医保报销范围内。

（二）国内中医医保支付的研究进展

经过全面、系统的文献查阅和总结，在现有的资料库中，发现与"中医医保支付方式"研究主题相关的文献和资料比较少。多数相关的文献进行了与中医医保支付相关的理论研究，对中医医保支付方式的实践可行性和中医病种分组及支付标准等相关问题进行了探讨，少数研究结合改革实际情况进行了经验总结和效果评估。

首先，在理论研究层面，目前已有学者对中医医保支付方式进行了可行性方面的思考，不同学者之间对中医是否可落实按病种付费存在着较大的争议。如王志伟（2017）对比中医医院与西医医院，分析两种医学体系的共性和个性，并认为在医保支付制度设计中，要更多地考虑这些因素，并建议进一步确定针对中医优势病种的特殊定价机制和支付政策等。郭丹丹等人（2016）采取实地调研与文献研究相结合的方法，认为总额预付和按病种付费相结合，是符合中医药发展规律的中医药医保制度选择。盛春蕊等人（2016）则认为中医医院在执行 DRG 的基础上，会另外使用中药及中医设备治疗，这使得治疗同样的疾病中医会消耗更多的资源、花费更多的费用，中医医院在落实按病种付费改革时需要思考如何控费等问题。田峰和谢雁鸣（2009）则认为中医医疗机构可以借鉴国外的 DRGs-PPS 模式来改革当前的医疗付费模式，中医医疗机构完全可以制定出符合中医临床诊疗模式的疾病分类标准。目前，多数中医诊疗项目已被纳入医保支付范围，中医诊疗日渐规范化和标准化为中医医疗机构开展按疾病诊断相关分组付费方式改革提供了政策支持和保障。但是，中医医疗机构实施按疾病诊断相关分组付费方式改革也存在技术方面的难题，例如，中医所特有的病证结合的辨证论治模式具有模糊性和不确切性，以及相关分组疾病诊疗费用的估算较难。相反地，谢俊明等人（2017）则认为在中医药服务医保支付中，以诊断的难易及费用差异为主导的付费方式落实支付方式改革存在技术难题，其无法对中医服务进行细分，且难以体现中医服务人员的价值。杨勇等人（2018）认为中医按病种付费在疾病的诊断和编码、病种费用测算等方面仍存在一些问题，由于中医疾病诊断具有模糊性，如何对疾病进行精准详细的分类还没有明确的答案，因为中医治病采用辨证论治模式，在同病异治、异病同治理念下，"病"的概念没有那么清晰。同时，中医按病种付费是否需要将患者的年龄、疾病的严重情况等因素考虑在内也未曾得到讨论。目前需要关注的是，如何做好中医按病种付费的疾病分组和病种定价工作，以及如何体现中医诊疗特色等。

其次，也有学者基于临床路径，进行中医特色的病种分组探索。殷人易等人（2020）对武汉市某三甲医院针灸科 DRG 入组情况进行分析，通过 CN-DRG 系统，统计该医院针灸科所有住院病例 DRG 信息，对其主要病组分布、主要病组的时间与费用消耗指数与本机构内的西医科室进行比较分析。研究发现现行 DRG 系统未体现针灸等中医疗法，有必要制定针对中医疗法的 DRG 调整方案。而潘佳佳等人（2021）构建中医医院 DRG 综合运营管理方案，建立符合中医诊疗服务特点的肛肠病种中医序列的 DRG 评价与入组标准，并在此基础上进行中医医院整体运营 DRG 解决方案的探索，认为中医 DRG 的运用应充分考量中医特色专病 DRG 的个性化差异。陈友娴和李静（2021）对南京市按中医特色病种付费进行可行性分析，从病种选择、疾病编码、支付标准的角度探索按中医特色病种付费的实施途径。

单病种付费是按病种付费的初级阶段。也有少部分学者基于单病种进行中医按病种付费及其支付标准的理论研究。杨勇等人（2018）认为，中医按病种付费的支付标准难以制定，缺少合理的办法，而刘红玉（2013）通过咨询专家，结合样本地区情况认为中医按病种付费更适合历史定价法，同时认为其科学性还有待研究，选择测算基年时需要慎重。总体来看，关于中医按病种付费及如何确定病种支付标准的研究较少，已有的研究主要是对现行的中医单病种付费模式提出改进意见，指出病种支付标准的确定方向，并进一步探讨中医按病种付费的推广问题。

另外，也有学者基于实践情况，介绍中医按病种付费改革的实践经验，或进行政策改革效果评估。翁郁明等人（2019）认为当前的 DRG 方案是基于西医诊疗模式的医保支付方式，缺乏中医诊断标准和中医治疗方式的补偿标准，影响了中医诊疗质量，因此应当将中医的特殊性纳入 DRG 方案。石连忠等人（2021）则通过政策实施前后的数据比较，分析中医医院整体考核情况、医疗服务能力和效率指标，以及中医特色指标情况，结果发现中医医疗机构在实施 DRG 后，各项中医特色指标更加凸显了中医优势，医院也获得了相应的补偿。张弘等人（2021）以浙江省某三甲中医院为例，分析 DRG 付费对中医院的影响，以再生障碍性贫血和桡骨下端骨折为例，通过制定"疗效价值付费"下的中医优势病种 DRG 付费方案，体现中西医治疗"同病同效同价"，发挥中医疗效价值。谢冰昕等人（2019）则从某中医医院近 4 年的住院病案首页资料中，提取分析了病例数、例均费用、费用消耗指数、平均住院日、时间消耗指数、权重等 DRG 相关信息，对相关数据信息进行统计分析，研究发现出院人数具有优势的 DRGs 的住院服务效率与产出之间存在不平衡的问题。邱雪梅（2016）则分析了 DIP 实施对某三甲中医医院住院患者医疗指标的影响情况，研究结果表明，DIP 实施改善了住院临床指征，与政策制定目标相符合，但是中医优势病种的结算分值普遍较低，影响了中医医院的收入。

三 中医医保支付方式改革现状和实践

（一）国家政策指导

对于中医药事业发展，国家给予了很多政策层面的支持，并极力推动各地的中医医保支付方式改革、鼓励各地探索中医按病种付费方式。早在2016年8月，国家中医药管理局就印发了《中医药发展"十三五"规划》，提出要探索符合中医药特点的医保支付方式，合理确定中医按病种付费标准。2019年10月，中共中央、国务院印发《关于促进中医药传承创新发展的意见》，提出健全符合中医药特点的医保支付方式，并分批遴选中医优势明显、治疗路径清晰、费用明确的病种实施按病种付费，合理确定付费标准。2021年1月，国务院办公厅发布《关于加快中医药特色发展的若干政策措施》，同样提出健全中医药医保管理措施，探索符合中医药特点的医保支付方式，发展中医优势病种，鼓励实行中西医同病同效同价。2021年12月，国家医疗保障局和国家中医药管理局联合发布《关于医保支持中医药传承创新发展的指导意见》，文中明确指出"探索实施中医病种按病种分值付费，遴选中医病种，合理确定分值，实施动态调整。优先将国家发布的中医优势病种纳入按病种付费范围。中医医疗机构可暂不实行按疾病诊断相关分组（DRG）付费，对已经实行DRG和按病种分值付费的地区，适当提高中医医疗机构、中医病种的系数和分值，充分体现中医药服务特点和优势"。随着这份医保促进中医药传承创新发展的重磅官方文件落地，各省（区、市）迅速响应，未来中医医保支付方式的改革方向和改革路径也逐渐明晰。截止到2022年12月31日，共有天津市、河北省、内蒙古自治区、黑龙江省、上海市、江苏省、浙江省、安徽省、福建省、江西省、山东省、湖南省、广东省、海南省、四川省、贵州省、云南省、陕西省、甘肃省、青海省及新疆维吾尔自治区21个省（区、市）的医保部门发布了与医保支付改革促进中医药传承创新发展相关的指导意见。2022年3月3日，国务院办公厅印发《"十四五"中医药发展规划》，提出完善中医药价格和医保政策。建立以临床价值和技术劳务价值为主要依据、体现中医药特点的中医医疗服务卫生技术评估体系，优化中医医疗服务价格政策。探索符合中医药特点的医保支付方式，遴选和发布中医优势病种，鼓励实行中西医同病同效同价。一般中医诊疗项目可继续按项目付费。继续深化中医药参与按床日付费、按人头付费等研究。

（二）各地市的探索

目前，在国家政策的推动和支持下，广东省广州市、中山市、深圳市，四川省攀枝花市，贵州省遵义市，山东省青岛市，广西壮族自治区柳州市，安徽省等地正在探索中医按病种付费模式。

广西壮族自治区柳州市自 2018 年 6 月起，结合 DRG 付费标准，遴选诊断明确、传统中医治疗方法（技术）较为成熟、疗效评估简易、适宜付费的病种，采用标准化临床路径，科学确定病种准入标准，并基于疗效价值，合理制定同病同效同价付费标准。在确保疗效的前提下，采用中医不做手术，如果能够实现跟西医做手术一样的治疗效果，则医保方会按照西医做手术的 DRG 付费标准结算。最后还建立了严格的疗效监管考核机制，对每个中医病种制定监管考核标准，考核结果也会影响最后的医保支付费用。柳州市的中医医保支付改革应用了中西医同城同病同质同效同价的改革理念，目的就是支持中医事业传承创新发展。

2021 年 10 月 11 日，广东省医疗保障局印发《关于开展医保支付改革促进中医药传承创新发展的指导意见》，其中提出完善有利于促进中医药发展的医保支付政策，具体措施包括开展中医药服务医保支付方式改革，以临床价值为导向，以中医优势服务、特色服务为重点，加大医保支付政策支持力度，建立健全符合中医药特点的医保支付体系。由省统一组织专家分批遴选中医优势病种，制定临床路径，开展支付制度改革。对中医优势门诊病种实施按病种付费。对中医优势住院病种实施按病种分值付费，建立全省统一的中医优势住院病种分值库，合理确定分值，实施动态调整。对中西医并重的门诊和住院病种，按现行支付方式付费，实行中医与对应的西医病种同病同治同价。由省统一组织专家遴选病种，确定特色中医治疗服务内容和相应的门诊费用或住院分值。

2021年，中山市在广东省率先实施中医特色病种分值结算、在全国率先实施中医特色病种日间治疗模式。在原有的基础上，中山市医疗保障局进一步深化创新中医药服务医保支付方式改革。第一，率先实施中医基层病种分值结算。科学遴选出肱骨干骨折、贝尔面瘫等11个适宜在基层开展的中医病种，率先在全省实施中医特色治疗基层病种分值结算，对不同等级医疗机构收治中医基层病种实行同标准付费。第二，增加中医日间治疗病种。自2021年4月1日起，中山市率先在全国实施中医日间治疗病种，符合条件患者可在院治疗、回家休养并享受住院医保待遇。第三，丰富中医特色治疗病种。自2021年起，中山市实施中医特色治疗病种分值结算，与西医治疗同病同效同分值。该市收集和分析了59家医疗机构2019年1月1日至2021年12月31日的病案首页数据，在中山市2023版DIP目录库中纳入了中医特色治疗病种，中山市的中医特色治疗病种分值库一共有98个亚目病种，435个中医病种。中医病种入组采用"西医主要诊断亚目+主要操作码"匹配《中山市社会医疗保险中医特色治疗病种分值库》，对不符合入组条件的按DIP病种分值结算。

2021年10月，广州市医疗保障局印发《广州市深化医疗保障制度改革实施方案》，提出探索建立符合中医药特点的医保支付方式，促进中医药事业和产业高质量发展。2022年3月，广州市医疗保障局办公室发布《关于执行〈广东省基本医疗保险中医优势住院病种分值库〉的通知》，遴选了169个中医优势病种，将其纳入按病种分值付费，若病例同时满足条件一医保结算清单的出院西医主要诊断、中医主要诊断同时符合《中医优势住院病种分值表》的中医诊断名称、诊断编码及西医诊断名称、诊断编码，以及条件二中医综合治疗费用（指中药饮片费、中成药费以及治疗费中的中医及民族医诊疗类项目费用之和）占住院综合治疗费用（指治疗费、手术费、西药费、中药饮片费、中成药费之和）的比例大于50%，医疗机构则可自愿选择是否入组中医优势病种，中医优势病种分值参考中医定点医疗机构相关病种医疗费用计算。区别于中山市，广州市的中医优势住院病种仅有诊断，没有操作，并未基于广义上的 DIP 理念进行病种分组，广州市的中医优势病种按病种付费方案更类似于中医按病种定额付费。

四　小结

基于国内中医临床路径的研究和实践进展，中医按病种付费的改革已具备了先行条件。同时，国家关于中医按病种付费的政策导向已十分明确，现已明确了中医医保支付方式的改革方向，各省（区、市）的改革也是优先将中医优势病种纳入按病种付费范围。但在实际改革过程中，中医医保支付方式改革进程较西医缓慢。现有理论研究发现，改革进程缓慢有多方面原因。一方面，中医医疗机构的诊疗服务项目具有鲜明的中医药特色、地域特征和个性化特色，给实践带来诸多困难，探索中医按病种（病组）付费也会对中医医疗机构构成挑战，这是一项艰巨的工作，会深刻影响中医药事业的发展。另一方面，无论是 DRG 还是 DIP，住院病人分组工具均天然存在方法设计层面的优点和缺点。上述原因导致目前已开展中医医保支付实践的地方仍较少，改革经验仍不足，政策落地和推行进度较慢。所以，在探索中医按病种付费改革时，还需要探讨如何更好地保留和体现中医诊疗的服务特色，展示中医药的服务价值。把医疗保障制度和医保支付方式作为保护、传承和发展中医诊疗的利器，优化中医药资源的配置，凸显中医药的优势地位，促进我国中医药事业和中医药服务的发展。

参考文献

［1］ Kenneth J. Arrow, "Uncertainty and the Welfare Economics of Medical Care", *American Economic Review*, 53（5），1963.

［2］Goldfield Norbert，"The Evolution of Diagnosis-related Groups（DRGs）：From Its Beginnings in Case-mix and Resource Use Theory，to Its Implementation for Payment and Now for Its Current Utilization for Quality Within and Outside the Hospital"，*Quality Management in Health Care*，1，2010.

［3］Fetter R. B. et al.，"Case Mix Definition by Diagnosis-related Groups"，*Medical Care*，2，1980.

［4］Quentin W.，et al.，"DRG-type Hospital Payment in Germany：The G-DRG System"，https：//www. researchgate. net/publication/265000424_ DRG－type_ hospital_ payment_ in_ Germany_ The_ G-DRG_ system.

［5］Vera D.，*AR-DRG Australia Refined Diagnosis Related Groups Version* 8. 0 *Definition Manual Volume*1（Sydney：Australian Consortium for Classifica-tion Development，2023）.

［6］German Diagnosis Related Groups，*G-DRG German Diagnosis Related Groups Version* 2012 *Def- initionshandbuch Band* 1（Siegburg：InEK，2011）.

［7］张乐：《肯尼斯·阿罗、约翰·希克斯：一般均衡理论和福利理论的开拓者——1972 年诺贝尔经济学奖得主》，《中国经济评论》2021 年第 8 期。

［8］刘东国等：《DRG 在中医医院医疗管理中的应用分析》，《中国医院管理》2020 年第 7 期。

［9］《国务院办公厅关于进一步深化基本医疗保险支付方式改革的指导意见》，中国政府网，http：//www. gov. cn/zhengce/content/2017－06/28/content_ 5206315. htm。

［10］《国家医保局召开疾病诊断相关分组（DRG）付费国家试点工作启动视频会议》，国家医疗保障局网站，http：//www. nhsa. gov. cn/art/2019/5/24/art_ 14_ 1334. html。

［11］《关于印发疾病诊断相关分组（DRG）付费国家试点技术规范和分组方案的通知》，国家医疗保障局网站，http：//www. nhsa. gov. cn/art/2019/10/24/art_ 37_ 1878. html。

［12］陈敏：《广州市定点医疗机构按病种分值付费政策实施效果评估》，硕士学位论文，兰州大学，2020。

［13］张映钰、乐煦、曾茜：《广州市基于大数据的病种分值付费实施路径与成效》，《中国医疗保险》2020 年第 9 期。

［14］曾茜、常好会、肖威：《广州市社会医疗保险医疗费用按病种付费的实践与思考》，社会科学文献出版社，2017。

［15］《国家医疗保障局办公室关于印发区域点数法总额预算和按病种分值付费试点工作方案的通知》，国家医疗保障局网站，http：//www. nhsa. gov. cn/art/2020/10/19/art_ 53_ 3753. html。

［16］《国家医疗保障局办公室关于印发国家医疗保障按病种分值付费（DIP）技术

规范和 DIP 病种目录库（1.0 版）的通知》，国家医疗保障局网站，http：//www. nhsa. gov. cn/art/2020/11/20/art_ 37_ 3987. html。

［17］《国家医疗保障局关于印发 DRG/DIP 支付方式改革三年行动计划的通知》，中国政府网，http：//www. gov. cn/zhengce/zhengceku/2021－11/28/content_ 5653858. htm。

［18］《国家中医药管理局关于印发中医药发展"十三五"规划的通知》，中国政府网，http：//www. gov. cn/xinwen/2016-08/11/content_ 509 8934. htm。

［19］《中共中央　国务院关于促进中医药传承创新发展的意见》，中国政府网，http：//www. gov. cn/zhengce/2019-10/26/content_ 5445 336. htm。

［20］《国务院办公厅印发关于加快中医药特色发展若干政策措施的通知》，中国政府网，http：//www. gov. cn/zhengce/content/2021-02/09/content_ 5586 278. htm。

［21］《国家医疗保障局 国家中医药管理局关于医保支持中医药传承创新发展的指导意见》，国家中医药管理局网站，http：//yzs. satcm. gov. cn/zhengcewenjian/2021-12-30/23898. html。

［22］《"十四五"中医药发展规划》，中国政府网，https：//www. gov. cn/gongbao/content/2022/content_ 5686029. htm。

［23］《攀枝花医保在全省率先实施按中医疗效价值付费》，攀枝花市人民政府网站，http：//www. panzhihua. gov. cn/zwgk/gzdt/bdyw/1657310. shtml。

［24］《深圳市医疗保障局关于印发〈深圳市社会医疗保险定点医药机构医疗费用支付办法〉的通知》，深圳市医疗保障局网站，http：//hsa. sz. gov. cn/ztzl/ldbfjd/zcfg/content/post_ 7779661. html。

［25］《关于创新医保支付方式支持中医药发展工作的通知》，中山市医疗保障局网站，http：//hsa. zs. gov. cn/zwgk/zcgw/qtwj/content/post_ 190 4320. html。

［26］《遵义市中医药适宜技术和中医优势病种按病种付费试点工作实施方案》，遵义市医疗保障局网站，http：//ylbzj. zunyi. gov. cn/zwgk/zfxxgk/fdzdgknr/lzyj/xzgz/202102/t20210219_ 66768516. html。

［27］《〈安徽省"十四五"中医药发展规划〉解读》，安徽省卫生健康委，https：//wjw. ah. gov. cn/public/7001/56789211. html。

［28］《柳州医保率先在全国中医领域实现按病种分值、按疗效价值付费》，柳州市医疗保障局网站，http：//www. liuzhou. gov. cn/lzybj/xwzx/bmdt/ 202012/t20201201_ 2285564. shtml。

［29］《四川省医疗保障局关于印发四川省医疗保障支持中医药发展若干政策的通知》，四川省医疗保障局网站，http：//sctcm. sc. gov. cn/sctcm/gggs/2021/8/5/cafed93d200d4dd8a0a9a1cdd7cd7640. shtml。

［30］《关于印发〈青岛市"十四五"医疗保障规划〉的通知》，青岛市医疗保障局，http：//ybj. qingdao. gov. cn/zfxxgk_ 117/fdzdgknr_ 117/gwfg_ 117/ybwj_

117/202203/t20220309_ 4575612. shtml。

[31] 廖藏宜：《DRG 时代中医疗效价值付费的理念与政策架构》，《中国人力资源社会保障》2021 年第 5 期。

[32]《广东省医疗保障局印发〈广东省医疗保障局关于开展医保支付改革促进中医药传承创新发展的指导意见〉的通知》，广东省医疗保障局网站，http：//hsa. gd. gov. cn/zwgk/content/post_ 3559793. html。

[33]《中山市创新医保支付方式全面支持中医药传承创新发展》，广东省医疗保障局网站，http：//hsa. gd. gov. cn/gab/gddt/content/mpost_ 3988 047. html。

[34]《广州市医疗保障局关于印发广州市深化医疗保障制度改革实施方案的通知》，广州医疗保障局，https：//www. gz. gov. cn/zfjg/gzsylbzj/tzgg/content/post_ 789 8619. html。

[35] 郭尧杰：《近年来瑞士中医针灸的发展概况》，《中医外治杂志》2005 年第 6 期。

[36] 田开宇、Yuan Lisa：《瑞士的中医针灸疗法及医疗保险支持》，《中国针灸》2015 年第 8 期。

[37] 张虹等：《中医针灸在瑞士的发展现状与启示》，《中医药管理杂志》2004 年第 2 期。

[38] 李石良：《中国针灸在瑞士的发展概况》，《中国针灸》2004 年第 4 期。

[39] 郑灵：《美国健康保险系统对针灸的给付现状》，《环球中医药》2011 年第 3 期。

[40] Vados Larissa：《美国针灸发展现状》，《中华针灸电子杂志》2014 年第 1 期。

[41] 刘新燕等：《中国针灸在美国的发展现状及展望》，《世界中医药》2017 年第 3 期。

[42] 王志伟：《试论中医医院特殊性对其医保支付方式选择的影响》，《社会保障研究》2017 年第 2 期。

[43] 郭丹丹等：《"循证+价值"驱动下的中医药医保支付制度创新》，《中国卫生经济》2016 年第 8 期。

[44] 盛春蕊等：《中医医院在实施临床路径及 DRGs 中出现问题的探讨》，《中医药管理杂志》2016 年第 23 期。

[45] 田峰、谢雁鸣：《中医医疗机构实施 DRGs 付费制初探》，《中国医院》2009 年第 11 期。

[46] 谢俊明等：《中医药服务医保支付方式及标准的思考》，《中国医疗保险》2017 年第 7 期。

[47] 杨勇等：《医疗保险支付方式改革下中医按病种付费的可行性与问题研究》，《中医药管理杂志》2018 年第 24 期。

[48] 殷人易等：《武汉市某三甲医院针灸科 DRG 入组情况分析及探讨》，《医学与

社会》2020 年第 3 期。

[49] 潘佳佳等：《价值医疗视角下中医医院 DRG 综合运营管理方案探索》，《中国卫生经济》2021 年第 6 期。

[50] 陈友娴、李静：《基于临床路径按中医特色病种付费试点改革研究》，《中国卫生质量管理》2021 年第 3 期。

[51] 刘红玉：《中医按病种付费方式探讨》，硕士学位论文，华中科技大学，2013。

[52] 翁郁明等：《DRGs 和中医的关系研究——以深圳市为例》，《中国卫生产业》2019 年第 6 期。

[53] 石连忠等：《杭州市 DRG 中医支付政策的实践探索》，《卫生经济研究》2021 年第 12 期。

[54] 张弘等：《"疗效价值付费"下的中医优势病种 DRG 付费方案探索》，《卫生经济研究》2021 年第 12 期。

[55] 谢冰昕等：《某三甲中医医院部分 DRGs 数据分析》，《中国病案》2019 年第 11 期。

[56] 邱雪梅：《病种分值结算政策对某中医医院医疗指标影响分析》，《中国病案》2016 年第 8 期。

B.8

2005~2021年中医药文化
影响力指数报告

——基于指数计算模型的分析

饶远立　闫志来　翟子慧　张瑞琪　郭　朝*

摘　要： 本报告旨在比较各省份中医药文化影响力的指数差异，检验中医
药文化的整体建设成果，为"中医药强省"建设提供参考。本
报告从学术影响力、服务影响力、社会新闻影响力三个维度选取
指标，收集2005~2021年国家卫生管理部门披露的中医医院诊
疗人次、住院人数，以及中医药论文发表数量和中医药新闻报道
数量，运用指数计算模型，按照不同的评价权重计算中医药文化
影响力指数。研究结果显示，2005~2021年，中医药文化影响力
指数波动上升，年均增长率为12.174%，2020年达到峰值。
2021年，北京、广东、河南等省份中医药文化影响力指数名列
前茅，2020~2021年，有约1/3的省份中医药文化影响力指数排
名发生变化，但变化幅度较小。地区影响力指数有明显的差异
性，各省份差距主要体现在中医医院诊疗人次和中医药论文发表
数量两个指标上。本报告认为，各地应加强中医药文化素养和品
牌效应，提升患者对中医药服务的感知价值和信任程度，形成产

---

* 饶远立，广州中医药大学公共卫生与管理学院管理系主任，副教授，主要研究方向为卫生事
业管理、医院管理；闫志来，广州中医药大学公共卫生与管理学院讲师，主要研究方向为医
药数理模型；翟子慧，广州中医药大学公共卫生与管理学院在读硕士研究生，主要研究方向
为社会医学与卫生事业管理；张瑞琪，广州中医药大学公共卫生与管理学院在读硕士研究
生，主要研究方向为社会医学与卫生事业管理；郭朝，广州中医药大学公共卫生与管理学院
在读硕士研究生，主要研究方向为社会医学与卫生事业管理。

学研用协同体系，完善中医药学术成果产出指标评价体系。

关键词： 指数计算模型　文化影响力　中医药

中医药事业持续推进，为满足人民群众日益增长的多层次、多样化健康需求，各地编制和实施《"十四五"中医药发展规划》，推动医疗、保健、科研、教育、文化、产业"六位一体"发展。中医药在抗击新冠肺炎、SARS、甲型H1N1流感疫情过程中发挥了重大的作用，其在应急救治方面的独特优势也得到体现，中医药的作用得到了广大医务人员和患者的认可。明确中医药文化在国内的影响力大小有助于中医药事业的发展。目前，中医药文化影响力的研究局限于单个省（区、市），忽视了研究的整体性和比较性。本报告将从学术影响力、服务影响力、社会新闻影响力三个维度入手，分析中医药文化在我国的影响力，使用指数计算模型，计算中医药文化在我国的综合影响力与在各个省份的影响力，分析差距和不足，在此基础上给"中医药强省"建设提出建议，提高中医药文化影响力。

一　影响力的相关研究

影响力研究比较丰富。用"影响力"作为主题词进行百度检索，可以搜索到10亿条相关信息，以"影响力"作为主题词在中国知网可以检索到11.84万条相关文献。综合文献研究，目前国内外关于影响力的研究呈现如下三个特点。

第一，近5年有关影响力的研究范围较广，涉及图书情报学、出版、高等教育、经济管理等领域。随着互联网的深入发展，网络传播方面的影响力研究也日益增多。

第二，从国内外研究来看，影响力评价运用最为广泛。在影响力评价指标体系的构建方面，多数文献采用数理统计方法来构建指标体系。

第三，在文化影响力方面，研究主要集中在文化影响力评述、提升路径方面，实证研究较少，现有实证研究的对象通常为单独的某市、某省或全国，缺少横向对比。

二 中医药文化影响力指数的构成要素和数据来源

文化影响力是软实力的核心要素，指一种文化在人类社会产生认同的深度和广度。中医药文化影响力是各种指标的综合体，基于前期研究，中医药文化影响力反映中医药服务品牌优势与口碑、中医药文化传播能力及中医药学术创新的程度。因此，本报告拟从三个维度来综合评价中医药文化影响力，如图 1 所示。

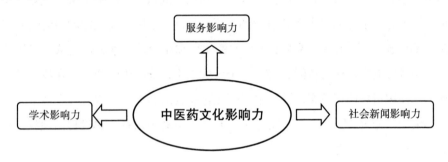

图 1 中医药文化影响力的三个评价维度

（一）服务影响力

在中医药文化中，服务影响力主要表现为广大患者对中医医院医疗服务的满意程度和信任程度，影响力扩大，居民患病时的中医类求医行为自然会增加。作为医疗服务机构，中医医院需要为患者提供最专业的治疗，减少医患信息不对称的情况。医疗服务指的是医疗机构提供的疾病诊断、治疗活动。选择中医医院诊疗人次、住院人数作为医疗机构的服务产出指标。本报告中 2005~2021 年中医医院服务影响力数据均来自《中国卫生健康统计年鉴》。

（二）学术影响力

文献是传播、交流和探讨中医药发展成果的载体，对提升中医药文化影响力起着重要作用。因此，论文的发表数量可以作为评价中医药文化建设成果的量化指标之一。中医药论文发表数量通过在"中国知网"和"中文科技期刊全文数据库（VIP）"上输入主题词进行高级检索获得。例如，以2021年1月1日至12月31日的文献为检索源，以"中医药""中医""中药"等为主题词，在作者地址栏填写各省份名称进行模糊配对搜索，再除去不符合要求和重复的文献，即可得到各省份中医药类相关文献的数量。

（三）社会新闻影响力

医院新闻宣传作为医院信息的一部分，已成为医院管理和品牌经营中的重要内容。正面的新闻报道有助于传递医院文化和经营理念，从而为医院树立积极的外部形象。医院也越来越重视新闻媒体的作用，希望通过新闻媒体这个快速有效的平台，树立一个正面形象。新闻报道的数据通过在慧科新闻数据库（Wise Search）开展高级搜索获得。以查找"2021年全国各省份中医药新闻报道数量"为例，以"中医药""中医""中药"为主题词，利用慧科新闻数据库高级搜索功能进行搜索，时间为2021年1月1日至12月31日，将搜索得到的包含主题词的新闻内容或标题作为一个初步选择。再对初步选择的项目内容进行筛选，即使用micro-soft word的查找功能，将全部命中主题词的词组标出并计数，再减去重复出现的条目数量，最后得出这一年某省份有关中医药报道的新闻数量。

三 中医药文化影响力指数的计算模型与方法

指数被引用的领域很广，从广义上讲，任何两个数值对指数函数图像比形成的相对数都可以被称为指数；从狭义上讲，指数是用于测量多个项目在不同场合下综合变动的一种特殊相对数，也就是说指数是一种动态的综合指数。本报告的中医文化影响力指数就是综合变化的，指数的大小变化可以及时反映和评价中医药文化的发展成果。

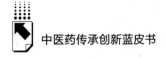
（一）指数计算模型

设 W 为各项指标权重，X 为各项指标的指数得分，中医药文化影响力指数的计算公式如下：

$$中医药文化影响力指数 = \sum w_i X_i = w_1 \times 中医医院诊疗人次(x_1) + w_2 \times$$
$$中医医院住院人数(x_2) + w_3 \times 中医药论文发表数量(x_3) + w_4 \times 中医药新闻报道数量(x_4)$$

$$（式1）$$

对于医院的中医药文化影响力来说，需要进行综合、系统的评价，并且要突出重点。同时，还需要考虑时间段的影响，因此本报告采用了动态综合评价方法。综合评价区别于单一因素的评价，对于复杂的情况而言，由于其同时受到多种因素影响，必须综合考察多个有关因素，依据多个有关指标对评价对象进行评价，并排出优劣次序，这就是所谓的综合评价（Synthetical Ecaluation）。

在时间区间 $[t_1, t_n]$ 内，对相对稳定的评价指标体系 x_1，x_2，$x_3 \cdots x_m$ 来说，若能确定评价指标 x_j 在不同时间的权重系数 w_j，那么，s_i 在 t_k 时刻的发展状况可由式（2）来描述。

$$y_i(t_k) = f[w(t_k), x_i(t_k)] \qquad i = 1, 2, \cdots n; k = 1, 2, \cdots N \qquad （式2）$$

式中，$f(x)$ 为（结构待定的）综合评价函数，$W(t_k) = [w_1(t_k), w_2(t_k), \cdots, w_m(t_k) T]$，$x_i(t_k) = [x_1(t_k), x_2(t_k), \cdots, x_m(t_k) T]$。

为研究中医院文化影响力的整体输出情况，还需要引入权重系统和综合测评值，即 $[k_0 + T - 1]$ 的整体输出水平为：

$$y_i^{(1)} = \sum_{k=k_0}^{k_0+T-1} \sum_{j=1}^{m_1} w_j(k) r_{ij}(k) \qquad i = 1, 2, \cdots, n \qquad （式3）$$

或

$$y_i^{(1)} = \frac{1}{T} \sum_{k=k_0}^{k_0+T-1} \sum_{j=1}^{m_1} w_j(k) r_{ij}(k) \qquad i = 1, 2, \cdots, n \qquad （式4）$$

在式（2）和（3）中，对任意的 w，有 $w_j(k) \geq 0$；$r_{ij}(k)$ 为 s_i 在 k 时刻关于评价指标 x_j 的测评值；T 为已知正整数。最后赋值，然后对总分进行排序。

（二）计分规则

（1）设定各个指标基期的个体指数为100，报告期的个体指数计算方法：$\dfrac{p_1}{p_0} \times 100$，$p_1$ 指报告期的个体指标值，p_0 指基期的个体指标值。

（2）根据构成中医药文化影响力指数的要素的重要性，对其赋予权重。

（3）计算综合指数。计算公式如下：

$$p = \frac{\sum \dfrac{p_l}{p_0}\omega_i}{\sum w_i} \times 100 \tag{式5}$$

四 全国中医药文化影响力指数的评价结果

（一）研究对象的选择

全国中医药文化影响力指数计算利用了 2005～2021 年全国中医医院住院人数、中医医院诊疗人次、中医药论文发表数量和中医药新闻报道数量指标数据。各指标的原始数据如表 1 所示。

表 1 2005～2021 年全国中医药文化影响力指数相关数据

年份	中医医院住院人数（万人）	中医医院诊疗人次（万人次）	中医药论文发表数量（万篇）	中医药新闻报道数量（万条）	中医药文化影响力指数
2005	544	21429.5	2.5	39.8	100.0
2006	610	22911.9	2.7	63.6	119.4
2007	693	25387.0	3.1	85.3	141.1

续表

年份	中医医院住院人数（万人）	中医医院诊疗人次（万人次）	中医药论文发表数量（万篇）	中医药新闻报道数量（万条）	中医药文化影响力指数
2008	847	27540.9	3.6	95.9	161.9
2009	986	30145.8	3.9	117.0	185.6
2010	1113	32770.2	4.4	125.0	204.2
2011	1285	36120.6	4.6	135.0	224.5
2012	1564	40705.2	4.7	138.0	244.3
2013	1827	42557.3	4.8	145.0	263.8
2014	2011	47200.0	5.4	180.0	302.5
2015	2102	48502.6	5.2	416.6	424.7
2016	2279	50774.5	5.3	584.0	520.8
2017	2493	52849.2	5.7	650.0	571.0
2018	2669	54840.5	5.5	426.3	466.6
2019	2878	58620.1	6.0	504.4	525.8
2020	2556	51847.8	5.6	1294.6	895.4
2021	2766	59667.8	5.3	733.1	628.5

注：为突出中医医院的主体性，表中诊疗人次和住院人数数据不包括中西医结合医院和民族医院。

（二）总指数的结果

赋予中医医院服务产出指标（包括中医医院住院人数和中医医院诊疗人次）50%的权重；赋予中医药论文发表数量指标30%的权重；赋予中医药新闻报道数量指标20%的权重。2005~2021年各年全国中医药文化影响力指数的排名情况如表2所示。

表2 2005~2021年全国中医药文化影响力指数排名情况

排名	年份	指数
1	2020	895.4
2	2021	628.5
3	2017	571.0
4	2019	525.8
5	2016	520.8
6	2018	466.6

续表

排名	年份	指数
7	2015	424.7
8	2014	302.5
9	2013	263.8
10	2012	244.3
11	2011	224.5
12	2010	204.2
13	2009	185.6
14	2008	161.9
15	2007	141.1
16	2006	119.4
17	2005	100.0

从表2可以看出，2021年的全国中医药文化影响力指数为628.5，2005~2021年全国中医药文化影响力指数增长了528.5%，年平均增长率为12.174%。

根据该增长率，预计到2030年全国中医药文化影响力指数将达到1767。

根据2005~2021年全国中医药文化影响力指数计算结果，绘制出指数变化趋势图，如图2所示。

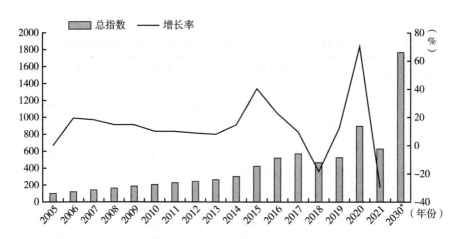

图2　2005~2030年全国中医药文化影响力指数及其增长率

* 2030年数据为估计值。

（三）模型结果分析

从年度评价的结果来看，2005～2021 年全国中医药文化影响力指数总体呈波动上升趋势。其中，2005～2017 年、2018～2020 年两个时间段，影响力指数持续走高，于 2020 年达到峰值。2018 年、2021 年增长率为负值，主要原因是中医药论文发表数量和中医药新闻报道数量两个指标得分降低。尽管 2018 年影响力指数较低，但 2019～2020 年影响力指数大幅提高。2005～2021 年中医药文化影响力指数年平均增长率为 12.174%，据此估计 2030 年全国中医药文化影响力指数为 1767。

五　全国各省份中医药文化影响力指数的评价结果

（一）研究对象的选择

本报告选择了 2021 年全国各省（区、市）中医医院诊疗人次、中医药论文发表数量和中医药新闻报道数量三个指标计算各省（区、市）中医药文化影响力指数。其中，各指标的原始数据如表 3 所示。

表 3　2021 年我国各省（区、市）中医药文化影响力指数相关指标数据

序号	省（区、市）	中医医院诊疗人次（万人次）	中医药论文发表数量（篇）	中医药新闻报道数量（条）
1	北　京	2900.3	4558	4278100
2	天　津	1175.3	1938	7336
3	河　北	2430.3	1109	8131
4	山　西	907.3	961	4056
5	内蒙古	529.5	338	2650
6	辽　宁	1093.4	1843	4174
7	吉　林	1082.2	250	3775
8	黑龙江	894.1	1383	4232
9	上　海	1703.4	2002	476633
10	江　苏	4365.0	852	19357

序号	省(区、市)	中医医院诊疗人次 (万人次)	中医药论文发表 数量(篇)	中医药新闻报道数量 (条)
11	浙　江	5248.5	1332	62562
12	安　徽	2173.4	1177	11714
13	福　建	1764.0	1289	48674
14	江　西	1612.0	1356	13142
15	山　东	3606.7	2313	49910
16	河　南	4224.5	2256	14014
17	湖　北	2066.4	1158	19924
18	湖　南	1990.2	1937	17773
19	广　东	5576.9	1285	2198384
20	广　西	1924.9	1422	6082
21	海　南	284.9	144	7005
22	重　庆	1529.7	554	8033
23	四　川	3938.5	519	23963
24	贵　州	1129.0	449	7477
25	云　南	1918.6	791	9464
26	西　藏	2.3	23	1039
27	陕　西	1450.0	911	11216
28	甘　肃	1150.5	1031	6681
29	青　海	135.5	129	1235
30	宁　夏	340.1	184	1610
31	新　疆	520.6	444	2165

（二）各指标权重的计算

以样本的均值和方差作为正态分布的均值和方差，求出各数据对应的概率，再乘以100即为总指数。

根据构成中医药文化影响力指数的要素的重要程度，对指标赋予权重，其中中医医院服务产出指标（中医医院诊疗人次）权重为50%、中医药论文发表数量指标权重为30%、中医药新闻报道数量指标权重为20%，计算各指标得分，并对各省（区、市）的中医药文化影响力指数进行排名，结果如表4所示。

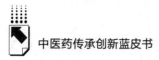

表4 2020~2021年全国各省（区、市）中医药文化影响力指数及排名情况

省（区、市）	中医医院诊疗人次得分	中医药论文发表数量得分	中医药新闻报道数量得分	2021年指数	2020年指数	2021年指数排名	2020年指数排名	排名变化
北 京	75.8	100	100	87.2	82	1	3	↑
广 东	99.4	58.9	99.3	83.4	89.3	2	1	↓
河 南	94.5	90.2	45.7	87.9	82.8	3	2	↓
山 东	88	91.3	47.4	80.9	79	4	4	—
浙 江	98.9	60.9	48	77.3	76.4	5	5	—
江 苏	95.4	40	46	68.9	71.2	6	6	—
四 川	91.9	26.8	46.2	63.2	63	7	7	—
上 海	45.6	84.5	66.9	61.6	60.4	8	8	—
湖 南	53.4	82.7	45.9	60.7	59.6	9	9	—
河 北	64.9	51.2	45.4	56.9	57.5	10	10	—
安 徽	58.3	54.2	45.6	54.3	53.2	11	12	↑
广 西	51.6	64.6	45.4	54.5	55	12	11	↓
湖 北	55.4	53.4	46	52.9	51.2	13	13	—
福 建	47.3	59.1	47.3	49.9	49.9	14	15	↑
天 津	32.1	82.8	45.4	50.8	50.2	15	14	↓
江 西	43.2	61.9	45.7	46.1	46.3	16	18	↑
辽 宁	30.1	80	45.3	48.1	48	17	17	—
云 南	51.4	37.4	45.5	49.3	48.3	18	16	↓
陕 西	39	42.6	45.6	41.4	42	19	19	—
黑龙江	25.6	63	45.3	39.1	39.5	20	21	↓
甘 肃	31.5	47.8	45.4	40.8	40.1	21	20	↓
重 庆	41	28	45.4	38.0	38.1	22	22	—
山 西	25.9	44.7	45.3	35.4	35.4	23	23	—
贵 州	30.9	24.3	45.4	31.8	32.7	24	24	—
吉 林	29.8	18	45.2	29.4	28.8	25	25	—
新 疆	18.2	24.1	45.2	25.4	25.8	26	26	—
内蒙古	18.3	20.6	45.2	24.4	24.2	27	27	—
宁 夏	15.1	16.1	45.1	21.4	21.6	28	28	—
海 南	14.3	15.1	45.4	20.7	21.2	29	29	—
青 海	12.1	14.7	45.1	19.5	19.8	30	30	—
西 藏	10.4	12.2	45.1	17.9	18	31	31	—

（三）模型结果分析

从全国各省（区、市）指数计算结果来看，2021年中医药文化影响力指数排名前十的省（市）依次为北京、广东、河南、山东、浙江、江苏、四川、上海、湖南、河北。上述10个省（市），只有位居前三的北京、广东、河南的排名发生小幅度的变化。观察2020~2021年指数的排名情况可知，在全国只有约1/3的省（区、市）排名发生变化。其中，广东、河南、广西、天津、甘肃排名下降1位，云南下降2位，北京、安徽、福建、黑龙江排名上升1位，江西排名上升2位。总体来看，2020~2021年各省（区、市）中医药文化影响力指数的排名变动幅度较小，整体较为稳定，主要差距体现在中医医院诊疗人次和中医药论文发表数量两个指标上。

从2021年各省（区、市）中医药文化影响力指数来看，排名结果呈现一定的层次性。其中，位于东部地区的省（市）指数以较大优势领先于其他省（区、市），北京、广东、山东、浙江、江苏和上海的指数依次是87.2、83.4、80.9、77.3、68.9和61.6，这些省（市）处于影响力较强的第一梯队；中部地区省份处于第二梯队，河南、湖南、安徽、湖北等表现较为突出，其中河南的指数位列第三，中医药文化影响力指数甚至高于第一梯队的省（市）；其余省（区、市）处于第三梯队，如四川、广西、陕西、辽宁等。

2021年北京中医药文化影响力指数为87.2，排名由2020年的第三提升至2021年的第一。尽管中医医院诊疗人次并非最多，但北京对中医服务的利用程度整体优于全国。在中医药科研方面，北京加强中医药科研青年群体思想建设，加快科研成果转化速度，学术指标表现优于其他省（区、市）。虽然2021年广东排名下降1位，但排名仍靠前，位居第二。广东拥有最多的中医医院诊疗人次，可见其中医药发展模式值得学习。广东中医药氛围浓厚，文化底蕴深厚，民间对中医药的信任度较高，常见病、多发病治疗首选中医中药，拥有广泛的患者群体。此外，广东省政府始终高度重视中医药建设发展，率先提出建设"中医药强省"目标，并不断出台利好政策，提高中医医疗服务能力。在这些因素的共同作用下，广东的中医药文化影响力排名靠前。

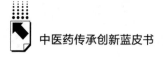

研究结果显示，北京、广东、河南中医药文化影响力始终领先，各省（区、市）整体排名变化不大，位于京津冀地区、长三角地区、粤港澳大湾区的省（区、市），中医药文化影响力指数排名比较靠前，中医药文化影响力与当地的经济发展水平呈正相关。

六　讨论与展望

（一）加强中医药文化素养和品牌效应

提升服务影响力需要从医院内外端着手。首先是塑造中医医院品牌形象，医院是一个需要依靠盈利来持续运转的服务机构。任何想要获得长期利益的企业，一定会注重品牌效应。但是现有中医医院存在轻视医院品牌塑造和宣传的问题。突发公共卫生事件后，医务人员救死扶伤的形象深入人心，但互联网时代，医院拒接诊也时常成为全民热议的话题。

"十四五"时期，为形成品牌效应，企业应坚持线上、线下两手抓。第一，塑造线上品牌。一方面，利用自媒体开展宣传，宣传内容包括中医药知识、多发病的预防方法、中医保健手法等，让大家足不出户就能学习保健知识，避免因恐慌而跌入广告、诈骗陷阱。另一方面，完善中医医院的线上就诊环节，要站在患者的角度思考问题，满足患者的需求，为患者提供便捷的远程诊疗服务。第二，塑造线下品牌。一方面，线下优化就医流程，按要求保持急诊开放和急救"绿色通道"畅通。另一方面，推动线下中医知识下沉到基层。医院可以与社区、乡镇卫生机构合作，开展医患交流活动，如举办医患联欢会、疑难杂症专题讲座、中医日常保健养生课、中医文创产品手工活动等，在下沉活动中提高医疗机构的口碑。

（二）提升患者对中医服务的感知价值和信任程度

增强中医药文化影响力应提高患者对中医服务的利用率。现有研究表明，公众对中医服务的感知价值和信任能够提升中医就医意愿。提高患者的感知价值，可以从就诊的前中后期分阶段进行。前期，医院加强人员培训，有条件地引入学科专业人才，打造特色科室；中期，利用中医优势病种临床路径进行治疗，学习按疗效价值付费的改革经验；后期，完善投诉监督处理机制，建立补偿机制，提高医务人员收入。

（三）形成产学研用协同体系

在学术影响力方面，学术成果是中医药相关从业者以自己的工作实践、社会活动和科研成果为依据不断创作出来的，提升学术影响力离不开医疗相关主体间的协同创新。政府通过出台政策、组织活动，协调企业、院校、中医医院参与当地中医药产业链建设。企业提出人才需求，提供校外实践平台，院校输送人才资源，企业、院校与医院共同研发创新和实践，建立校企—校医—企医的三方合作机制，形成"中医药+实训+健康项目"的特色体系，在合作、创新、共享中促进中医药成果转化。

（四）完善中医药学术成果产出指标评价体系

本报告构建的中医药文化影响力指数计算模型，对年度中医药评价具有一定的启示作用。虽然目前选取的参考指标比较有代表性，但具体到每个省份就会有一定的误差。因此，随着卫生评估技术的发展，可对评价指标体系进行深入研究，建立并完善一套科学实用的、指标可及的、利于推广的、权重可量化的中医药文化影响力评价指标体系。可考虑将反映中医人才培养、中医医院规模、医疗设备配置、中医医院建筑面积等情况的指标纳入评价体系。

参考文献

［1］邓鑫等：《中医药融入突发公共卫生事件应急体系的研究与思考》，《中国公共

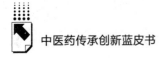

卫生管理》2022 年第 5 期。

［2］季小雨等：《江苏省徐州市中医文化软实力研究》，《南京医科大学学报》（社会科学版）2020 年第 2 期。

［3］张梦晨、张洪雷：《江苏省中医药文化软实力研究——以南京市为例》，《中国卫生事业管理》2020 年第 3 期。

［4］任晏华、张洪雷、张宗明：《江苏省中医药文化软实力研究——以南通市为例》，《现代医院管理》2019 年第 2 期。

［5］步一、许家伟、黄文彬：《基于引文的科学文献定量评价：引文影响力指标评述》，《图书情报知识》2021 年第 6 期。

［6］郑谦：《高校应用型人才培养的关键参与主体及其影响力评价体系构建》，《内蒙古农业大学学报》（社会科学版）2020 年第 4 期。

［7］陈巧玲等：《基于微信传播指数的成都市医院微信公众号传播影响力评价》，《医学与社会》2019 年第 11 期。

［8］刘佳静、郑建明：《公共文化服务平台传播影响力测度体系的构建及应用》，《情报科学》2021 年第 9 期。

［9］邱鸿钟等：《我国医院影响力评价指标体系的循证分析》，《现代医院管理》2012 年第 1 期。

［10］郑慧凌等：《中医药文化软实力评价体系及提升路径研究》，《中医药导报》2018 年第 16 期。

［11］付裕、张洪雷：《江苏中医药文化软实力研究——以连云港市为例》，《中医药导报》2020 年第 4 期。

［12］邱鸿钟、饶远立、闫志来：《中医文化影响力指数研究》，《中国卫生产业》2015 年第 27 期。

［13］张莹、刘晓梅：《结合、融合、整合：我国医养结合的思辨与分析》，《东北师大学报》（哲学社会科学版）2019 年第 2 期。

［14］孙振球：《医学统计学》，人民卫生出版社，2010。

［15］郑晓丽、高飞：《医院新闻宣传工作质量管理的思考》，《中国卫生质量管理》2017 年第 S2 期。

［16］王扬勇、潘雪：《论新时期医院与新闻媒体沟通协作》，《湘潮（下半月）》2012 年第 5 期。

［17］袁晓琴、毛毳、唐娅娅：《公众对中医服务感知价值及就医意愿调查与思考》，《中医药管理杂志》2022 年第 3 期。

［18］李舜音、陈立生：《现代中医药现状与中医院管理制度协同创新发展研究》，《现代医院》2021 年第 7 期。

案 例 篇
Case Reports

B.9
上海市中医药传承创新发展报告

黄萍 张静 王岗 刘艺 张安*

摘　要： 本报告探讨了上海中医药在服务体系、服务能力、科技创新、资源配置、文化发展、信息化建设和对外交流合作七个方面的传承创新情况。研究表明，上海中医药坚持传承和发扬海派中医药的特色优势，并形成了一条具有上海特色的中医药发展之路，进一步增强了人民群众对中医药的认同感和获得感。

关键词： 中医药　传承创新　上海

上海是海派中医的发源地。作为全球一流的现代化国际大都市，上海积

---

* 黄萍，上海中医药大学公共健康学院副教授，主要研究方向为人力资源、卫生政策；张静，上海中医药大学公共健康学院在读硕士研究生，主要研究方向为卫生政策；王岗，上海中医药大学公共健康学院在读硕士研究生，主要研究方向为卫生政策；刘艺，上海中医药大学公共健康学院在读硕士研究生，主要研究方向为卫生政策；张安，上海中医药大学公共健康学院副教授，主要研究方向为卫生政策、社区卫生。

极参与健康城市建设，传承和创新中医药。同时，上海认真贯彻落实国家中医药发展战略部署和工作要求，坚持"中西医并重"的原则，持续加强中医药内涵建设，不断完善中医药发展政策机制，传承弘扬海派中医药的特色优势，在中医药服务体系建设、学科发展、科技创新和国际化发展等方面取得了显著的成就。这些努力进一步增强了人民群众对中医药事业的认同感和获得感。

一　中医药服务体系方面

（一）政策与措施

"十三五"期间，上海市认真贯彻落实国家中医药发展战略部署，持续实施中医药事业发展三年行动计划，持续完善中医药服务体系。上海在中医药领域取得显著成就，设有9个国家区域中医诊疗中心、27个国家中医临床重点专科和75个国家中医药管理局中医重点专科。市级中医医疗机构推动优质中医资源下沉，将中医药服务融入社区卫生服务中心。上海市积极创建全国基层中医药工作先进单位，在全国三级公立中医医院绩效考核中排名第一。

为适应新时期城市发展和国家要求，上海市中医药发展的目标是建立与上海国际大都市定位相匹配的中医药服务体系，实现中医药治理能力和治理体系的现代化，并使每个人都能享受到优质的中医药服务。为此，上海市进一步完善相关体制机制，加强与长三角一体化高质量发展、"健康上海"、"五个新城"建设和数字化转型等政策和规划的对接。重点聚焦中医药传承创新发展的关键领域和环节。《上海市中医药发展"十四五"规划》提出了三个重要高地的建设目标，包括中医药制度建设高地、中医药健康服务高地和中医药创新策源高地。同时，全面提升中医药服务、治理、人才支撑、传承创新和文化引领等五个关键能力。这些举措旨在推动上海市中医药事业的全面发展。《上海市中医药发展"十四五"规划》提出从加快优质中医医疗资源扩容和均衡布局、分层谋划建设高水平中医医院、提升基层中医药服务能级、加强中西医结合和多学科协同融合发展以及促进社会办中医医疗机构品牌化、连锁化五个方面去建设高标准的中医药服务体系。

1. 加快优质中医医疗资源扩容和均衡布局

"十三五"时期，上海市构建了东、南、西、北四大区域中医医联体，以推动优质中医药服务资源下沉到基层。这四大中医医联体分别由上海中医药大学附属医院、上海市中医医院以及其他区属中医医院与各区合作建立。通过区域中医医联体的合作，充分发挥各级医疗机构的作用，形成立体化区域中医药服务网络，实现优势互补、协同发展。

"十四五"时期，上海市将基于"五个新城"卫生规划，进一步提升中医药服务质量和能力。重点加强金山、崇明、闵行、普陀、杨浦等中医资源紧缺区域的中医医院、中西医结合医院建设，实现中医资源的均衡布局。全面覆盖综合医院、妇幼保健机构、社区卫生服务中心以及传染病等专科医院的中医药科室，提供更广泛的中医药服务。通过这些举措，上海市将进一步完善中医药服务网络，扩大和提高中医药服务的覆盖范围和质量。

2. 分层谋划建设高水平中医医院

目前，上海拥有3个国家中医临床研究基地，9个国家区域中医诊疗中心（华东地区最多），27个国家临床重点专科（中医专业），75个国家中医药管理局中医重点专科，是国内中医优质资源集聚地。为进一步巩固及扩大优势，根据《上海市中医药发展"十四五"规划》，上海将在中医领域建立国家中医医学中心、国家中医医学研究中心和国家中医药传承创新中心。同时，打造高水平中医特色专科医院和区域中医药医疗中心，加强中医非药物疗法示范中心建设，提升中药临床药事服务能力。推进跨学科、跨领域、跨机构的中医药服务创新，发展海派中医的临床专科中心和专科专病联合体。

在推动中医优质资源共享方面，上海以嘉定、青浦、松江、奉贤和南汇五大新城为切入点，优化郊区中医医疗资源布局，支持市中医医院嘉定院区建设，支持嘉定区中医医院、松江区方塔中医医院、青浦区中医医院改扩建；加快静安、徐汇、金山、崇明、闵行、普陀、杨浦等区的中医医院、中西医结合医院建设，提高郊区优质中医药资源可及性及全市中医医院床位配置水平，全市公立中医和中西医结合医院床位数增长率不低于10%。探索区级中医医院建设中医专科医院。《2023年上海市中医药工作要点》指出，要按照"一院一方案"组织本市公立医院高质量发展试点4家中医单位完善试点方案，强化临床服务与科学研究双向联动、协同发展，探索中医医院高质量发展的"上海模式"。并提出要完善中医医院评价机制，强化"姓中"绩效考核改革，建立多元化评价指标体系，提升中医药服务能力。

3. 提升基层中医药服务能级

上海市在"十三五"期间成为全国基层中医药工作先进单位，是全国唯一一个实现全覆盖的省份。社区卫生服务中心全部设有中医药综合服务区，中医药服务全面融入家庭医生团队服务。

根据《上海市中医药发展"十四五"规划》，上海市将从诊疗服务、学科建设、人才培养三方面提升基层中医药服务能力。重点推进中医药特色社区卫生服务中心和基层中医专病专科特色品牌建设，支持"海派中医"资源下沉社区。推动中医药院校通过附属社区卫生服务中心建设，带动中医全科学科人才培养和学术能力提升。同时，培养基层中医药骨干人才，推行中医专家社区师带徒和基层优秀人才"倍增计划"。推进中医药融入社区健康服务一体化发展，实现家庭医生团队中医药服务全覆盖。推进"区域+专科"中医医联体建设，形成立体化区域中医药服务网络，实现一、二、三级医疗机构中医医疗资源的协同互补和双向转诊。

4. 加强中西医结合和多学科协同融合发展

根据《上海市中医药发展"十四五"规划》，上海市将重点建设3~5家具有重要影响力的中西医结合旗舰医院，推进中医药全面融入综合性医院。同时，针对血液病、内分泌、肿瘤、儿童性早熟、肥胖、免疫性皮肤病等疾病，探索中西医结合防治新思路、新方法和新模式。依托中医西医汇聚创新研究院，推动中西医结合研究发展，提升上海在国内和国际中西医结合领域的地位和影响力。

《2023年上海市中医药工作要点》提出从三个方面促进中西医协同：推进中西医结合旗舰医院建设，重点开展重大疾病的中西医协同诊疗示范工作，推广应用中西医结合诊疗方案和服务模式。加强中西医结合人才培养，建立更完善的西医学习中医制度，鼓励医疗机构和院校建设西医学习中医基地，培养高层次的中西医结合人才。推进中西医汇聚创新，通过建设中医西医汇聚创新研究院，开展多学科交叉研究和创新，促进中医药在重大临床需求和科技前沿领域的原始创新。

5. 促进社会办中医医疗机构品牌化、连锁化

根据《上海市中医药发展"十四五"规划》，支持社会力量举办具有特色优势的中医医疗机构，鼓励其进行连锁经营，实现品牌化、集团化和国际化发展。同时，支持公立医院与社会办中医医疗机构在人才、技术和管理等方面展开合作。高水平社会办中医医疗机构将成为中医院校的教学基地和中医住院医师、专科医师规范化培养基地。此外，鼓励有条件的中医诊所参与医联体建设，并组建团队提供家庭医生签约服务。创新社会办中医医疗机构管理制度，建立政府引导、行业自律、社会参与和媒体监督的多方协同管理新模式。支持社会力量举办以中医为特色的医养结合机构，并支持名老中医开设诊所。

（二）中医药服务体系建设成果

1. 中医药法规政策

上海市出台的一系列与中医药相关的政策文件，为促进中医药健康发展提供了强有力的法律保障，如表1所示。

表1 2021~2023年上海市中医药相关政策汇总

类别	发文时间	发文号	政策名称
总体规划	2021年11月19日	沪卫中发〔2021〕19号	《关于印发协同推进长三角中医药一体化高质量发展行动方案的通知》
	2021年11月29日	沪卫中发〔2021〕22号	《关于印发〈上海市中医药发展"十四五"规划〉的通知》
	2022年6月9日	沪卫中发〔2022〕5号	《关于印发上海市进一步加快中医药传承创新发展三年行动计划(2021—2023年)项目管理办法的通知》
重点专科建设	2022年7月14日	沪卫中发〔2022〕11号	《关于加强本市公立医院中医临床重点专科(学科)建设与临床研究协同创新的实施意见》
中医药防治	2022年6月17日	沪卫中管〔2022〕12号	《关于进一步加强本市重点人群中医药预防工作的通知》
	2022年6月17日	沪卫中管〔2022〕17号	《关于印发上海市老年新型冠状病毒感染中医药救治工作专家共识(第二版)的通知》
	2022年6月17日	沪卫中管〔2022〕13号	《关于印发上海市老年新型冠状病毒感染中医药救治工作专家共识的通知》
	2022年6月17日	沪卫中管〔2022〕10号	《关于印发上海市新型冠状病毒感染恢复期中医康复方案(2022年版)的通知》
	2022年6月17日	沪卫中管〔2022〕16号	《关于进一步做好新冠肺炎恢复期中医康复服务的通知》
	2022年6月17日	沪卫中管〔2022〕15号	《关于印发〈上海市儿童新型冠状病毒感染中医药防治实施方案(2022春季版)〉的通知》
	2022年7月29日	沪卫中管〔2022〕20号	《关于印发2022年上海市新型冠状病毒肺炎中医药防治方案(第一版)的通知》
中医人才	2022年1月7日	沪卫规〔2022〕2号	《关于印发〈上海市中医医术确有专长人员医师资格考核注册管理实施细则〉的通知(有效)》
	2022年8月23日	沪卫中发〔2022〕16号	《关于开展2022年上海市名老中医药专家学术经验研究工作室建设工作的通知》
	2023年3月29日	沪卫中发〔2023〕4号	《关于印发〈上海市关于加强新时代中医药人才工作的若干举措〉的通知》
	2023年6月21日	沪卫中发〔2023〕14号	《关于开展上海市市级名中医工作室基层工作站建设的通知》
中药饮片	2022年2月18日	沪卫中管〔2022〕2号	《关于开展本市中药饮片全流程追溯临床应用试点工作的通知》

续表

类别	发文时间	发文号	政策名称
中西医协作	2022年 6月15日	沪卫中管〔2022〕14号	《关于进一步加强定点医院和亚定点医院重症危重症中西医协作工作的通知》
	2023年 4月7日	沪卫中管〔2023〕8号	《关于加快推动综合和专科医院临床科室运用中西医结合诊疗方案的通知》
医联体	2021年 3月3日	沪卫中管〔2021〕1号	《关于进一步加强区域中医医联体建设工作的通知》
	2021年 9月22日	沪卫中管〔2021〕11号	《关于推进本市中医医联体"一区一品牌"重点基地建设工作的通知》
	2023年 7月6日	沪中医药〔2023〕3号	《关于进一步推进长三角生态绿色一体化发展示范区中医联合体建设的通知》
实施方案	2021年 8月24日	沪卫妇幼〔2021〕29号	《关于印发推进上海市妇幼健康领域中医药工作实施方案(2021—2025年)的通知》
	2021年 11月5日	沪卫中管〔2021〕13号	《关于进一步推进本市中医专科(专病)联盟建设有关工作的通知》
	2022年 7月15日	沪府办〔2022〕26号	《上海市人民政府办公厅关于印发〈上海市国家中医药综合改革示范区建设方案〉的通知》
	2023年 4月21日	沪卫中管〔2023〕6号	《关于印发上海市基层中医药服务能力提升实施方案(2023—2025年)的通知》
年度工作要点	2021年 4月23日	沪中医药〔2021〕1号	《关于印发〈2021年上海市中医药工作要点〉的通知》
	2022年 3月14日	沪中医药〔2022〕1号	《关于印发2022年上海市中医药工作要点的通知》
	2023年 3月31日	沪中医药〔2023〕2号	《关于印发2023年上海市中医药工作要点的通知》
健康素养	2023年 5月10日	沪卫中发〔2023〕8号	《关于做好本市2023年中国公民中医药健康文化素养调查工作的通知》
基层中医药	2022年 2月24日	沪卫中管〔2022〕4号	《关于开展上海市中医药特色示范社区卫生服务站(村卫生室)建设的通知》
	2022年 6月13日	沪卫中管〔2022〕14号	《关于开展社区卫生服务机构中医馆和中医阁能力建设的通知》
	2023年 1月3日	沪卫中管〔2023〕1号	《关于进一步加强基层医疗卫生机构新冠病毒感染中医药救治工作的通知》
	2023年 2月24日	沪卫中发〔2023〕2号	《关于加强基层中医药培训能力建设的通知》

2.中医药与西医结合发展

上海作为我国中西医结合工作的主要发源地之一，一直致力于推动中西医结合的发展。2011 年发布的《关于进一步促进上海市中西医结合工作发展的若干意见》明确了发展方向，并重点关注医疗服务能力、人才队伍、学术体系和管理体系的建设。在疫情防控期间，上海市积极发挥了中医医联体的作用，通过专家巡查、病例讨论、会诊等方式，支持定点医院和亚定点医院进行中医药救治，尤其是在重症、危重症患者的救治方面取得了显著成效。

为进一步推动中西医结合的发展，2023 年上海市发布了《关于加快推动综合和专科医院临床科室运用中西医结合诊疗方案的通知》，其中明确了制定优势病种的中西医结合诊疗方案、深化中西医协同机制、推进中西医结合诊疗方案实施等工作内容。这些举措旨在提高临床疗效，提升中西医结合诊疗水平，为患者提供更全面有效的医疗服务。

二　中医药服务能力建设

（一）政策与措施

为打造高品质中医药服务能力，《上海市中医药发展"十四五"规划》提出推进中医药参与公共卫生和应急救治体系建设，进一步提升中医药在健康服务中的贡献度，强化中医药在康复、妇幼等重点领域的创新发展，加快中医医疗服务数字化转型四个方面的举措。

1. 推进中医药参与公共卫生和应急救治体系建设

《上海市中医药发展"十四五"规划》提出，加强中医药在传染病防控和临床救治中的作用。具体举措包括建设国家中医疫病防治基地和国家中医紧急医学救援基地，组建国家中医疫病防治队和国家中医紧急医学救援队。此外，还将加强中医医院传染病科、急诊、重症等科室和传染病医院中医科室建设，并提升医疗机构在传染病中医药防控和应急救治方面的综合能力。

另外，将建立中西医结合传染病防治科研协作平台，研究中医药特色方药的机理并开发新药，打造具有国际影响力和竞争力的中医疫病高端人才团队。通过这些举措，促进中医药在传染病防控和临床救治中的深度介入和应用。《上海市基层中医药服务能力提升实施方案（2023—2025年）》对中医药参与公共卫生和应急救治体系建设提出了相关措施。

（1）加强区级医疗机构中医医疗服务能力建设

上海市积极开展区级中医医院中医特色优势专科建设，同时鼓励创建市级和国家级中医重点专科。重点加强区级中医医院感染性疾病科、发热门诊、急诊等临床薄弱领域和科室的建设，并强化院内感染防控管理。通过这些措施提升区级中医医院对传染病的筛查、预警和防控能力，以及对突发公共卫生事件的应急能力。另外，推进综合医院中西医协同发展，鼓励综合医院和专科医院创建中西医结合的旗舰科室，提升妇幼保健机构的中医药综合服务能力和专科诊疗能力。这些举措将进一步促进中医药在传染病预防、诊疗和管理中的应用与发展。

（2）提升基层医疗卫生机构中医药诊疗能力

海派中医全面入驻社区，提供富有特色、简便廉验的中医药服务，社区成为中医服务主阵地。提升社区卫生服务中心中药饮片、中医非药物疗法诊疗能力，社区卫生服务中心中医诊疗人次数占总诊疗人次数的比例不低于35%，中药饮片处方占总处方比例达到5%以上，中医非药物疗法治疗人次数占总诊疗人次数的比例不低于10%。推动社区卫生服务站、村卫生室应用中医药适宜技术提供医疗服务，开展中医药适宜技术比武大赛。到2025年，每个社区卫生服务中心均可提供不少于8类20项中医医疗技术、开设中医特色专病（专科），鼓励在基层开设名中医工作室（站），打造50个社区中医特色诊疗服务品牌。

（3）强化中医药公共卫生服务能力

上海市致力于提供全面的中医药服务。每个家庭医生团队都配有中医类别医师或可提供中医药服务的临床医师。优化中医药健康管理，加强培训与指导，提高团队的中医药健康管理能力，拓展服务对象范围。同时，强化中医药在重大传染病防治和精神障碍等疾病干预中的应用。在慢性病医防融合中，优化中医药服务质量和数量，提供全生命周期的中医药服务。

（4）不断提升中医药诊疗能力

完善中医临床优势梯度支撑体系，支持疑难危重症中医药诊疗核心能力培育和中医非药物疗法示范中心建设。继续加强中医重点专科和优势专科建设与管理。

（5）重点做好中医药应急和传染病防控工作

上海市将加强医疗资源储备，提升各级中医医院的中医药应急救治能力，充分发挥中医药在传染病防控中的优势和作用。持续推进国家中医疫病防治基地和国家中医应急医学救援基地建设，建立平战结合的中西医结合危急重症救治预备队，以及制定一批中医应对预案。同时加强国家中医应急队伍建设，开展中医药应对重大公共卫生事件和疫病防治方面的骨干人才培训，培养中医药疫病防治和紧急医学救援的专家团队与骨干队伍。

（6）提升基层中医药服务能力

积极开展全国基层中医药示范区创建。依托上海市为民办实事项目，开展新一批中医药特色示范社区卫生服务站点（村卫生室）建设，满足居民最后一公里优质中医药服务需求。继续利用好市级卫生健康绩效考核抓手，进一步做实社区中医药服务。

2. 进一步提升中医药在健康服务中的贡献度

《上海市中医药发展"十四五"规划》提出了一系列举措，旨在进一步发展中医药特色街镇，将社区中医药健康服务纳入社区治理体系，并进行考核评价。通过打造"太极健康"模式，将中医药服务融入智慧健康驿站的建设和社区居民自我健康管理小组。此外，充分发挥中医药资源优势，推动慢性病综合防治服务管理。支持中医医疗和健康服务机构与养老机构合作，以满足老年人临床需求和提高老年人生活质量为目标，促进中医药技术方法在养老服务中的应用。同时，推动中医药文化进校园，建设中医药特色示范学校和中药百草园示范基地，并推广中医传统体育保健项目。此外，加强市儿童青少年近视防控技术支持基地建设。完善"治未病"学科与高水平专病专科联动发展机制，建设一批"治未病"创新试点基地，并形成一批辐射长三角地区的技术标准和推广处方。《上海市基层中医药服务能力提升实施方案（2023—2025年）》也提出了进一步提升中医药在健康服务中贡献度的相关措施。

（1）发展中医"治未病"服务

依托上海市"治未病"发展研究中心开展市级治未病中心建设，加强区级中医医院治未病科规范化建设和科学管理。制定慢病人群、亚健康人群及妇幼人群等系列中医药特色治未病服务技术包，聚焦老年人、白领、青少年等重点人群，普及传统康复功法，强化对生命不同阶段主要健康问题及主要影响因素的有效干预。

（2）加强中医药适宜技术推广平台建设

上海市将在每个区建设一个区级中医药适宜技术推广分中心，配备市级和区级的专业师资、设施和设备，并设置适宜技术示教和实训场地，在远程培训示教方面具备一定能力，以加强中医药技术指导和业务培训。此外，全市社区也将完善中医药适宜技术推广学习中心建设。为全面完善适宜技术推广工作机制，各分中心将落实适宜技术推广责任制，按要求配置适宜技术推广人员，负责区、街镇、村居卫生机构的适宜技术推广工作，并力求人员相对固定。预计到2025年，所有区都将设立中医药适宜技术推广分中心。

（3）加大适宜技术推广力度和考核力度

上海市将全面推广应用基层常见病和多发病中医药适宜技术，以提升中医药的服务能力和效果。各级中医药主管部门将建立管理制度，并完善考核标准，确保中医药适宜技术推广分中心的有效运作和质量管理。市级中医药适宜技术推广中心将负责推广各类中医医疗技术，为每个区域培训足够数量的区级师资，确保他们掌握多项中医医疗技术。每个区级中医药适宜技术推广分中心将有计划地将这些技术推广到基层医疗卫生机构。全市社区卫生服务中心也将按照中医药技术的操作规范开展更多中医医疗技术。社区卫生服务站和村卫生室将具备熟练开展一定数量的中医医疗技术的能力。此外，上海市还鼓励中医医疗机构和社区卫生服务中心与康复医院、护理院、养老院等机构合作，在医养结合机构推广应用中医药技术方法。同时，将加强中医药在青少年近视眼干预方面的应用。

3. 强化中医药在康复、妇幼等重点领域的创新发展

上海市将加强中医医院康复科、综合医院和康复专科医院中医药康复能力建设，推动中医药技术方法与现代康复医学体系融合。通过系统培训中医医师康复知识和技能，培养专业人才。重点关注恶性肿瘤、儿童、骨关节、围手术期等重点人群和领域，探索创新的四级中医康复服务模式，提高重大疾病的中医康复效果。结合为民办实事项目，将中医药服务融入示范性社区康复中心建设，推进中医药服务与长期照护、安宁疗护等社区健康服务的衔接。推动妇幼保健机构提供全面的中医药服务，成立妇幼中医药专科联盟，加强人才队伍建设，提升基层妇幼保健机构的服务能力。加强儿童医疗机构的中医药特色学科建设，提高中医儿科服务能力。到2025年，计划在70%的中医医院设立老年病科，90%的中医医院设立康复科或中医康复专业，社区卫生服务中心中医康复中心和综合服务区融合发展，设置相应的诊室和治疗区域。鼓励中医医师依据相关管理规定开展康复服务。同时，要发挥中医药在重点领域的特色优势，提升中医医院的康复能力，并完善治未病服务网络，提升服务能力，拓展服务范围。

4. 加快中医医疗服务数字化转型

推动中医医疗服务对接上海市全面推进城市数字化转型战略，通过整体性转变、全方位赋能、革命性重塑的方式，加快推进中医药智慧医疗、智慧服务、智慧管理和智慧基础设施建设。推动建设"智慧中医"，完善中医药服务的信息化标准和规范，建立涵盖医疗服务、"治未病"、健康管理和医养结合等领域的综合信息平台，实现对中医药全流程服务的监管。支持中医医疗机构发展互联网医疗服务，推动"互联网+中医药"新业态的发展。积极推进大数据和人工智能应用，加快发展中医智能辅助诊疗系统，并创新应用场景，促进中医标准化、可视化和智慧化发展。

（二）中医药服务能力建设成果

1. 门诊服务情况

2021 年，上海市中医类诊疗人次总计 4603.1 万人次，中医类医院诊疗人次为 2576.2 万人次（其中，中医医院诊疗人次为 1703.4 万人次，中西医结合医院诊疗人次为 872.8 万人次），中医类门诊部诊疗人次为 293.7 万人次，中医类诊所诊疗人次为 39.4 万人次，非中医类医疗机构中医类临床科室诊疗人次为 1693.8 万人次。2021 年中医及中西医结合医院诊疗人次为 2576.2 万人次，其中门急诊诊疗人次为 2499.74 万人次，入院 43.95 万人次。

2. 住院服务情况

2021 年，上海市中医类出院人次总计 517233 人次，中医类医院出院人次为 439561 人次（其中，中医医院出院人次为 248534 人次，中西医结合医院出院人次为 191027 人次），非中医类医疗机构中医类临床科室出院人次为 77672 人次。

3. 医师工作量

上海市中医类病床使用率为 82.7%，平均住院日为 8.0 天，医师日均担负诊疗人次为 17.9 人次，医师日均担负住院床日为 1.4 日。中（西）医医院平均开放床位 10324.97 张，病床周转次数为 41.86 次，病床使用率为 87.33%。

三　中医药科技创新

（一）政策与措施

2010 年上海市政府印发《关于进一步加快上海中医药事业发展的意见》，从组织保障、投入保障、机制保障、法治保障等方面，明确并细化推进中医药事业发展的相关保障措施；2018 年印发了《上海市中医药发展战略规划纲要（2018—2035 年）》，该纲要成为指导新时期上海中医药事业发展的纲领性文件。近年上海市政府出台的《上海市卫生计生改革和发展"十三五"规划》《上海市关于推进本市健康服务业高质量发展加快建设一流医学中心城市的若干意见》《上海市进一步加快中医药事业发展三年行动计划（2018年—2020年）》《"健康上海2030"规划纲要》《关于加强本市公立医院中医临床重点专科（学科）建设与临床研究协同创新的实施意见》等政策文件，也为中医药的科技创新营造了良好的政策环境。

1. 中医临床基地政策与措施

为进一步完善中医医疗服务体系，提升中医药临床服务能力，根据《上海市进一步加快中医药事业发展三年行动计划（2014年—2016年）》部署，上海市于2014年启动了"中医临床基地建设项目"和"中西医结合临床重大项目"建设。

根据《上海市进一步加快中医药事业发展三年行动计划项目管理办法》《上海市中医药三年行动计划中医药临床重大项目实施和管理细则》等文件要求，2019年，上海市卫生健康委员会组织专家对各项目进行了考核验收。结合专家评估意见，并经上海市卫生健康委员会审核，共有9项中医临床基地建设项目和4项中西医结合临床重大项目通过验收。其中，由龙华医院和光华中西医结合医院承担的3个项目建设成效突出，被评为优秀。"十三五"期间，上海市通过一系列政策措施，进一步完善中医药科技创新体系，中医药创新驱动能力与科技创新能力显著提升。上海构建以上海市中医药研究院为核心，中医药研究机构和企业共同参与、医教研产协同创新的中医药科技创新体系。龙华医院、曙光医院成为首批国家中医临床研究基地，岳阳中西医结合医院成为第二批国家中医临床研究基地建设单位。

2. 中药研发创新政策与措施

2020年，上海市卫生健康委员会印发《中共上海市委、上海市人民政府关于促进中医药传承创新发展的实施意见》，指出继续坚持打造"海派中医"品牌。推进海派中医传承，加强名医、名家、名科的学术传承和名术、名方、名药的挖掘保护应用。加强中医典籍研究利用。加强民间中医诊疗技术和方药的收集、保存、研究评价及推广应用。鼓励有条件的医院建立流派专科中心。支持建立以海派中医为特色的中医国际医疗和康复中心。

在助力中医药创新和现代化发展方面，整合各类中医药科技资源，支持将上海市中医药研究院纳入张江综合性国家科学中心建设。支持高校强强联合，推动中西医汇聚创新。支持建设中医药共性关键技术、产品研发及成果转化和应用示范平台，推进产学研一体化。构建中医药多学科交叉、国际合作研究体系，着力提升中医药前沿领域创新能力和国际影响力。发挥政府在中医药科技创新中的引导作用，加大中医药科研支持力度。加强上海市中医药循证医学和中医药临床研究中心建设，系统开展中医药防治重大疾病和慢性非传染性疾病临床研究，着力解决一批临床疾病防治、康复难题和制约中医药优势发挥的瓶颈问题。2021 年，印发《上海市中医药发展"十四五"规划》，提出争创中医国家临床医学研究中心、中药标准化国家重点实验室等重大科研平台，完善中医药知识创新协同机制，打造中医药科技创新的重要策源地。

《2023 年上海市中医药工作要点》指出，积极推进数字赋能中药产业，围绕中药创新品种开发、智能工厂建设、数字化追溯体系建设等应用场景，加强数字化转型指引，推进产业通过数字化手段赋能实现提质降本增效。

（二）中医药科技创新成果

截至 2021 年底，上海市已拥有国家中医临床研究基地 3 个、国家中医药管理局重点研究室 9 个、国家中医药管理局三级实验室 42 个、教育部重点实验室 3 个、教育部工程研究中心 1 个、省部共建协同创新中心 1 个、国家临床重点专科（中医）27 个、国家中医药管理局重点专科 75 个，是国内中医优质资源集聚地。自 1998 年以来，上海取得了一批重大中医药科技成果，研发出麝香保心丸、注射用丹参多酚酸盐、胆宁片等一批中药重点产品，扶正化瘀片已在美国完成二期临床。上海 2022~2023 年度中医药科研计划有 127 项课题立项，其中包括 11 项创新团队类课题、116 项青年引导类课题。

2022 年，在市科委支持下，成立"上海创新中药转化联盟"，以"经验方、协定方及医疗机构制剂向创新中药的转化"为突破点，以"培育中药新药大品种"为聚焦点，发展现代中药特色产业。市经信委积极推动东方美谷与张江药谷开展"双谷联动",重点依托东方美谷"沪尚杏林"中医药产业示范基地以及三个中心,将东方美谷打造成创新成果的转化地、标准制定的策源地、中医药产业的承载地、优秀企业的集聚地,助力上海生物医药产业高地建设。

作为国家中医药发展综合改革试验区,2013年,浦东新区获批建设国家中医药管理局科技成果转化基地。浦东新区制定实施了国家中医药管理局科技成果转化基地建设方案。2017年,浦东新区成立中医药创新促进中心(以下简称"中心")。中心成立以来,先后搭建了技术服务平台和专家平台,为项目研发提供专业知识和技术支持。中心还打造了知识产权追踪服务平台、法律平台、国有资产评估保护平台、成果转化平台等,为医疗机构、研发单位的成果转化提供全面一体化的服务,加强知识产权保护、国有资产评估等工作,促使一大批技术创新成果涌现。截至2023年4月,中心拥有国家发明专利10项、实用新型专利30项、外观设计专利13项、软件著作权17项;76项国家专利获得受理;发表论文51篇(SCI论文8篇);出版中医科普图书3部;推出2个医疗管理App和2个微信小程序,注册用户超过3000人;拳操类项目社区推广超15000人次。

在顶层设计上,浦东新区建立健全了中医药产业发展联席会议制度和投资保障机制。自"十二五"以来,区财政每年安排专项资金约2000万元用于实验区建设。完善中医服务网络,构建以二、三级中医医院(含中西医结合医院)和二、三级综合医院中医科为龙头和支撑,以社区卫生服务机构为主体,以社会办中医医疗机构为补充的中医服务网络,实现15分钟内就医。建立中西医结合的新型公共卫生服务体系,形成"区卫健委—专业疾病预防机构—医疗机构"三位一体的组织管理架构和服务网络,率先实施"非中医类别执业医师预防保健服务规范化培训",开展中医公共卫生服务项目15个,年服务量超过80万人次。

同时,浦东新区还不断推动完善中医药服务,强化中医特色服务优势,制定中医服务补偿和工作量差价补贴制度。中药汤剂处方数量和中医药非药物治疗项目工作量逐年增加。培训推广相关中医技术,每年选择4~8项相关中医技术，累计培训 4000 余人，在一线临床开展推广使用近 20 万例；挖掘培育各级医疗机构中医药临床特色优势和主打品牌，并在各地推广。每家区属医疗机构有一种以上中医特色优势专病。同时，逐步建立了涵盖医学、技术、护理、预防、管理等专业领域的中医药人才培养体系。共立项支持学科项目 76 个、人才工程支撑项目 269 个。

浦东新区着力加强区校合作。2022 年，上海浦东新区人民政府与上海中医药大学签署战略合作协议。双方将推进上海中医药大学社区卫生服务中心建设。在浦东新区现有的 46 个社区卫生服务中心中，上海钢铁、周家渡、惠南社区卫生服务中心被列为上海中医药大学社区卫生服务中心。此外，双方还将重点推进上海康复医学中心、龙华医院东院建设，以及进一步提升上海市第七人民医院的中西医结合水平。当前，浦东新区正着力推进中医药机制体系建设和中医药"七位一体"全面发展，努力满足人民群众日益增长的中医药需求。上海中医药大学是一所在国内外享有盛誉的著名中医药高等院校，综合实力较强。上海浦东新区人民政府与上海中医药大学将在现有良好合作的基础上，进一步加强顶层设计和科学规划，携手共进，优势互补，资源共享，深入发展校地合作模式，使双方人才、技术、政策、资源有机结合。上海浦东新区将不断加强"国家中医药发展综合改革试验区"建设，提高中医药发展水平，完善中医医疗服务体系，加强中医药学科建设及人才培养；推进"上海中医药健康服务协同创新中心"建设，带动上海中医药产业蓬勃发展。

四 中医药资源配置

（一）政策与措施

1. 中医药高层次人才培养的政策与措施

2020 年印发《中共上海市委、上海市人民政府关于促进中医药传承创新发展的实施意见》。2023 年印发《上海市关于加强新时代中医药人才工作的若干举措》。以国家医学中心（中医类）、中医药传承创新中心、国家区域中医诊疗中心、国家医学攻关产教融合创新平台（中医药相关方向）、国家和市级中医重点专科以及市级临床研究中心、多学科创新团队等为抓手，以解决临床重大问题或推动重大理论创新为目标，以揭榜挂帅制为导向，突出政产学研用"五力联动"，培养一批中医药高层次临床人才、多学科交叉创新人才，打造中医药领域战略科学家。积极支持企业或科研型事业单位设立中医药类博士后科研工作站，加快集聚和培养一批中医药领域博士后科研人才，大力支持中医药领域博士后人员申报上海市"超级博士后"激励计划。落实上海市人力资源和社会保障局《关于进一步支持和鼓励本市事业单位科研人员创新创业的实施意见》和市科委、市卫生健康委等八部门联合印发的《上海市促进医疗卫生机构科技成果转化操作细则（试行）》相关举措，支持专业技术岗位上的中医药科研人员创新创业，促进科技成果研发和转化。建设国家中医药高层次人才培养基地（优才学院），建立规范的中医药人才继续教育培养体系，鼓励多学科创新，构建院校教育、毕业后教育、继续教育"三位一体"的规范化人才培养链，并与职称晋升、名中医评审等挂钩联动。

推进师承教育贯穿全程的本硕博一体化人才培养模式改革。2020年，上海中医药大学与中国中医科学院合作探索本博连读"屠呦呦班"，与华东师范大学、上海交通大学合作探索中医学"5+3"一体化专业，还在"沛然计划"的基础上，与中国科学院上海药物研究所合作探索"中药创新班"建设，加强多学科交叉复合型人才培养。推进产教融合，建设中医人工智能学院、现代康复产业学院、中药产业学院，探索"医/药学+X"的复合型人才培养新模式。2021年，上海市卫生健康委、市中医药管理局实施流派传承创新团队计划，探索形成以传承人为主导的高层次跨学科人才中医师承教育制度。实施中医药创新团队建设和中医药高层人才计划（创新群体班）项目建设，从重大临床需求入手，开展中西医协同高水平基础研究、临床研究和技术攻关，建立"中医药+跨学科"研究体系，打造多学科融合、中西医协同、老中青结合的创新团队，培养青年拔尖科技人才。

2. 中医药基层人才队伍建设政策与措施

2023 年，上海市卫生健康委、市中医药管理局等 9 部门联合印发《上海市基层中医药服务能力提升实施方案（2023—2025 年）》，提出扩大基层中医药人才有效供给，根据需求合理确定本科层次中医专业农村订单定向免费医学生培养规模，持续开展中医全科住院医师规范化培训，为基层培养一批高素质中医药人才。实施基层优秀人才提升计划，对现有基层中医药人员通过基层中医药骨干培训、进修学习、岗位培训、外出进修、跟师学习等方式，提高岗位技能和服务能力。面向全市各级各类医疗机构，培养一批西学中人员，允许其按照《上海市非中医类别执业医师开展中医诊疗活动执业管理办法》等要求开展相应的中医药服务。建设基层中医药实践推广培训基地，开展全科医师和乡村医生中医药知识与技能培训，加强社区非中医类医务人员中医药服务能力。鼓励退休中医医师和中医医术确有专长医师到基层执业服务。畅通基层中医药人才使用途径，以上海市名中医和中医医联体建设为依托，持续加强基层名老中医药专家传承工作室（站）、海派中医流派传承工作站建设，开展海派名医社区师带徒工作。完善基层中医药人才配置和岗位标准，畅通基层中医药人才流动途径，持续引导优质中医资源柔性流动，培养一批全专结合型基层中医药骨干人才。同时，上海市建立中医区域医联体"全专"结合"双聘"制度，打破人员归属壁垒，以同质化为标准，选拔基层中医全科医师和二级医院中医师受聘三甲中医院，构建中医药人才要素流动体系，为落实分级诊疗制度提供人力支撑。

3. 确有专长人员医师资格培养政策与措施

为继续做好上海市中医医术确有专长人员医师资格考核注册工作，结合上海市工作实际，2022 年，上海市卫生健康委、市中医药管理局根据《中华人民共和国中医药法》《中华人民共和国医师法》《上海市中医药条例》《中医医术确有专长人员医师资格考核注册管理暂行办法》《上海市中医医术确有专长人员医师资格考核注册管理实施细则（试行）》等法律法规，制定《上海市中医医术确有专长人员医师资格考核注册管理实施细则》。对以师承方式学习中医人员在师承学习中的经历，以及申请参加中医医术确有专长人员医师资格考核的条件,依照《上海市中医药师承教育管理办法》有关管理规定进行完善;对中医医术确有专长人员医师资格考核报名有关规定进行完善;明确提出对参加中医医术确有专长人员医师资格考核注册的相关人员及医疗机构的违法违规行为进行处理,将相关信息纳入相关信用系统进行统筹管理。

4. 中药材资源相关政策与措施

2020 年,上海市印发《中共上海市委 上海市人民政府关于促进中医药传承创新发展的实施意见》,满足人民群众对高品质中医药健康服务日益增长的需求,充分发挥中医药在深化医改和健康上海建设中的独特作用。2021 年,贯彻实施《上海市中医药条例》,全面落实《上海市中医药发展"十四五"规划》。推进海派中医活态传承,加强各级中医药专家传承工作室建设,探索传承和弘扬名老中医专家学术思想、临床经验的有效方法和创新模式。推进海派中药炮制技术传承基地和上海市中药专家传承工作室建设,搭建中药传承创新平台。落实《关于加强本市公立医院中医临床重点专科(学科)建设与临床研究协同创新的实施意见》,围绕临床需求和若干重点领域能力提升,持续开展中医药领域临床新技术新方法研究和高质量临床研究,提升中医药创新策源能力。积极推进数字赋能中药产业,围绕中药创新品种开发、智能工厂建设、数字化追溯体系建设等应用场景,加强数字化转型指引,推进产业通过数字化手段赋能实现提质降本增效。

上海市率先启动实施中药饮片溯源工作。2022 年,市卫生健康委、市中医药管理局、市药监局、市医保局、市商务委五部门联合发布《关于开展本市中药饮片全流程追溯临床应用试点工作的通知》,制定了全流程可追溯中药饮片管理办法和质量标准,已在上海 5 家医院和 8 家中药饮片生产企业试点,首批 11 个品种种植基地实现从田头到药材加工、饮片炮制、代煎代配全程追溯。发挥上海中药行业协会等第三方平台作用,实现患者一码扫描便可安心、放心,建立中药饮片全过程信息追溯平台。2022 年,市卫生健康委、市中医药管理局、市药监局、市医保局联合下发《关于开展本市医疗机构中药制剂在中医医疗联合体内基层医疗机构调剂使用试点工作的通知》，开展中医医联体内医疗机构制剂调剂使用试点工作，首批制剂 15 个品种不需要调剂使用审批，在中医医联体对应的基层医疗机构，开展调剂使用试点，促进优质中医药资源下沉。继续支持医疗机构中药制剂备案，2022年中药制剂品种备案达 16 个（其中 11 个为新品种），并及时重启医疗机构制剂应急备案，保障疫情防控用医疗机构制剂应急使用需要。在医疗机构开展中药饮片代煎配送便民服务工作的基础上，市卫生健康委、市中医药管理局会同市大数据中心、市经信委、市药监局等部门将中药代煎配送、中药饮片溯源试点等工作与信息化融合，建设具有"场景新、功能强、流程清、层级明、广开放"特点且基于区块链技术的中药饮片综合服务管理平台（上海"中药云平台"），该平台建设项目被列入上海市"便捷就医服务"数字化转型应用场景重点项目。目前 7 所市级医院和黄浦、静安、闵行、长宁、浦东等区的有关医疗机构（27 个区级医院、50 个社区卫生服务中心）已率先启动试运行，建立了从饮片溯源到代煎配送的一体化质控链条。

（二）中医药资源配置建设成果

1. 中医床位配置情况

截至 2021 年 12 月，上海共有中医类医院 22 所，社会办中医医疗机构 647 所。上海市中医类医院编制床位数为 9436 张，每千人口中医类医院床位数为 0.64 张。全市 95% 的综合性医院和 246 家社区卫生服务中心设有中医科。

2. 中医人力资源配置情况

截至 2021 年 12 月，上海市中医执业（助理）医师数为 3238 人；中医执业（助理）医师数与人口比为 2.19 人/万人；上海市中医类医院卫生技术人员数为 14548 人，上海市中医类医院卫生技术人员数与人口比为 9.84 人/万人。中医药人员占全市卫生技术人员总数的 6.07%。上海市中医类医院医师人均担负年诊疗人次为 3721.29 人次，医师人均每日担负诊疗人次达 10.20 人次。

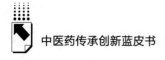

3.中医药高端人才建设情况

上海市构建了院校教育、毕业后教育和继续教育有机衔接，师承教育贯穿始终的中医药人才培养体系。高层次人才和青年科技人才集中涌现，从2009年的首届国医大师评选，到2022年的第四届国医大师评选，上海市共有8名国医大师入选，除了国医大师，岐黄学者和青年岐黄学者在全国的比例分别达到8.7%和12.0%，其中，青年岐黄学者入选数量在全国各省（区、市）位居前列。截至2021年末，上海市共有3名全国名中医、137名上海市名中医、3名中医药高等院校教学名师、6名"973"项目首席科学家、8名国家杰出青年科学基金获得者、93名全国老中医药专家学术经验指导老师，建有4个全国中医学术流派传承工作室、74个全国名老中医药专家传承工作室。上海中医药大学打造了"上海市中医药领军人才建设项目——海上名医传承高级研修班"项目，该项目以继承为主，创新发展。同时，上海拥有3个中医药优势特色教育培训基地，中药类培训基地为上海中医药大学附属曙光医院，中医护理类培训基地为上海中医药大学附属曙光医院和上海中医药大学附属龙华医院。

五 中医药文化发展

（一）政策与措施

挖掘中医药文化内涵。实施中医药健康素养提升工程，开展中国公民中医药健康文化素养调查，以中医药进校园、太极等传统功法传习为抓手，助力公民健康素养提升。推进中医药文化进校园，编写适合中小学不同阶段的中医药读本，通过在中小学开展中医药专题教育、课外活动等形式，培养学生对中华优秀传统文化的兴趣。以"传播中医药健康文化、提升民众中医药健康文化素养"为主题，完善中医药健康文化内容、搭建中医药健康文化推进平台、畅通中医药健康文化普及路径，宣传推广《中国公民中医养生保健素养》。建设社区卫生服务中心中医药健康文化知识角，截至2020年，基层医疗卫生服务机构根据《健康教育中医药基本内容》开展中医健康教育，在健康教育印刷资料、音像资料的种类、数量、宣传栏更新次数以及健康知识讲座、公众健康咨询中，中医药内容应不少于40%。中国公民中医药健康文化素养每年提高0.5%以上。以太极为标志，以传统中医养生、保健、导引、按跷、食疗、药膳、心理为技术手段，将中华养生文化与现代健康需求有机结合，打造一种集自我保健、疗愈与康复于一体的"太极健康"模式。申报第七批上海市级非物质文化遗产项目，开展"非遗体验日"活动，提升群众对传统医药的体验度、感受度。加强上海市中医药非物质文化遗产、中医药老字号的传承应用和品牌保护，推动更多中医药项目进入市级和国家级非物质文化遗产目录。将海派中医药文化的建设弘扬纳入健康城镇建设，鼓励建设海派中医药文化一条街和中医药特色主题园、小镇、民宿。

夯实中医药文化传播阵地。深化中医药健康养生文化的创造性转化和创新性发展研究，提高对健康发展的引领作用。推进中医药文化宣传教育基地建设，组织申报国家中医药文化宣传教育基地。发挥上海中医药博物馆和高校、其他相关机构以及各类媒体在海派中医文化研究传播领域的引领作用，增强人民群众对中医药文化的认同感。加强中医药文化科普人才队伍建设，打造高素质中医药文化传播骨干队伍。举办中医药文化建设示范医院创建活动，大力倡导"大医精诚"理念，树立一批仁心仁术的先进典型。依托上海中医药博物馆等资源，搭建一批中医药文化传播平台。发挥新媒体优势，搭建多样化中医药文化传播平台，扩大中医药文化宣传影响力。强化宣传引导，增强社会对中医药的普遍认知，传递健康正能量，合理引导社会预期，让"大健康"理念和中医药理念深入人心，为中医药发展营造良好的社会氛围。发展中医药国际教育服务，吸引更多海外留学生来华学习。

发展中医药文化产业。发展中医药文化产业的重点是发展新型文化产品和服务。深度挖掘海派中医名家、流派等中医药文化元素，组织创作一批中医药文化科普创意产品和文化精品。以宣传中医药为目标，建设中医药文化发展相关的载体，促进中医药文化传播。结合中医药中小学科普教育和教育基地建设，创作一批符合中小学生认知习惯的适宜科普作品。结合健康城市建设，开展体现中国特色的全民健康普及教育，创作制作一批适用于科普讲授的中医药养生保健、疾病预防和中医药文化相关宣传资料，为更广泛地宣传中医药创造条件。推进海派中医药宣传视频的拍摄工作，分别制作适用于国内健康教育和适用于国外展示、蕴含中国传统文化的中医药宣传作品。加强中医药非物质文化遗产的挖掘、整理、传承、保护、发展工作，普及中医药知识。倡导"文化是民族的血脉，是人民的精神家园"理念，体现中医药是承载中华人文和知识最好的学科之一，与"借鉴吸收人类优秀文明成果，实施文化'走出去'战略，不断增强中华文化国际影响力"相结合，更好地继承、发扬和传播中医药，弘扬中华文化。

加快中医药健康旅游发展。在现有基础上，结合休闲、旅游度假，建设具有海派中医特色的中医药文化科普基地或休闲旅游公园。整合利用上海中医药博物馆、童涵春中药博物馆、老药号、医馆、中医药文化基地、各类休闲养生机构、中药饮片厂、医疗机构、海派中医流派临床基地、古镇等载体，面向国内外不同群体，结合中医医疗、中医药养生保健、中医药科普、中药种植、中医药文化等不同主题，研究开发各种与医疗、保健养生有关的具有中医药特色的旅游产品、线路。打造一批中医药特色旅游景点，形成一批养生体验和观赏基地。大力开发中医药特色旅游商品，打造具有中医药特色的健康旅游服务品牌。打造若干个国家级中医药健康旅游示范区和一批中医药健康旅游示范基地，鼓励发展与旅游产业融合的中医药健康产品和服务项目。提高中医药对旅游服务的贡献度，有效传播中医药文化，为中医药在全球范围内的推广提供平台。

（二）中医药文化建设成果

上海中医药学会积极投身青少年中医药知识科普工作，先后编写了"中小学生中医药科普读物"丛书8册，"健康的青春最飞扬"青少年中医药科普系列微课程5部，"儿童健康启智丛书"5册。上海中医药学会还开展了"中医药知识普及进中小学"、"遇见中医·中医药进家庭"、首届"协爱杯"家庭中医药健康故事秀邀请赛、2021首届长三角青少年学中医药文化论坛等活动，将社会大众从中医药文化推广的"旁观者"转变为"参与者"。

2022 年，上海市通过为民办实事项目——中医药特色示范社区卫生服务站（村卫生室）建设、中医药特色街镇建设，以及持续推进中医药进校园等工作，多措并举，不断创新中医药健康促进与文化传播融合发展模式，公民中医药健康文化素养水平持续保持全国领先。中医药文化传播和科学普及模式不断创新，打造了一批中医药文化传播基地，构建了面向青少年的中医药文化传播体系。多项中医药科普成果获得上海市科技奖一等奖。创办全球唯一的中医药文化专业杂志《中医药文化》，有力推动了中医药文化的国际传播。

六　中医药信息化建设

（一）政策与措施

加快中医医疗服务数字化转型。2021 年出台的《上海市中医药发展"十四五"规划》指出，坚持整体性转变、全方位赋能、革命性重塑，对接本市全面推进城市数字化转型战略部署，加快推进中医药智慧医疗、智慧服务、智慧管理和智慧基础设施建设。完善中医药服务信息化标准和规范，建成覆盖医疗服务、"治未病"、健康管理、医养结合等的中医药综合信息平台，实现中医药全流程服务监管，推进"智慧中医"建设。支持中医医疗机构发展互联网医疗服务，促进"互联网+中医药"新业态发展。推进大数据和人工智能应用，加快中医智能辅助诊疗系统开发和应用场景创新，促进中医标准化、可视化、智慧化发展。加强中医药服务信息化标准规范建设，推动中医药信息与卫生健康信息资源共享、互联互通和结果的运用开发，建成覆盖所有医疗机构中医医疗、"治未病"、健康管理、医养结合的网络体系和中医药综合信息平台。建设基于全市中医药临床大数据的精细化监控分析平台，实现全方位、可追踪深度管理，全面提升现代化管理水平。

推进中医药融入"上海健康网"建设。《上海市进一步加快中医药事业

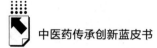

发展三年行动计划（2018年—2020年）》强调，"基于本市居民健康档案
和结构化电子病历，逐步实现中医特色电子病历、辅助开方、辅助诊断、名
老中医知识库、古籍文献知识库、远程诊疗、远程教育、中医药健康管理、
中医药服务监管等功能，提升中医药服务与管理水平"。建立符合中医药临
床评价要求的临床数据管理以及分析系统，探索中医药临床诊疗技术创新。
联合国际知名大学，创新多层次国际合作研究机制，打造肝病、肿瘤、代谢
性疾病、退行性疾病等重大疾病临床疗效研究和数据管理平台，推进中医药
标准化和信息化建设。按照上海市卫生信息建设的整体规划布局，在国家、
市、区卫生信息平台框架内，建设市级中医药数据中心及依托上海卫生健康
信息体系以及信息基础设施和公共数据资源、体现中医药特色的健康服务与
管理平台，推动中医药信息与卫生计生信息资源共享、互联互通和无缝对
接。加强中医药服务信息化标准规范建设，建成覆盖所有医疗机构中医医
疗、"治未病"、健康管理、医养结合的网络体系和中医药综合信息平台，
建设中医药信息枢纽。

（二）中医药信息化建设成果

上海正在打造数字中医药创新中心。2022年，由上海中医药大学牵头
建设的"国内一流、世界领先"的数字中医药创新中心"上海国医云"项
目，立足上海、辐射长三角、面向全中国，力求让优质中医医疗资源辐射、
服务全球患者。项目主要包括中医大数据中心、中医互联网医学中心和中医
药展示中心三个部分。中医大数据中心依托上海市卫生健康委健康档案数据
库，结合学校部门及附属医院自有的医学病例数据，建设中医药大数据研究
中心，通过数据开发利用实现集科学研究、医药研发、中医思想传承为一体
的新型智慧化数据中心。中医互联网医学中心主要是建设集各医院优质中医
医疗资源于一体的中医互联网医院，面向全球患者提供在线中医服务；以附
属医院优势学科为基础，建设辐射全国合作医疗机构的远程诊疗中心，形成
医教研一体化的智慧医疗平台。中医药展示中心则主要是展示传统中医药与
人工智能、物联网、云计算、5G等新型信息技术结合的成果及未来发展方

向。"上海国医云"项目将立足中医药传承创新发展和"互联网+中医药"优势，发挥中医药特色，充分利用现代科学技术，推动中医药信息化建设和互联网服务，满足民众多层次多样化的医疗卫生保健需求。

七 中医药对外交流合作

（一）政策与措施

推动长三角地区打造国家中医药传承创新发展高地，促进长三角中医药一体化高质量发展。《2023 年上海市中医药工作要点》指出，完善长三角质控组织架构，优化协商机制，开展长三角联合质控工作。支持部分专科专病联盟覆盖长三角地区，提升区域中医优势病种服务水平。支持在区域内开设名中医工作室，开展流派传承和流派资源调查工作。继续支持长三角生态绿色一体化示范区中医医联体建设。

拓展中医药文化合作领域，促进中医药文化的海外传播，提升海派中医药文化的影响力和软实力。提高境内机构提供国际医疗服务的能力，发挥中医药在一些疑难疾病、慢性病干预及中医养生康复方面的优势，结合上海国际化城市发展和四个中心建设，鼓励现有中医医疗机构接受国际认证，引入国际商业健康保险，进一步完善具有国际服务能力的中医医疗体系。落实《上海服务国家"一带一路"建设发挥桥头堡作用行动方案》有关中医药举措，加快服务于"一带一路"倡议的海外中医中心建设，借助医疗援助开展中医药国际合作，在沿线国家（地区）传播推广中医药，提高上海中医药在服务国家"一带一路"倡议中的贡献度及国际影响力。支持和促进中国—捷克中医中心建设，以此为核心尽快建成面向中东欧地区的集医疗服务、科技合作、教育培训功能于一体的中医药海外发展中心。创新中医药海外发展模式，把海外中医中心打造成中外人文交流、民心相通和服务国家外交发展的名片。发挥中医药国际教育作用，与国外高等院校合作开办以中医药教育培训为主的国际培训班、学位课程等，推动海外中医药本土化人才培养。翻译出版一批中医药图书，开发中医药文化资源，将服务贸易与文化传播相结合。支持优质沪产中药产品以多种方式在海外注册，鼓励推动中医药技术和方案与援外项目有机融合发展。

建立针对传统医学的国际标准，建设中医药国际标准化高地。集聚国际资源，建设世界传统医学标准化高地和研究中心，支持国际标准化组织中医药技术委员会秘书处工作，做大做强中医药国际标准化平台，掌握中医药国际标准制定的主导权。将标准化贯穿临床、科研、教育、产品认证等中医药全产业链，系统推进上海市中医药国际标准化研究院建设。以市场需求和产业发展为导向，依托国际标准化组织中医药技术委员会，持续推进中医药技术、方法、信息、产品等领域的国际标准研制。建立中医药标准研究、制定、推广、监测和认证体系，加快中医药标准化人才培养。依托设立在上海市的世界卫生组织传统医学合作中心和国家级的中医药国际合作交流基地，努力创建中医药国际交流平台，积极参与相关国际组织开展的传统医药活动，把上海建成我国中医药对外合作交流中心。开展中医药国际教育标准化和考试资格认定研究，进一步扩大上海市中医药对外教育规模，开展传统医药学国际标准的研究和制定工作。《上海市中医药发展"十四五"规划》明确，依托国际标准化组织中医药技术委员会，推进研制符合国际市场需求的高水平中医药国际标准提案，完善ICD-11传统医学章节的推广、日常维护和修订等后续工作，开展中国国家版深化研究。构建中医药基本名词术语标准化体系，为建立中医药现代知识体系和国际传播奠定基础。

创造条件、完善政策，大力推动中医药服务贸易。围绕中医药标准化、世界卫生组织传统医学发展战略目标，积极推动国际规则、标准的研究与制定，制定和推广一批中医药服务贸易相关标准，鼓励中医药服务贸易机构建立与国际市场相适应的健康服务产品企业标准体系。助力"上海服务"品牌建设发展中医药服务贸易，把中医药服务作为上海市发展服务贸易的一个重要资源，鼓励社会资本提供多样化服务模式，依托上海中医药大学及其医疗机构、上海市中医药国际服务贸易促进中心等，培育一批有国际竞争力的市场主体和具有较高附加值的中医药服务贸易项目与服务品牌。上海中医药大学成为新一批国家中医药服务贸易出口基地，加大对中医品牌和中医老字号的宣传力度，打造中医药"上海服务"品牌。支持以"海上中医"品牌为核心、以"一带一路"倡议为主轴、以健康物联网技术为基础建立海外推广中心，积极发展跨境服务。培育中医药国际品牌论坛、展会，组织服务贸易促进活动，做好境外宣传活动。加快在沿线国家（地区）建立中医药海外中心，提升中医药国际服务贸易能级。打造"海上中医""雷氏""神象"等一批中医药品牌，促进中国—捷克中医中心、中国—摩洛哥中医中心等海外中医中心功能提升，强化中医中心引领作用，带动海外中医中心所在国的中医医疗及中医药养生保健、服务贸易、教育、科研、文化各方面发展。试点建设海派中医特色技术转化孵化基地，支持上海市国家级中医药服务出口基地建设，探索中医技术向服务贸易产品转化的有效途径。整合资源，加快培育高端中医医疗健康服务机构，发挥上海中医药国际服务贸易促进中心等社会机构作用，鼓励有条件的中医药机构提供境外中医医疗以及中医药养生保健、教育、文化等服务，把跨境服务与境外消费两种服务模式结合到一起，推动线上服务与线下服务相结合，并进一步带动"自然人流动"、中医旅游、中药产品、设备等周边产品贸易，推进中医药服务贸易的发展，促进上海中医药健康服务国际合作中心建设，加强健康管理领域国际学术合作，完善中医健康保健领域的学术体系，提高技术水平。培养与服务贸易市场需求相适应的各类人力资源，完善中医健康服务贸易教育培训体系，建立一支中医药服务贸易人才队伍，建成本市中医药服务贸易统计体系，培养面向国际市场的中医药服务贸易专业人才队伍。为中医药服务贸易项目的持续发展提供人力保障。提升中医药国际教育服务能力，整合中医药科研优势资源，发展研发外包服务。到2035年，形成与上海科技创新中心建设相适应，以智慧中医为依托的新型中医药服务模式和中医药创新体系，海派中医药健康养生文化理念全面融入居民健康生活；提供以海派中医为特色的优质上海中医药服务，打造以"海上中医"等为代表的一批优质中医药国际服务机构和品牌。

（二）中医药对外交流合作成果

上海专家牵头制定的传统医学疾病分类标准被首次纳入世界卫生组织国际疾病分类标准，在国际标准化组织发布的中医药国际标准中，由上海主导制定的国际标准约占 1/3。上海中医药国际服务贸易平台率先建立针对中医药健康服务业的统计方法体系，平台承建的海外中医中心发展态势良好，为中医药"走出去"积累了经验，是我国中医药服务贸易的一大亮点。国际标准化组织中医药技术委员会秘书处早在 2010 年初便已落户上海，截至2020 年 3 月，国际标准化组织中医药技术委员会已正式发布 51 项中医药国际标准，正在制作的国际标准有 41 项，实现了 ISO 领域中医药国际标准零的突破。已发布的国际标准中 73% 是中国提出并主导的，其中上海有 12 项。

位于上海张江科学城的上海中医药大学中医药国际标准化研究中心项目于 2023 年 1 月 18 日举行竣工仪式。该项目建设有利于提升中医药在世界医学体系中的地位，是引领传统医学国际化发展的重大举措。中心建成后将进一步创新体制机制、实现资源共享和高效协同，有力推进中医药国际标准化建设并带动中医药国际贸易，更好地服务国家"中医药国际化"战略和"中国标准走出去"战略。上海中医药大学将进一步整合资源、做好规划布局，通过实行开放式、国际化、跨行业、多元化的运行模式，发挥学校特色优势，赋予中医药标准化建设新动能，为建立具有我国原创性产业特色的中医药国际标准，贡献智慧和力量。

参考文献

［1］《上海市中医药发展"十四五"规划》，上海市人民政府网站，https：//www. shanghai. gov. cn/nw49248/20211209/9dfe12e5588248bc8f893e9 817fd98d9. html。

［2］《2023 年上海市中医药工作要点》，上海市人民政府网站，https：//www. shang hai. gov. cn/gwk/search/content/98e 9766ca90f44c1a0033dd44fe912f2。

［3］《关于印发〈进一步促进上海中西医结合工作发展的若干意见〉的通知》，上

海市卫生健康委员会、上海市中医药管理局网站，https：//wsjkw. sh. gov. cn/
zyygz2/20180815/0012-61511. html。

[4]《关于加快推动综合和专科医院临床科室运用中西医结合诊疗方案的通知》，上海
市卫生健康委员会、上海市中医药管理局网站，https：//wsjkw. sh. gov. cn/zyygz2/
20230407/4ed93b70ba7a4f879e8e696ffdcefd88. html。

[5]《上海市基层中医药服务能力提升实施方案（2023—2025 年）》，上海市卫生
健康委员会、上海市中医药管理局网站，https：//wsjkw. sh. gov. cn/zyygz2/
20230421/5bbaeb2773b4440f84b9dce81c49434c. html。

[6] 李华章等：《"十三五"期间上海市中医药科技创新发展情况、亮点及能力提
升策略研究》，《中国初级卫生保健》2022 年第 8 期。

[7] 黄萍等：《基于 SWOT-PEST 分析的上海中医药传承创新发展战略研究》，《中
医药管理杂志》2022 年第 15 期。

[8]《上海市中医药学会努力"讲好中医药故事、传播中医药声音、展现中医药风
貌"——谱写中医药创新引领高质量发展新篇章》，"上海中医药"微信公众
号，https：//mp. weixin. qq. com/s? ＿＿biz＝MzI1NDg4NDA 4 Mw＝＝&mid＝
2247529922&idx＝1&sn＝9b4b792e9e6cb1aa04bfbbd9017f4d89&ch ksm＝ea3c545e
dd4bdd4870c68792028ac76397afd27552c28a8f55e18805e4c22bbbb 92886709de4&s
cene＝27。

[9]《上海市卫生健康状况报告（2022）》，上海市卫生健康委员会、上海市中医药
管理局网站，https：//wsjkw. sh. gov. cn/2022wsjkzkbg/2023 0403/d4eee3ef7587492
fb74323bc978bb360. html。

[10]《上海市人民政府办公厅关于转发市卫生计生委、市中医药发展办公室制订的
〈上海市进一步加快中医药事业发展三年行动计划（2018 年-2020 年）〉的通
知》，上海市卫生健康委员会、上海市中医药管理局网站，https：//wsjkw. sh.
gov. cn/2022wsjkzkbg/20230403/d4eee3ef7587492fb74323bc978bb360. htmlhttps：//
wsjkw. sh. gov. cn/sh1/20180903/0012-62203. html。

[11]《上海启动打造数字中医药创新中心，让优质中医资源辐射全球》，"上观"
百家号，https：//export. shobserver. com/baijiahao/html/449 563. html。

[12]《上海中医药大学中医药国际标准化研究中心项目竣工》，"张江发布"微信公
众号，https：//mp. weixin. qq. com/s? ＿＿biz＝MzAwNDIxNDUxOA＝＝&mid＝
2650233285&idx＝2&sn＝a092380c46430638dfcd390a6e14f 93a&chksm＝832ca25cb45
b2b4a8c1c9aac61fa0803dc9570d9d30db2784ef2883a0dbead1f6976be4a2f52&scene＝27。

B.10
重庆市中医药传承创新发展报告

刘薇薇 蒲杨 周颖 任毅 陈勇*

摘　要： 本报告从发展概况、政策分析、服务能力、中医药产业、教育
教学、科技创新、信息化建设、文化传播与对外交流、发展的
问题与思考、发展展望十个方面分析重庆市中医药传承创新发
展情况。自党的十八大以来，重庆市中医药发展政策环境不断
优化，服务体系不断完善，服务能力大幅提升，科技创新能力
和人才队伍规模进一步扩大。重庆市推进中医药院校教育改
革，加大中医药人才培养力度，高标准打造重庆市中医药人才
队伍，充分整合全市中医药教学科研优质资源，组建重庆中医
药学院，填补了重庆市独立性中医药高等院校的空白。此外，
科技创新已成为重庆市中医药事业发展的内在驱动力，重庆市
卫生健康信息化建设有序推进，中医药文化的对外交流水平进
一步提高。探索推进成渝地区双城经济圈中医药一体化发展，
推动共建国家中医临床研究基地、中医药领域重点实验室，加
强中医药对外合作及中医药信息资源共建共享。但重庆市中医
药发展仍需要补齐一些短板，如中医药医疗资源配置不均衡、
发展不充分，中医药资源市场环境欠缺规范化发展机制，中医
药创新性融合发展不足等。

* 刘薇薇，重庆中医药学院通识学院副教授，主要研究方向为卫生政策、健康行为学、卫生经济
学评价；蒲杨，重庆中医药学院通识学院教师，主要研究方向为卫生统计学；周颖，重庆市中
医院主治医师、中级统计师，主要研究方向为卫生统计管理、病案管理；任毅，重庆市中医院
中医经典科主任中医师，主要研究方向为中西医结合防治心血管疾病；陈勇，重庆市中医院中
医经典科主治中医师，主要研究方向为中西医结合防治心血管疾病。

关键词： 中医药　传承创新　重庆市

一　重庆市中医药传承创新发展概况

（一）重庆市中医药传承创新发展评价得分及排名情况

广州中医药大学发布的《中国中医药传承创新发展报告》从 7 个方面评价了各省（区、市）中医药传承创新发展情况。结果显示：2019 年、2020 年重庆市中医药传承创新发展评价得分分别是 75.53 分、73.15 分，全国排名分别为第二、第六。从 7 个一级指标来看，2020 年重庆市在全国 31 个省（区、市）中的排名由高到低依次为中医医疗服务（78.04 分，第 1 名）、中医药科研能力（75.65 分，第 5 名）、中医药产业（74.77 分，第 12 名）、中医药养生保健（64.89 分，第 13 名）、中医药文化传播与对外交流（76.95 分，第 15 名）、中医药政策（72.02 分，第 22 名）、中医药教育（69.04 分，第 25 名）（见表 1）。

表 1　2019~2020 年各指标得分及排名情况

单位：分

指标	2019 年		2020 年		排名变动
	得分	排名	得分	排名	
中医医疗服务	81.55	1	78.04	1	0
中医药科研能力	85.00	2	75.65	5	-3
中医药养生保健	71.98	4	64.89	13	-9
中医药产业	74.13	14	74.77	12	2
中医药文化传播与对外交流	74.11	21	76.95	15	6
中医药政策	71.81	22	72.02	22	0
中医药教育	69.03	25	69.04	25	0
合计	75.53	2	73.15	6	-4

资料来源：2021 年、2022 年《中国中医药传承创新发展报告》。

根据 2019～2020 年评分结果可知：在中医医疗服务和中医药科研能力方面，重庆具有较大优势，其后是中医药养生保健、中医药产业以及中医药文化传播与对外交流，而中医药政策、中医药教育则需加快发展。强大的医疗服务体系和科研能力是重庆市中医药产业发展的基础，重庆市政府应当加大对中医药教育的资金投入力度，培养新时代中医药学生。制定新的中医药政策鼓励中医药发展，留住中医药人才。加强学术合作交流，立足重庆，服务西南，辐射全国，面向世界，为中医药的传承创新提供源源不断的动力。

（二）重庆市中医药传承创新发展环境

四川盆地酝酿出璀璨的巴蜀文明，两江流域养育了世代重庆人民。川渝文化从形成起就是水乳交融、不可分割的。山城独特的自然气候、淳朴的民俗，培养了一代代中医名家，清末民初开州冯登庸编写了《六经定法》。自古中医药治病思想的整体观和自然观就与中国道教思想不谋而合，而重庆本土道教门派有南山老君洞的全真教龙派、北碚缙云山邵龙观的正一派等，著名的太极图也是由重庆潼南北宋学者陈抟老祖所作的。先进的思想为中医药的发展打下了基础，自从 1997 年成为直辖市起，重庆医疗卫生事业快速推进，中医药的发展也日新月异，雾都重庆的独特魅力逐渐展现。浓厚的文化底蕴交织着时代开放发展的主题，使得重庆中医药事业面临前所未有的机遇和挑战。截至 2022 年底，全市有国医大师 2 人、全国名中医 6 人。

重庆市积极推进中医药传承创新，中医药事业稳步发展，并且取得了不错的成绩。自党的十八大以来，党中央高度重视中医药传承创新，随着"一带一路"建设、成渝地区双城经济圈建设、西部大开发、乡村振兴等众多战略在渝落地，重庆的医药卫生事业迎来迅速发展。2016 年，重庆市人民政府办公厅发布《关于贯彻落实国家中医药健康服务发展规划（2015—2020 年）的实施意见》，2020 年完成了全市基本建立中医药健康服务体系的目标。"十三五"期间，重庆中医药发展环境持续优化，市委、市政府把中医药工作摆在突出位置，出台《关于促进中医药传承创新发展的实施意见》。重庆市召开全市中医药大会、市中医药工作联席会议，正式施行《重庆市中医药条例》，发布了《重庆市卫生计生发展"十三五"规划》《川渝中医药一体化发展合作协议》，中医药服务体系不断健全。"十四五"期间，重庆市先后发布了《重庆市大健康产业发展"十四五"规划（2021—2025年）》《重庆市中医药发展"十四五"规划》等一系列政策文件，这些政策文件有利于提高医疗水平，大力发展重庆道地药材，建设大批康养旅游项目拉动地区经济发展，促进生物医药产业发展，推动中西医结合发展，培养新一代中医药高水准人才。2022年经教育部批准，重庆医科大学中医药学院、重庆市中医院、重庆市中药研究院、重庆市药物种植研究所整合组建重庆中医药学院，于2023年正式获批招生。预计到2025年，重庆市的中医药教育事业、中医药政策、中医药文化传播与对外交流方面将取得新的进展，中医药养生保健和中医药产业将实现新的突破，中医医疗服务和中医药科研能力将继续领跑全国。

二 重庆市中医药政策分析

自党的十八大以来，重庆市中医药事业发展政策环境不断优化，服务体系不断完善，服务能力大幅提升，科技创新能力和人才队伍规模进一步扩大。为贯彻落实习近平总书记关于中医药工作的重要论述，重庆市政府推出一系列政策和计划，涵盖资金扶持、人才引进、科技创新等领域。同时，"十四五"时期也是重庆市中医药实现高质量发展的重要战略机遇期，作为唱响"双城记"的主角之一，重庆市将持续满足人民群众美好生活需要，把握发展机遇，应对风险挑战，加大对中医药事业的支持力度，推进中西医结合，深化中医药体制改革，推动中医药的现代化发展，发挥"健康中国"重庆实践的独特作用，为中医药事业在重庆市乃至全国范围内的发展作出积极贡献（见表2）。

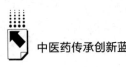

表2　2016～2022年重庆市颁布的与中医药发展相关的政策文件

时间	文件名称	主要内容	发展目标
2016年8月	《关于贯彻落实国家中医药健康服务发展规划（2015—2020年）的实施意见》	强调拓展中医药健康服务领域,加快市场培育和多元投资非基本中医药健康服务,进一步发展中医药基本健康服务,并强化政府引导	到2020年,全市中医药健康服务体系基本建立,塑造具有重庆特色的中医药健康服务新模式,持续增进中医药对经济和社会发展的贡献
2017年1月	《重庆市卫生计生发展"十三五"规划》	特别提出要加强中医药传统知识保护,弘扬中医药文化,扩大中医药对外交流与合作	明确了重庆市到2020年的医疗卫生建设目标
2020年5月	《川渝中医药一体化发展合作协议》	提出在中医药综合改革、中医医疗服务、科技创新、人才培养、中医药产业、文化交流等方面进一步加强联动协作	共建川渝地区国家中医药综合改革示范区,为全国中医药传承创新发展贡献川渝经验,探索中医药事业、产业、文化一体化跨省市联动发展的新模式
2020年10月	《关于促进中医药传承创新发展的实施意见》	提出健全中医药服务体系、发挥中医药在维护和促进人民健康中的独特作用、推进中药质量提升和产业高质量发展、加强中医药人才队伍建设、促进中医药传承与开放创新发展、改革完善中医药管理体制机制六个方面的21条意见	强调中医药一二三产业融合发展,完善覆盖全生命周期的服务体系,重点统筹布局关键环节,激发和释放中医药潜力和活力,促进全市中医药传承创新发展,更好地服务全市经济社会发展
2021年11月	《重庆市中医药条例》	提出将具有中医疗效和成本优势的中医医疗服务项目纳入医保,对国家发布的中医优势病种,明确提出实现中西医同病同效同价	完善中医药管理机制,进一步保障和促进本市中医药事业发展,提高公民健康水平
2022年9月	《重庆市中医药发展"十四五"规划》	提出中医药服务体系、服务能力、创新发展、支撑体系、文化传播、治理体系六个方面的发展目标,确定了由17个发展指标组成的指标体系	到2025年,重庆将基本建立与城市定位、经济社会发展水平相匹配的中医药服务体系,中医药服务水平达到全国先进水平,事业总体发展水平处于全国中上游

三 重庆市中医医疗服务能力

（一）中医医疗资源

2022年，重庆市卫生健康系统坚决贯彻党中央、国务院决策部署，积极推进疫情防控和卫生健康事业发展。在市委、市政府的坚强领导下，全力推进"健康中国"重庆行动，不断提高重庆市中医药医疗卫生服务水平和供给质量。城乡居民的健康状况持续改善，为全市经济社会发展提供了强有力的健康基础保障。

中医药服务体系不断完善。截至2020年底，全市中医类医疗卫生机构有3361家，其中中医类医院有191家，每千人口中医床位数达1.45张；中医药人员总数为22972人，其中，中医类别执业（助理）医师有19800人，每千人口中医类别执业（助理）医师数为0.62人。81%的综合、专科医院以及76%的妇幼保健机构开设了中医临床科室，91.86%的社区卫生服务中心、98.67%的乡镇卫生院、68.15%的社区卫生服务站、91.68%的村卫生室能够提供中医药服务。

中医药服务能力稳步提高。全市二甲以上中医医院达38家，累计已建成国家和市级中医重点（特色）专科328个，全市中医医院总诊疗人次和出院人次相比"十二五"时期分别增长了31.64%和50.87%。

加强中医医院建设，完善贫困地区、革命老区等落后偏远地区的中医医院基础设施，在各级和各类医院中增加投资，并着重发展以中医药服务为主的服务功能与办院模式。促进医疗资源合理配置，改善就医环境，规范科室设置，重视医院运营管理。同时，加强具有中医特色医院的建设。计划创建6~10家三级中医医院和3~4家二级甲等中医医院，致力于实现区县范围内二级甲等以上中医医院全覆盖，并不断提升区县中医医院的医疗综合服务能力。

截至2021年底，全市1040个社区卫生服务中心和乡镇卫生院能够提供中医药服务；8561 个社区卫生服务站和村卫生室能够提供中医药服务。89%的基层医疗卫生机构中中医类别执业（助理）医师占比达到 20%，96%的社区卫生服务站至少配备 1 名中医类别执业（助理）医师或能够提供中医药服务的临床类别医师，79%的村卫生室至少配备 1 名能够提供中医药服务的乡村医生或中医类别执业（助理）医师或乡村全科执业（助理）医师。截至 2022 年末，全市中医类医疗卫生机构有 3590 个，占全市医疗卫生机构总数的 16.13%，同比增长 6.28%。其中，中医类诊所最多，有 3309 家，占 92.17%；中医类医院有 193 家，占全市中医类医疗卫生机构的 5.38%。2016~2022 年各类中医类医疗卫生机构数量均呈增长趋势，其中中医类门诊部增幅最大（增速为 130.23%），中医类医院次之（增速为 91.09%）（见图 1）。

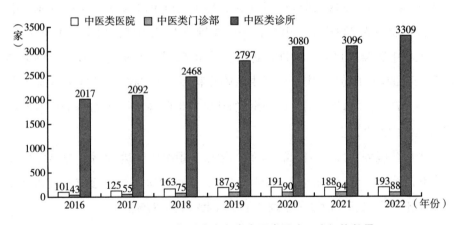

图 1　2016~2022 年重庆市各类中医类医疗卫生机构数量

　　截至 2021 年，全市中医类医疗卫生机构床位总数为 37276 张，中医医院床位总数最多，有 31038 张，占比为 83.27%。近年来，中医医院床位数占中医类医疗卫生机构床位数的比重保持在 80%以上。（见图 2）

　　2021 年，全市中医药人员总数为 24032 人；中医类别执业（助理）医师最多，有 20680 人，占比为 86.05%；中医类别执业（助理）医师数占执业（助理）医师数的比例为 22.45%；每千人口中医类别执业（助理）医师数为 0.64 人。近年来，除见习中医师数有所下降外，中医类别执业（助理）医师和中药师（士）数均有所增长（见表 3）。

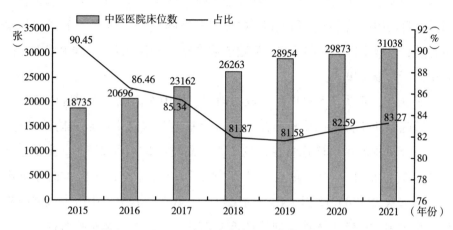

图 2　2015～2021 年重庆市中医医院床位数及其占
中医类医疗卫生机构床位数的比重

表 3　2017～2021 年重庆市中医药从业人员情况

单位：人，%

指标	2017 年	2018 年	2019 年	2020 年	2021 年
中医药人员总数	17552	19780	21242	22972	24032
中医类别执业（助理）医师数	14754	16691	18101	19800	20680
见习中医师数	378	410	345	355	371
中药师（士）	2420	2679	2796	2817	2981
中医类别执业（助理）医师数占执业（助理）医师数比例	21.56	21.86	21.73	22.32	22.45
见习中医师数占见习医师数比例	5.71	7.11	6.46	6.77	7.51
中药师（士）数占药师（士）数比例	27.48	28.53	28.59	28.37	28.32

（二）中医医疗服务效率

"十四五"时期，重庆市中医药迎来重要的战略机遇期，这为中医药传承创新发展带来新的机遇。重庆计划建设 3～5 个中医治未病中心和采用中医适宜技术的防治儿童近视试点基地，布局建设3~4个市级中医紧急医学救援基地和疫病防治基地。规范设置治未病科室，并支持其他医疗机构和家庭医生开展治未病工作。加快构建癌症中医药防治网络。推广慢性病患者等重点人群的中医治未病干预方案。推进"互联网+医疗健康""五个一"服务行动，发展中医互联网医院，构建覆盖诊前、诊中、诊后的线上线下一体化中医医疗服务模式。

2021年，重庆市5家医院已成功创建三级中医医院，永川区中医院和市中医院分别获批国家中医紧急医学救援基地和国家中医疫病防治基地。基层医疗机构的中医诊疗量占比达33%。新增中医名科20个，重点专科39个，特色专科30个，重点学科20个。2022年，全市中医类医疗机构门急诊人次为3783.15万人次，同比增长3.76%，其中，中医类医院门急诊人次为1626.34万人次，同比增长1.27%。全市中医类医疗机构出院人次为146.61万人次，同比增长4.43%，其中，中医类医院出院人次为112.60万人次，同比增长5.02%（见表4）。截至2021年底，97.56%的妇幼保健机构、90.76%的社区卫生服务中心、97.92%的乡镇卫生院、67.55%的社区卫生服务站、91.9%的村卫生室能够提供中医药服务。支持一批区县中医类医院开展"两专科一中心"建设，每个医院建设2个中医特色优势专科，建成一批区县中医适宜技术推广中心。推动区县中医类医院加强中医综合治疗区和专科建设，实施对口支援提升项目，全面提升基层中医药服务能力。

表4　2022年重庆市中医类医疗卫生机构医疗服务情况

指标	门急诊人次			出院人次		
	2022年（万人次）	2021年（万人次）	同比增速（%）	2022年（万人次）	2021年（万人次）	同比增速（%）
总计	3783.15	3645.93	3.76	146.61	140.39	4.43
中医类医院	1626.34	1605.90	1.27	112.60	107.22	5.02
综合（专科）医院	245.51	265.95	-7.69	13.61	13.79	-1.31
卫生院	346.06	318.83	8.54	16.92	16.34	3.55

指标	门急诊人次			出院人次		
	2022 年（万人次）	2021 年（万人次）	同比增速（%）	2022 年（万人次）	2021 年（万人次）	同比增速（%）
社区卫生服务中心	147.30	135.79	8.48	3.16	2.83	11.66
中医类门诊部	54.82	60.68	-9.66			
中医类诊所	1312.27	1212.76	8.21			

（三）中医医疗费用

2021 年，重庆市人均中医住院费用为 7858.63 元（其中，公立医院为 8517.6 元，民营医院为 5029.2 元），较 2020 年有所增加，增长率为 3.42%，且较当年总的人均住院费高 5.45%，其中治疗费占比为 23.24%，化验费占比为 11.49%。中西医结合医院人均住院费用为 6052.28 元（其中，公立医院为 6721.0 元，民营医院为 5864.8 元），比 2020 年增加 333.75 元，增长率为 5.84%。中医医院初次门诊费用为 316.22 元（其中，公立医院为 325.2 元，民营医院为 222.3 元），同比增长 2.49%；中西医结合医院初次门诊费用为 306.63 元（其中，公立中西医结合医院为 256.3 元，民营中西医结合医院为 332.6 元），同比增长 1.93%。

（四）服务可及性

医疗资源的服务可及性是评价一个地区卫生事业发展程度的重要指标。中医医疗资源服务可及性的重要性不容忽视，其影响中医药文化的保护和传承。《重庆市中医药发展"十四五"规划》强调，积极完善中医药价格和医保政策，探讨中医医疗服务价格形成机制，充分体现中医药及中医药卫生人员的技术劳务价值。将符合条件的中医诊疗项目、中药饮片和中药院内制剂纳入基本医疗保险基金支付范围。按照国家医保付费有关规定，探索临床效果好的中医优势病种，实行中西医同病同效同价，减少中医医疗的运营亏损。积极推进"互联网+医疗健康""五个一"服务行动，发展中医互联网医院，构建覆盖诊前、诊中、诊后的线上线下一体化中医医疗服务模式，提高中医药服务的可及性。2021年，重庆市人均中医住院费用占城镇常住居民人均可支配收入的18.06%，较上年减少0.93个百分点，占农村常住居民人均可支配收入的43.42%，较上年减少3.02个百分点。全市中医类医院病床使用率为74.5%，较2020年增长2.6%。中医医院（其中，公立中医医院病床使用率为84.2%，民营中医医院病床使用率为58.3%）和中西医结合医院病床使用率分别为78.7%、53.0%。截至2022年初，全市已将0~3岁婴幼儿（652541人），65岁以上老年人（3660700人）纳入中医药健康管理服务范围。在基层中医药服务能力方面，有74.27%的社区卫生服务中心集中设置了中医药综合服务区（所），83.40%的社区卫生服务中心能够提供6种及以上中医药技术方法，38.94%的社区卫生服务站、69.20%的村卫生室能提供4种及以上中医药技术方法。2021年，重庆市每千人口中医床位数已达1.52张。

四 重庆市中医药产业

（一）中药材种植

重庆是全国中药材主产区之一，第四次全国中药资源普查发现重庆市中药材资源有4334种，在《中国药典》记录的552种常用中药材中，重庆有350余种。近年来，重庆市高度重视中药材产业链建设，将中药材产业纳入"33618"现代制造业集群体系中的"食品及农产品加工业五千亿级支柱产业集群"统筹谋划，中药材已成为重庆市生态特色产业发展的一大支柱产业。2022年，全市中药材种植面积为263.7万亩，年产量达103万吨，中药材种植业及加工业产值为310.8亿元，带动了37万户药农实现增收。

重庆道地优势药材有16种：云阳陈皮、天麻、艾叶、石柱黄连、黄精、涪陵紫苏、金荞麦、巫溪川贝母、独活、忠县佛手、巫山川党参、江津枳壳、垫江牡丹皮、酉阳青蒿、秀山山银花、开州木香。10个重庆道地优势药材基地为重庆旺隆黄连科技有限公司黄连道地药材种植基地，巫山县红椿土家族乡红椿村党参种苗基地，重庆市静待花开丹皮中药材种植专业合作社牡丹种植基地，江津区广兴镇沿河村江津（广兴）枳壳产业园，重庆科瑞南海制药有限公司道地中药材生态种植基地，重庆海王生物工程有限公司秀山山银花基地，潼南区古溪镇玉家村地旺佛手基地，重庆三峡云海药业有限公司红橘基地，重庆太极中药材种植开发有限公司金荞麦、紫苏道地优势药材基地，巫溪县丰旺家庭农场双阳独活基地。

（二）中医药产业扶贫

2020年11月，重庆市卫生健康委员会、重庆市经济信息委员会和重庆市农业农村委员会联合发布《关于组织开展中药材产业扶贫示范基地和定制药园申报及遴选工作的通知》，实施中药材产业扶贫行动。2021年1月，确定了10个中药材产业扶贫示范基地试点单位和5个定制药园试点单位（见表5和表6）。

表5　重庆市中药材产业扶贫示范基地试点单位

序号	项目单位	基地地点	品种名称
1	重庆天宝药业有限公司	城口县庙坝镇	玄参、大黄、黄精
2	酉阳县腾隆生态农业发展有限公司	酉阳县苍岭镇岭口村、后坪乡高坪、王家、椒梓村、两罾乡红阳村	青蒿、金荞麦、白术
3	秀山县富兴通中药饮片有限公司	秀山县隘口镇芩龙村	山银花
4	石柱县新黎农业专业合作社	石柱县新黎乡新黎村	佛手
5	重庆旺隆黄连科技有限公司	石柱县黄水镇黄连居委、清河村、洋洞村	黄连
6	石柱县中益旅游开发有限公司	石柱县中益乡华溪村	黄精
7	重庆市开州区泉秀木香种植合作社	开州区关面乡泉秀村七里坪	木香
8	开县青龙农业开发有限公司	开州区紫水乡龙茶村	桔梗
9	巫溪县青山包农业专业合作社	巫溪县尖山镇白云村	独活
10	彭水县勤华农业开发有限公司	彭水县岩东乡河坝村	天冬、百部

表6　重庆市定制药园试点单位

序号	项目单位		药园地点	品种名称
1	市中医院—泰尔森药业	石柱土家族自治县中益旅游开发有限公司	石柱县中益乡华溪村	黄精
		石柱土家族自治县建龙中药材专业合作社	石柱县中益乡建峰村	黄连
2	市中医院—三峡云海药业	云阳县同心中药材种植专业合作社	云阳县桑坪镇咸池村	天麻
		云阳县建全清香种植专业合作社	云阳县凤鸣镇阳凤村	淫羊藿
		云阳县苦草堂农业开发有限公司	云阳县高阳镇建全村	佛手
3	云阳县中医院—重庆万力药业有限公司	重庆万力农业发展有限公司	云阳县上坝乡东阳村、生基村	党参、黄精、前胡
4	三峡云海药业	云阳县秀平中药材种植专业合作社	云阳县黄石镇铁炉村	枳壳
5	重庆华森制药股份有限公司	云阳县竹园果树种植专业合作社	云阳县双龙镇竹坪村	白芷
		开县三沃种植股份合作社	开州区郭家镇团包村	白芷

（三）中医药康养旅游产业

建好一批医养结合示范机构，建设一批中医药健康旅游示范区、示范基地和示范项目，打造一批森林康养基地，鼓励研发相关中医药健康产品，推动其实现产业化。

特色康养基地。建设万州恒合、黔江三塘盖、涪陵北山、渝北华蓥山、长寿五华山、武隆仙女山、丰都南天湖、合川小安溪、铜梁巴岳山、万盛黑山谷、梁平百里竹海、开州满月、垫江卧龙巴盐、奉节茅草坝、巫山云雨、城口大巴山森林人家、石柱冷水、酉阳揽星盖、南岸广阳岛、九龙坡中梁山、江北铁山坪等特色康养基地。

康养旅游度假区。提质升级南天湖、仙女山国家级旅游度假区。推动北碚缙云山—北温泉、石柱黄水、綦江横山、南川金佛山、涪陵武陵山、江津四面山、巫溪红池坝、梁平百里竹海、武隆白马山、云阳清水、巫山云雨、奉节云龙长兴、酉阳桃花源等景区创建国家级旅游度假区，支持大足龙水湖、秀山川河盖、渝北兴隆巴渝乡愁、铜梁西郊田园、涞滩古镇—双龙湖度假区、城口亢谷、忠县三峡港湾等创建市级旅游度假区。

温泉康养。打造缙云山—北温泉、南温泉、东温泉、西温泉、环金佛山山地温泉、垫江卧龙等温泉旅游集聚区。

重庆市"中医药种植—康养"一体化才刚刚起步，目前尚缺乏统一的规划和标准，缺乏相关的专业人才和技术。中医药种植和康养领域都需要科学研究的支持，以提高种植技术水平和康养效果。下一步需要加强统筹规划，制定相关的规范和标准；加大对专业人才和技术的培养和支持力度；加强科学研究，提高技术水平和康养效果；加大政策支持和资金投入力度，确保可持续发展。

五　重庆市中医药教育教学情况

党的二十大报告指出："必须坚持科技是第一生产力、人才是第一资源，深入实施科教兴国战略、人才强国战略、创新驱动发展战略，开辟发展新领域新赛道，不断塑造发展新动能新优势。"中医药的振兴与优秀的人才密不可分，丰富的人才资源是中医药振兴发展的强大支撑和坚实支柱。

重庆市中医药教育体系正逐渐完善，中医药传承创新发展基础不断夯实。推进重庆中医药学院的发展建设，进一步完善国家、市、区县（市、区）、医院多层次的中医药学术传承与培养体系，145人入选国家中医药管理局"百千万"人才工程。3家中医药机构参与了国家中医药传承创新工程，市级中医药循证医学中心、重点实验室、临床研究基地等科技创新平台建设稳步推进，新部署中医药重点学科建设点21个。

2021年，在重庆中医类医疗卫生机构中，拥有研究生学历的中医药卫生技术人员占 6.5%，本科占 21.0%，大专占 32.2%，中专及中技（含技校）占 33.4%，高中及以下占 6.9%；拥有高级技术职称的中医药卫生技术人员占 10.00%，中级技术职称占 20.98%，初级技术职称占 64.84%，待聘占 4.18%。

推进中医药院校教育改革，加大中医药人才培养力度，高质量打造重庆市中医药人才队伍。重庆中医药学院由重庆市人民政府举办、重庆市教育委员会主管，以重庆医科大学中医药学院为办学基础，充分整合了重庆市中医院、重庆市中药研究院、重庆市药物种植研究所等全市中医药教学科研优质资源。学院有国医大师（全国中医药杰出贡献奖获得者）1 人、全国名中医3 人、国家青年岐黄学者 1 人、享受国务院政府特殊津贴专家 14 人、全国名老中医药专家传承工作室专家 10 人、重庆中青年医学高端人才 20 人，拥有省（部）级以上科研平台 30 个，国家级中医药优势特色教育培训基地（中药）1 个，国家级中医药优势学科继续教育基地（中药资源学）1 个，现存中药动植物标本 60 余万份，并设有重庆市中药博物馆。重庆中医药学院的建立有助于满足重庆市中医药领域对高层次人才的需求，进一步完善了重庆市中医药高等教育体系，填补了重庆市独立性中医药高等院校的空白。

针对中医药产业和基层人才紧缺的问题，重庆市也采取了许多积极措施。实施"巴渝岐黄工程"，推进"优才、薪火、青苗、春雨"人才培养计划，建立梯次衔接、结构科学的中医药人才队伍。选拔"巴渝岐黄学者"30 名，培养中西医结合高层次人才 100 名。评选重庆市名中医 60~80 名，重庆市基层名中医 80~100 名。建设国家级、市级中医药专家传承工作室 80 个，推进国家、市、区县各级带徒工作，培养市级以上名老中医药专家学术经验继承人 100 名，培养 400 名以上中医药专家学术思想和临床经验继承人。培养中医临床骨干人才 300 名、中医专科护士 200 名、中医住培骨干200 名。推动区县依托中医培训推广基地开展中医药知识与专业技能培训，实现基层中医药人员轮训全覆盖的基本目标。2012~2020 年，重庆市开州区依托区中医院先后培训基层中医药人员 1000 余名，推动基层医疗机构中医业务骨干进修近 300 人次。

近年来，全市拥有国医大师 2 名、全国名中医 3 名、全国老中医药专家学术经验指导老师 51 人、市级名中医 113 人，全市拥有中医药中、高级职称人员上万名，重庆市中医药高层次人才队伍规模不断壮大。新建市级中医药重点学科 50 个，新增国家中医住培基地 2~3 个，创建国家中医住培示范基地和国家标准化住培实践技能考核基地，引进市外知名中医药专家在渝建设传承工作室 5~10 个。

六　重庆市中医药科技创新情况

中医药科技创新指在中医药领域内持续推进科技发展和创新的过程。重庆市一直致力于促进中医药文化的传承创新，且在中医药研究、生产和应用方面都取得了显著成效。近年来，重庆市加大了对中医药现代化和科技创新的投入力度，通过引入先进的科技手段和管理模式，加快推进中医药现代化进程，提高中医药治疗效果，保障人民群众的健康生活。

为不断推进重庆市中医药传承创新，2018 年 5 月，重庆市中医院、北碚区中医院和重庆市中药研究院成为首批"国家中医药传承创新工程"建设单位，分别获得中央 1 亿元项目资金。"十三五"时期，重庆中医药系统获批国家中医药传承创新工程建设项目 3 个、中医药循证能力建设项目 1 个、中医药领域市级重点实验室 2 个，重庆启动 2 个市级中医临床研究基地项目，并逐渐形成中药资源"1 中心 3 站"的监测体系，使中医药科技平台建设得到进一步完善，极大地提升了重庆市的中医药科技创新能力。

基金项目方面，重庆中医药系统共获得国家自然科学基金项目 26 项、科技部项目 6 项，省部级以上科研项目 900 余项。专利标准方面，重庆市中医药系统获省部级科技奖励 29 项，授权发明专利 179 件、实用新型专利 489 件、外观专利 58 件，并发布各类中医药标准 80 余项。中药制剂方面，重庆市成功研发了"霍朴透邪合剂"、"麻杏解毒合剂"以及"柴胡甘露合剂"。

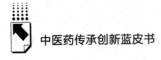

在中医药技术创新方面，2020 年，市中医院"湿疹中医诊疗方案的研究与推广应用"和"运用特色诊疗技术延缓慢性肾病进展的临床应用与推广"分别荣获重庆市科学技术奖励大会"市科技进步二等奖"和"市科技进步三等奖"。综上所述，科技创新已成为重庆市中医药事业发展的内在驱动力。

七　重庆市中医药信息化建设情况

中医药信息化建设指利用信息技术手段，推进中医药领域实现数字化、网络化和智能化发展，包括中医药信息平台、中医药电子健康档案、中医药智能诊疗支持系统建设等方面。

近年来，重庆市卫生健康信息化建设水平持续提升。首先，全市已建成"卫生健康云"基础体系，实现市、县（区）两级全民健康信息平台与公立医院实时监测全覆盖；其次，重庆市实施"互联网+医疗健康'五个一'服务"行动，依托全民健康信息平台完善以中医电子病历、电子处方等为重点的主题数据库，鼓励依托医疗机构发展互联网中医医院，开发中医智能辅助诊疗系统，推动开展线上线下一体化服务和远程医疗服务。迄今为止，重庆市已初步建成覆盖全市、统一的"120"调度指挥信息系统，共建成"智慧医院"44 个、"互联网医院"33 个，并不断对信息人力资源配置、信息管理制度以及信息化统一建设标准进行优化改善。

在充分运用互联网、物联网、大数据、人工智能、5G 等新技术的条件下，逐步建立与全民大健康管理规划相适应的区域医疗信息数据平台，促进互联网与中医药服务深度融合，提高中医药服务的质量和效率，让更多人享受到中医药带来的健康福利。

八　重庆市中医药文化传播与对外交流

中医药的哲学体系、思维模式、价值观念与中华优秀传统文化一脉相承，是中华民族智慧的结晶，早已融入中国人的社会生活。传承创新中医药文化，是弘扬中华优秀传统文化、推动中医药传承创新发展的实践需要。

重庆市积极收集整理中医药传统知识，对民间的中医药验方进行筛选收集，并建立相应的中医药传统知识数据库，加强对民间中医特色技术、传统医药类非物质文化遗产项目的整理和活态传承，积极推动国家中医药传统知识数据库和名录的纳入保护工作。实施中医药文化弘扬工程，启动《重庆市中医药志》新修工作，深化中药炮制技术传承基地建设。广泛开展中医药文化主题宣传。2023 年 7 月 13 日重庆市中医药文化进校园工作推进会暨《全国中小学中医药文化知识读本》修订研讨会召开。研讨会指出重庆目前已建设中医药文化进校园示范学校 10 所，在 200 多所中小学举行了中医药文化进校园活动，推动了重庆中医药文化进校园工作的走深走实，进一步丰富了中医药文化进校园形式。2023 年 7 月 30 日，以"弘扬中医药文化，共享健康生活"为主题的重庆市中医药文化传播暨"中医药文化服务月"主题宣传活动成功举行。截至 2023 年 3 月，已新建市级中医药文化体验场馆 10 个、中医药文化知识角 3 个。2022 年 9 月，《重庆市中医药发展"十四五"规划》发布并强调，在未来几年要积极开发文化知识精品课程，推出中医药文学、影视和网络视听等优秀作品 20 个，培养文化科普巡讲专家 70 名，继续办好"名中医到社区"等中医药健康知识传播活动，持续开展公民中医药健康文化素养水平监测，推动优秀中医药文化贯穿国民教育始终。加强中医药文物古迹保护，鼓励各地充分整合现有资源，大力支持中医药博物馆、展览馆、文化馆等公益设施建设。截至 2023 年 7 月，全市居民中医药文化素养水平达到 26.2%，居全国第 6 位。

同时，重庆市十分注重中医药文化的对外交流。探索推进成渝地区双城经济圈中医药一体化发展，推动共建国家中医临床研究基地、中医药领域重点实验室，加强中医药对外合作及中医药信息资源共建共享。支持成渝两地中医医院联合组建中医医共体，构建辐射西南的中医医疗服务集群。针对海外传播，重庆市将促进"一带一路"主要国家和地区的中医药发展作为重要内容。2023 年 7 月 17 日，举行"新加坡·重庆周：重庆中医药新加坡

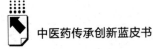

行"活动，与新加坡同济医药研究院合作，并为之开设中医药继续教育课程，设立全国名中医张西俭传承工作站。同时，《重庆市中医药发展"十四五"规划》指出，要进一步深化中国（重庆）—新加坡中医药国际合作基地、中国（重庆）—巴巴多斯中医药中心建设，鼓励中医药企事业单位建设海外中医药中心。支持中医药机构与海外科研机构、高等院校共同建设实验室、研究中心，开展科技合作项目。支持中医药类产品海外注册。鼓励符合相关标准的高等院校按照国家有关规定招收具有中医药学历的留学生。鼓励利用国际性展会等涉外活动开展中医药传统文化推广活动，推动中医药文化对外传播与交流。

九　重庆市中医药传承创新发展的问题与思考

为更好地满足人民群众的健康需求，重庆市中医药发展仍需要补齐一些短板。

（一）中医药医疗资源配置不均衡、发展不充分

重庆市中医药事业发展存在优质医疗资源总量不足、分布不均衡的情况，中医药在治疗未病、重大疾病以及疾病后期康复方面作用尚不显著。一些综合医院、专科医院中医药服务逐年弱化，部分中医医院特色不明显，中医医疗机构基本建设、人才储备、教育教学等还不适应传染病防控的迫切需要。县级中医医院基础设施条件普遍弱于同级综合医院，部分未达到国家标准，基层医疗卫生机构的中医资源更加匮乏。

（二）中医药资源市场环境欠缺规范化发展机制

重庆市中医药产业发展过程中仍然存在中药材种植专业化水平不高、产业科技化程度不高、中药材流通溯源体系不健全、中医药市场监管力度不足等问题。第一，重庆市中药材种植专业化水平不高，以致中药材质量参差不齐、农药残留超标等问题较为突出。第二，重庆市中医药企业数量少、规模

小、拳头产品少、高附加值产品不足、企业资金有限导致产业科技化程度不高,制约中医药产业发展。第三,重庆市拥有丰富的中药材资源,与澳门、新加坡等地中医药贸易往来频繁,但中药质量的安全监管体系,中药材、中药饮片等生产流通溯源体系等,还有待进一步完善。第四,中医药市场监管仍存在售制假冒伪劣产品、虚假夸大宣传、价格不透明等问题。这些问题影响了中医药产业的形象和信誉,需要政府和相关部门加大监管和执法力度,保障消费者权益。

总体来看,中药材产业发展水平有待进一步提升,管理审批机制、科学技术创新体系、评价体系和管理体制依然不适应中医的发展要求。政府、学界、行业协会等多方需要合作,以推动中医药事业的健康快速发展。

(三)中医药创新性融合发展不足

当前,重庆中医药与人才、文化和科技的创新性融合发展还存在不足。重庆市大力培育人才队伍、遴选国医名师、完善中医药教学体系,但依然难以适应中医药事业的发展要求。首先,学生难以将书本上的理论知识运用于临床实践;老中医药专家师带徒、中青年专家跟师学习等中医药特色人才培养方式适合中医人才培养,但远不能满足重庆市中医药领域的人才需求,加之激励保障机制不够健全,难以吸引年轻人沉下心来努力打磨自身技艺。其次,对巴渝中医药文化精髓的挖掘仍不足,对基于经典名方、名著古籍以及医疗机构中药制剂的中药新药等未能进行创造性转化和创新性发展,中医药新药开发模式尚未建立统一标准。最后,当前的中西医结合、疫病防治、科研创新以及中医药信息化水平仍不能满足中医药传承创新发展的需求。

十　重庆市中医药发展展望

(一)政策保障坚定有力,中医药服务体系不断健全

政策引导为中医药事业发展指路引航。"十三五"期间,重庆市中医药

事业发展环境持续优化，培育打造了万州、涪陵、永川、江津等中医区域医疗中心，完善中医药服务体系，提升中医药服务能力，进一步夯实科技创新和人才队伍等发展基础。自"十四五"以来，重庆市政府积极推动中医药事业发展，先后发布了《重庆市大健康产业发展"十四五"规划（2021—2025年）》《重庆市中医药发展"十四五"规划》等一系列政策文件，以期进一步提高中医治疗水平，促进生物医药产业发展，强调中西医结合发展，培养新一代中医药高水准人才。

《重庆市中医药发展"十四五"规划》提出，重庆市政府将中医药融入全市经济社会发展大局，完善与中医药发展相关的政策法规和规划布局，构建具有重庆特色和优势的中医药支撑体系与治理体系，全面落实"一区两群"协调发展要求，立足产业发展基础和资源要素条件，因地制宜布局大健康资源，加快跨区域要素流动，打通产业链上下游，构建"一核引领、一环辐射、两带协同"的总体发展格局。

（二）打造中医服务诊疗新模式，不断提升中医药服务能力

完善当代中医医疗服务体系，提升医疗服务质量，提升群众就医体验是全面提升重庆市中医药服务水平的重要路径。"十四五"期间，重庆市卫生健康系统在市委、市政府的坚强领导下，全力推动"健康中国"重庆行动，不断丰富中医医疗资源，全市中医医疗机构数、中医医院床位数及中医药人员数量有明显增长，人民就医需求得到保障。重庆市深入开展"名院、名科、名医"建设，建成一批高水平研究型医院，打造一批竞争力强的知名专科，依托市中医院、永川区中医院和有关区县中医院，加强中医特色医院、国家区域诊疗中心（中医）和中医重点专科建设，各级各类中医医院逐渐覆盖全市各区县。譬如重庆市垫江县中医院作为西南地区首家县级国家三级甲等中医医院，始终坚持"姓中"定位，对疑难杂症第一时间采用中医药治疗；大足区中医院对住院患者实施中药内服、中医外治、中医康复以及治未病的中医诊疗新模式，发挥中医专属特色优势，推动中医药服务能力稳步提升。

同时，"智慧医疗"概念也逐渐融入中医药事业，重庆市 14 家医院将建立中医药大数据产学研实践基地，推动智慧中医药一体化服务平台在重庆落地应用。智慧中医药一体化服务平台将中医药与大数据和人工智能技术相结合，通过中医辨证论治智能辅助诊疗技术，加快提升基层中医药服务能力。

（三）加强人才队伍建设，增强中医药传承创新能力

致天下之治者在人才。人才队伍是事业发展的基石，为加强中医药人才队伍建设，重庆市在不断进行探索与创新。

2019 年，重庆市卫生健康委、重庆市中医管理局联合发布了《重庆市 2019 年中医工作要点》，正式启动"中国中医科学院名医传承计划"，选拔师从全国著名中医药专家的中医药骨干学经典、做临床，积极"招贤纳才"，为后续《重庆市"巴渝岐黄工程"行动计划》的印发和实施奠定良好的基础，为重庆市中医药传承创新能力的提升提供了更多可能性。在中医药教育方面，重庆市紧跟时代步伐，不断完善人才培养体系，建立以高层次人才培养基地为引领，骨干人才与基层人才培训基地为补充的中医药培训服务体系，设立重庆市中医药学院、21 个中医药重点学科建设点等，以此满足重庆市中医药领域对高层次人才的需求。

（四）全方位助力中医药事业发展

中医药事业的发展，首先离不开中医药文化自信。巴渝中医药文化作为中国中医药传统文化的重要组成部分，其核心价值观与社会主义核心价值观一脉相承。为更好地普及中医药文化内涵，营造珍视、热爱、发展中医药的社会氛围，重庆市积极推动"健康渝中建设"，坚持举办知识技能竞赛、区县中医药文化大型主题活动，并鼓励中医药文化进校园、推出"一分钟说中医"活动，举办"渝见中医药"微视频大赛等，掀起巴渝中医药传播新高潮。其次，重庆市中药材资源丰富，中医药扶贫产业发展势态良好，中药材产业扶贫示范基地试点单位及定制药园试点单位带动当地经济实现新的增

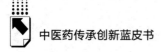
长。重庆市在打造网红旅游景点的同时，也在利用自然资源优势，开发长寿五华山、武隆仙女山、丰都南天湖等中医药康养旅游业，与新加坡、澳门频繁开展中医药贸易交流，全方位助力重庆市中医药事业发展。

参考文献

［1］《重庆市中医药发展"十四五"规划》，重庆市卫生健康委员会网站，https：//wsjkw.cq.gov.cn/zwgk_242/fdzdgknr/ghxx/qygh/202209/t20220914_11107715.html。

［2］《重庆卫生健康统计年鉴·2022》，重庆市卫生健康委员会，http：//www.wsjkw.cq.gov.cn/zwgk_242/fdzdgknr/tjxx/sjzl/ndzl/202212/W020230329604980860655.pdf。

［3］《2022年重庆市卫生健康事业发展统计公报》，重庆市卫生健康委员会网站，https：//wsjkw.cq.gov.cn/zwgk_242/fdzdgknr/tjxx/tjfx/202306/t202306 06_12036498.html。

［4］《重庆1040个社区卫生服务中心和乡镇卫生院能提供中医药服务》，重庆市人民政府网站，https://www.cq.gov.cn/ywdt/zwhd/bmdt/202201/t20220126_10343016.html。

［5］《2022年重庆市"'渝'见中医药"微视频大赛获奖名单》，重庆市卫生健康委员会网站，https：//wsjkw.cq.gov.cn/zwgk_242/zxgk/202209/t20220922_11132259.html。

［6］《重庆启动"巴渝岐黄工程"行动计划》，中国中医药网，https：//cntcm.com.cn/news.html？aid=166833。

［7］衡敬之、徐正东：《四川某地区中医药传承创新发展问题与对策》，《中国医院》2023年第2期。

［8］《重庆中医药学院来了首批规划设置6个本科专业》，重庆市人民政府网站，https：//www.cq.gov.cn/ywdt/jrcq/202305/t20230529_12004648.html。

［9］《健全服务网络 提升服务能力 注重人才培养 重庆中医药在传承与创新中发展》，重庆市人民政府网站，https：//www.cq.gov.cn/ywdt/zwhd/bmdt/202010/t20201020_8628310.html。

［10］《重庆市2023年中医药工作会议召开：加快推进全市中医药高质量发展》，重庆市卫生健康委员会网站，https：//wsjkw.cq.gov.cn/zwxx/bmdt/zyhd/202303/t20230323_11803566.html。

［11］《重庆出台关于促进中医药传承创新发展的实施意见》，重庆市农业农村委员会，http：//nyncw. cq. gov. cn/zwxx_ 161/ywxx/202010/t20201020_ 8045406_wap. html。

［12］《"新加坡·重庆周：重庆中医药新加坡行"在新加坡成功举办》，重庆市卫生健康委员会网站，https：//wsjkw. cq. gov. cn/zwxx/bmdt/zyhd/202307/t20230717_ 12157442. html。

Abstract

Inheritance, innovation and development of traditional Chinese medicine (TCM) is an important part of socialism with Chinese characteristics in the new era. Objectively evaluating the regional competitiveness of traditional Chinese medicine possesses great significance for the inheritance and innovative development of traditional Chinese medicine. This book is the fourth in a series of "Blue Book of Innovation and Development of TCM". Based on the seven-in-one basic theory of the TCM development, it evaluates the regional development of TCM in China from 7 dimensions with 47 index: TCM medical service, TCM industry, TCM health care, TCM education, TCM technology, TCM culture and foreign exchange, and TCM policy. The sub reports mainly focus on the three sectors of education, technology, and talents of traditional Chinese medicine. Adhering to three parts of priority of education development, technological self-reliance and self-improvement, and talent leadership drive, which are integrated and each has its own focus, forming the basic theory of the "trinity" of traditional Chinese medicine. This book evaluates the education, technology, and talent of TCM in each region, and therefore analyzes the comprehensive level and differences of the "Trinity" development of TCM in different regions. In addition, this book also summarizes the researches on the disease burden of diabetes in Guangzhou based on the ICD - 11 traditional medicine chapter, and the development and practice of traditional Chinese medicine medical insurance payment methods in China. The updates of research on the influence index of TCM culture, and detailed discussion of the innovation and development status of

TCM in Shanghai and Chongqing are included in this book as well.

Keywords: Traditional Chinese Medicine (TCM); TCM Education; TCM Science and Technology; TCM Talent

Contents

I   General Reports

Abstract: The 20th CPC National Congress put forward that education, science and technology, and talents are the basic and strategic support for the all-round construction of a modern socialist country, we should "Thoroughly implement the strategy of rejuvenating the country through science and education, the strategy of strengthening the country through talents, and the strategy of innovation-driven development," and "Accelerate the construction of a strong country through education, science and technology, and talents." . Based on the "Trinity" of Chinese Medicine Education, Chinese Medicine Science and Technology, and Chinese Medicine Talents, the report uses Delphi method to establish indicator weights, using national statistical industry data, the provincial competitiveness of Chinese Medicine Education, Chinese Medicine Science and Technology, and Chinese Medicine Talents was assessed using a comprehensive evaluation analysis method, and the developmentstatus in 2021 was compared with that in 2020. The evaluation results show that the eastern region of our country is more competitive in the innovation inheritance of Chinese medicine education, science and technology and talents, with the highest overall score and ranking. The evaluation results of the central region are relatively balanced, the Western Region performs well in the development of talents. The implementation of the policy of strengthening province of Chinese medicine can promote the inheritance and innovation of Chinese medicine, but the effect is not obvious in education, science and technology and talents. Two-year comparison found that out of 31 provinces (regions, cities), 20 had changed their rankings. The development of Chinese Medicine Education, Science and Technology and Talents should adapt to local conditions, formulate strategic plans in line with local characteristics and needs, and enhance policy support, make Chinese Medicine science and technology, education and talents to achieve mutual promotion.

Keywords: Traditional Chinese Medicine (TCM); Inheritance and Innovation; Provincial Competitiveness

B.2 Report on Inter-provincial Competitiveness of
Traditional Chinese Medicine

Zhang Jianhua, Zhou Shangcheng, Pan Huafeng,
Liang Shanshan and Ma Haiyan / 020

Abstract: Based on the Seven-in-one constitution theory of traditional Chinese medicine (TCM) and performance evaluation theory of health system, this report defined the weight of each evaluation index by Delphi expert consultation method, and made comprehensive evaluation on the inter-provincial competitiveness of traditional Chinese medicine in China using national statistical data of traditional Chinese medicine field. The results showed that, in 2021, the eastern region ranked the highest in the TCM Inheritance, innovation and development, followed by the central region and the western region. And the average rankings of the eastern and central regions have both increased compared to

2020. The policy of strengthening province of TCM is beneficial to the development of Chinese medicine, but its influence in Chinese medicine medical service is not obvious. Compared with the 2020 ranking, 10 provinces (autonomous regions and municipalities) have declined in the 2021 ranking, while 9 provinces (autonomous regions and municipalities) have risen in the ranking. This report points out that the development of traditional Chinese medicine in our country has certain regional characteristics. In addition to promoting the development of Han medicine culture, we should also vigorously support and inherit ethno-medicine, therefore to enhance the cultural influence of Chinese medicine, and promote public acceptance of traditional Chinese medicine.

Keywords: Traditional Chinese Medicine (TCM); Inheritance and Innovation; Provincial Competitiveness; Contrastive Analysis

II Sub Reports

B.3 TCM Education Evaluation Report in China

Zhou Shangcheng, Li Chengcheng and Li Zhenglong / 104

Abstract: Traditional Chinese medicine (TCM) education is an important component of China's higher education and the foundation for ensuring the high-level, healthy, and sustainable development of traditional Chinese medicine. This report evaluates the current development status of traditional Chinese medicine in various provinces (autonomous regions, municipalities directly under the central government) of China based on six indicators: numbers of current graduate and undergraduate students in traditional Chinese medicine of higher education institutions, the construction of key disciplines under the National Administration of Traditional Chinese Medicine, the number of talents awarded the title of National Famous TCM Experts, the number of advantageous characteristic education and training bases in traditional Chinese medicine, and the number of standardized training bases for resident Chinese medicine physicians. Result: The top 5 provinces (autonomous regions, municipalities) in education evaluation in

2021 were Beijing (96. 11 points), Guangdong (77. 51 points), Tianjin (77. 20 points), Shandong (76. 61 points), and Hunan (76. 48 points) . The trend of ranking traditional Chinese medicine education evaluation scores in various provinces (autonomous regions, municipalities) shows that the ranking situation in 2021 remains stable compared to previous years. The average ranking of the eastern region is 10. 09, ranking the first among the three regions; The average ranking of the western region is 21. 17, ranking the last among the three regions; The average ranking of the central region is 16. 38, which is at the middle level. Conclusion: There is still a certain degree of disharmony and inconsistency in the development of traditional Chinese medicine education in the same province (autonomous region, municipality) . Therefore, in the process of developing traditional Chinese medicine education, especially talent cultivation, each province (autonomous region, municipality) should start from basing on itself, clarify its positioning, comprehensively improve from multiple dimensions, apply both hard and soft measures, to improve its level of traditional Chinese medicine education comprehensively. Furthermore, the regional differences in the development of traditional Chinese medicine education still exist. The level of traditional Chinese medicine education in the central and western regions still needs to be given more attention and increased financial investment.

Keywords: Traditional Chinese Medicine Education; Colleges and Universities; Regional Comparison

B . 4   TCM Technology Evaluation Report in China

Pan Huafeng, Zhou Shangcheng, Zhang Jianhua and Gao Jing / 148

Abstract: This report selects four indicators from the perspective of input and output: "Total funding for TCM project approval per 10000 population," "Number of TCM academic papers published", "Number of TCM patents granted," and "Number of TCM project approval." The Delphi method is used for expert consultation to determine the weights of each indicator, and to calculate

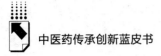
the scores and rankings of TCM scientific and technological capabilities of 31 provinces (cities, districts), and longitudinal comparison was conducted on the absolute numbers and scores from 2018 to 2021, in-depth analysis was conducted on the regional differences in the innovation capacity of TCM technology and the annual change trends influenced by policies. A summary analysis and elaboration were also conducted on the construction of national TCM technology projects in some provinces from 2019 to 2021. Beijing maintained a stable leading advantage inthe four indicators and total scores of TCM technology capability evaluation from 2018 to 2021, with the top five provinces including Guangdong, Sichuan, Shandong, and Shanghai. In 2021, among the top 10 provinces (regions, cities), there are 6 eastern provinces (regions, cities), including Beijing, Shanghai, Jiangsu, Zhejiang, Shandong, and Guangdong provinces, 2 central provinces (regions, cities) (Henan and Hunan provinces), and 2 western provinces (regions, cities), namely Sichuan and Shaanxi provinces. The average score of the eastern regions is higher than that of the central and western regions, maintaining the same leading advantage as in 2020. Compared with the regional comparison results in 2020, it was found that except for a slight decrease in the average score of the eastern region compared to 2020, the average score of the western and central regions has also increased to some extent compared to 2020. Among the 8 provinces (regions, cities) that have demonstrated forward ranking changes compared to 2020 in 2021, 6 of them have proposed the goal of building a "strong province of TCM", and 8 have proposed the "14th Five Year Plan" for the development of TCM in their respective provinces. The 20 provinces (regions, cities) that proposed the goal of building a "strong province of TCM" before 2021 are ahead of those that did not propose the goal of building a "strong province of TCM" in terms of four indicators and average total score ranking. Actively promoting technological innovation in TCM is an important measure to promote the development of TCM and achieve the strategy of revitalizing the country through science and technology. This report believes that based on the national and provincial (regions, city) "14th Five Year Plan" for TCM and relevant favorable policies, with the leading and driving forces of

advantageous provinces in TCM technology such as Beijing, Guangdong, and Sichuan, the development of TCM technological innovation in China will have a bright future.

Keywords: Traditional Chinese Medicine; Technology Innovation; Regional Comparison

B.5   TCM Talent Evaluation Report in China

Zhang Jianhua, Zhou Shangcheng, Chen Huijing,

Chen Xiangru and He Kaiyue / 197

Abstract: This report focuses on six indicators of China's TCM talent resources, namely, the total number of TCM personnel in healthcare institutions, the number of TCM practitioners per 1000 population, the number of TCM hospital health technicians per 1000 population, the proportion of TCM pharmacists to pharmacists in TCM hospitals, the number of consultations per capita per day, and the number of inpatient bed-days per capita per day. It also analyzes the development trend of Chinese medicine talents from 2017 to 2021, and evaluates the overall development status of China's TCM talents by comparing the amount and distribution of Chinese medicine talents among 31 provinces (autonomous regions and municipalities), among the three major regions, and among the provinces (autonomous regions and municipalities) that have or have not proposed the goal of constructing a "strong province of traditional Chinese medicine". The results show that in the past five years, the scale of Chinese medicine talents in China has been continuously expanding, the development structure of Chinese medicine talents has been optimized, and the clinical efficiency and quality of Chinese medicine talents have been improving. However, there is still more room for upward movement in the construction of high-level Chinese medicine talents. In the future, it is still necessary to accelerate the construction of Chinese medicine talents and promote the revitalization and development of Chinese medicine with high-quality talents.

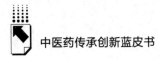
Keywords: Chinese Medicine Talent Resources; Strong Chinese Medicine Province; Inter-provincial Comparison

III Special Reports

B . 6 Research on the Disease Burden of Wasting Thirst Disorder in Guangzhou Based on ICD−11 Traditional Medicine Chapter

Zhou Shangcheng, Zhao Lanhui and Zhong Ailin / 241

Abstract: Objective to estimate the burden of wasting thirst disorder in Guangzhou based on the classification of diseases and syndromes in the ICD −11 chapter of traditional medicine. From the perspective of statistical analysis, explore new methods that not only meet the characteristics of traditional Chinese medicine, but also integrate with the development of medical and health systems around the world, to provide support and reference for local evaluation and decision-making of traditional Chinese medicine. Methods Using the comprehensive theory of Global Burden of Disease (GBD), we calculated the early death life loss (*YLL*), Year Lived with Disability (*YLD*), and Disability Adjusted Life Year (*DALY*) of diabetes in Guangzhou, and evaluated the disease burden of Wasting thirst disorder in Guangzhou. Results The total number of disability adjusted life years (*DALYs*) caused by Wasting thirst disorder in Guangzhou was 320984 *DALYs*, and the rate of *DALY* was 33. 66 ‰. The standardized *DALY* rate was 27. 91 ‰. Among them, Shangxiao was 6465 *DALYs*, and the *DALY* rate is 0. 68 ‰; Zhongxiao was 185061 *DALYs*, with a *DALY* rate of 19. 40 ‰; Xiaxiao is 113378 DALYs, and the *DALY* rate is 11. 89 ‰; Xiaokejue was 16080 *DALYs*, and the *DALY* rate was 1. 69 ‰. Conclusion The burden of Wasting thirst disorder in Guangzhou is heavy, and it is necessary to strengthen the prevention and treatment of Wasting thirst disorder with traditional Chinese medicine for key sub categories and key populations. Using TCM disease classification to calculate disease burden can make the results more consistent with the actual situation of TCM. In the future, the use of ICD−11 and national standards for TCM should be further improved and promoted.

Keywords: Wasting Thirst Disorder; ICD−11; Disease Burden; Disability Adjusted Life Years

B.7　Development and Practice of Payment Mode of TCM Medical Insurance

Zhou Shangcheng, Li Qianxin, Zhou Jingjing,

He Kaiyue and Liu Ailing / 260

Abstract: Traditional Chinese medicine is a discipline that gathers Chinese civilization and national wisdom. In the long history of Chinese civilization development, it provides health promotion and maintenance of the whole life cycle for the masses and individuals, and is China's unique medical resources. However, there are few TCM diagnosis and treatment items included in the existing TCM medical institutions, the distribution and pricing of TCM service items are unreasonable, the value of TCM medical personnel's technical labor service cannot be reflected, the phenomenon of TCM hospitals becoming increasingly westernized is obvious, and TCM lacks an effective incentive mechanism for medical insurance payment, so the inheritance and innovation development of TCM is in trouble. Starting from the current medical insurance payment method, this report introduces the theory of payment by disease, and the practice of payment by disease points based on big data at home and abroad according to the relevant groups of disease diagnosis. This report summarizes the development status and research progress of TCM medical insurance payment at home and abroad, and summarizes the national policy guidance direction of TCM medical insurance payment reform in recent years and the exploration situation of local cities. On the basis of the summary of experience, it is expected to carry forward the past, explore the medical insurance to promote the inheritance and innovation of traditional Chinese medicine, promote the reform of the payment method of traditional Chinese medicine, improve the payment policy suitable for the characteristics of traditional Chinese medicine, and promote the development of Chinese medicine services.

Keywords: Traditional Chinese Medicine; Medical Insurance Payment Method; Diagnosis Related Groups; Diagnosis Intervention Packet

B.8 Index Research on the Influence of Traditional Chinese Medicine Culture from 2005 to 2021

—Analysis Based on Index Calculation Model

Rao Yuanli, Yan Zhilai, Zhai Zihui, Zhang Ruiqi and Guo Zhao / 276

Abstract: ObjectiveIn order to compare the index difference of the influence of TCM culture in different provinces and test the overall achievements of the construction of TCM culture, so as to provide reference for the construction of TCM strong province. Methods We selected Indicators from three dimensions of academic, service and social news. We collected the total number of patients and inpatients in TCM hospitals disclosed by the sanitary administrative organs, as well as the number of papers and the number of news reports on TCMfrom 2005 to 2021. The index calculation model was adopted to obtain the influence index according to different evaluation weight. *Results*From 2005 to 2021, the cultural influence index of TCM will fluctuate and rise, with an average annual growth rate of 12.174%, reaching a peak in 2020. In 2021, the cultural influence of traditional Chinese medicine in Beijing, Guangdong, Henan and other provinces will be among the top. From 2020 to 2021, the ranking of Chinese medicine cultural influence in 1/3 of provinces (municipalities directly under the central Government) will change, and the change range is small. There are obvious differences in regional influence index. The difference between provinces is mainly reflected in two indicators: the amount of medical treatment and academic ability. Conclusion to enhance the cultural influence of traditional Chinese medicine, local governments should focus on enhancing the influence of traditional Chinese medicine services and academic influence, strengthen the brand effect of traditional Chinese medicine, enhance patients' perceived value and trust in traditional Chinese medicine services, form a collaborative system of production, study and research, and improve the evaluation of the output indicators of traditional Chinese medicine academic achievements.

Keywords: Index Calculation Model; Cultural Influence; Traditional Chinese Medicine

IV Case Reports

B.9 Report on Inheritance and Innovation of Traditional Chinese Medicine in Shanghai

Huang Ping, Zhang Jing, Wang Gang, Liu Yi and Zhang An / 291

Abstract: This report discusses the inheritance and innovation of Traditional Chinese medicine in Shanghai in seven aspects: service system, service capacity, scientific and technological innovation, resource allocation, cultural development, informatization and external exchanges. The report summarizes the policy support and achievements of inheritance and innovation in the development of TCM in Shanghai during the 13th and 14th Five-Year Plan periods. Research has shown that Shanghai Traditional Chinese Medicine adheres to inheriting and promoting the unique advantages of Shanghai style traditional Chinese medicine, and has formed a development path of traditional Chinese medicine with Shanghai characteristics, further enhancing the people's sense of identification and acquisition of traditional Chinese medicine.

Keywords: Traditional Chinese Medicine; Inheritance and Innovation; Shanghai

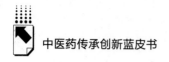
B.10　Report on the Status and Prospects of Chinese Medicine

　　Development in Chongqing

Liu Weiwei, Pu Yang, Zhou Ying, Ren Yi and Chen Yong / 322

Abstract: This report analyzed the policy and development of TCM
(Traditional Chinese Medicine) inheritance and innovation in Chongqing Municipal
Province in ten aspects, including development overview, policy analysis, service
capacity, TCM industry, education and teaching, scientific and technological
innovation, informatization, external exchanges, future outlook, and issues and
thoughts on development. Since the 18th National Congress of the Party,
Chongqing Municipality Chinese medicine has been developing vigorously, the
policy environment has been optimized, the service system has been improved,
the service capacity has been greatly improved, and the scientific and technological
innovation and talent team has been further strengthened. Chongqing Municipality
to promote the education reform of Chinese medicine institutions, increase the
cultivation of Chinese medicine talents, high standards to build the Chongqing
Municipality of Chinese medicine talent team, the full integration of the city's
quality resources of Chinese medicine teaching and research to form the Chongqing
College of Traditional Chinese Medicine, to fill the blank of Chongqing
Municipal independence of Chinese medicine institutions of higher learning. In
addition, the power of science and technology innovation has been the inner
driving force for the development of the cause of Chinese medicine in Chongqing,
Chongqing Municipal health information technology construction in an orderly
manner, focusing on the foreign exchange of Chinese medicine culture. Explore
and promote the integrated development of Chinese medicine in the twin-city
economic circle of Chengdu-Chongqing region, promote the joint construction of
national Chinese medicine clinical research bases, key laboratories in the field of
Chinese medicine, and strengthen the external cooperation of Chinese medicine
and the common construction and sharing of Chinese medicine information
resources. However, the development of Chinese medicine in Chongqing
Municipality still needs to make up for and improve some short boards and

deficiencies, such as unbalanced allocation of medical resources in Chinese medicine, underdevel-opment, lack of standardized development mechanism for the market environment of Chinese medicine resources, and insufficient development of innovative integration of Chinese medicine.

Keywords: Traditional Chinese Medicine; Inheritance and Innovation; Chongqing

皮 书

智库成果出版与传播平台

❖ 皮书定义 ❖

皮书是对中国与世界发展状况和热点问题进行年度监测,以专业的角度、专家的视野和实证研究方法,针对某一领域或区域现状与发展态势展开分析和预测,具备前沿性、原创性、实证性、连续性、时效性等特点的公开出版物,由一系列权威研究报告组成。

❖ 皮书作者 ❖

皮书系列报告作者以国内外一流研究机构、知名高校等重点智库的研究人员为主,多为相关领域一流专家学者,他们的观点代表了当下学界对中国与世界的现实和未来最高水平的解读与分析。截至2022年底,皮书研创机构逾千家,报告作者累计超过10万人。

❖ 皮书荣誉 ❖

皮书作为中国社会科学院基础理论研究与应用对策研究融合发展的代表性成果,不仅是哲学社会科学工作者服务中国特色社会主义现代化建设的重要成果,更是助力中国特色新型智库建设、构建中国特色哲学社会科学"三大体系"的重要平台。皮书系列先后被列入"十二五""十三五""十四五"时期国家重点出版物出版专项规划项目;2013~2023年,重点皮书列入中国社会科学院国家哲学社会科学创新工程项目。

皮书网

（网址：www.pishu.cn）

发布皮书研创资讯，传播皮书精彩内容
引领皮书出版潮流，打造皮书服务平台

栏目设置

◆关于皮书
何谓皮书、皮书分类、皮书大事记、
皮书荣誉、皮书出版第一人、皮书编辑部

◆最新资讯
通知公告、新闻动态、媒体聚焦、
网站专题、视频直播、下载专区

◆皮书研创
皮书规范、皮书选题、皮书出版、
皮书研究、研创团队

◆皮书评奖评价
指标体系、皮书评价、皮书评奖

◆皮书研究院理事会
理事会章程、理事单位、个人理事、高级
研究员、理事会秘书处、入会指南

所获荣誉

◆2008年、2011年、2014年，皮书网均
在全国新闻出版业网站荣誉评选中获得
"最具商业价值网站"称号；
◆2012年，获得"出版业网站百强"称号。

网库合一

2014年，皮书网与皮书数据库端口合
一，实现资源共享，搭建智库成果融合创
新平台。

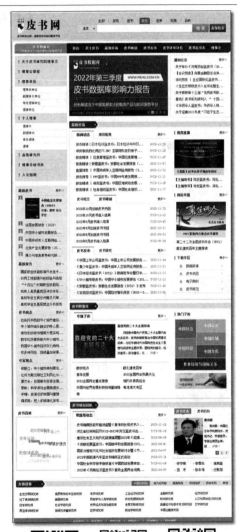

皮书网　　　"皮书说"　　　皮书微博
　　　　　微信公众号

权威报告·连续出版·独家资源

皮书数据库
ANNUAL REPORT(YEARBOOK)
DATABASE

分析解读当下中国发展变迁的高端智库平台

所获荣誉

- 2020年，入选全国新闻出版深度融合发展创新案例
- 2019年，入选国家新闻出版署数字出版精品遴选推荐计划
- 2016年，入选"十三五"国家重点电子出版物出版规划骨干工程
- 2013年，荣获"中国出版政府奖·网络出版物奖"提名奖
- 连续多年荣获中国数字出版博览会"数字出版·优秀品牌"奖

皮书数据库

"社科数托邦"
微信公众号

成为用户

登录网址www.pishu.com.cn访问皮书数据库网站或下载皮书数据库APP，通过手机号码验证或邮箱验证即可成为皮书数据库用户。

用户福利

- 已注册用户购书后可免费获赠100元皮书数据库充值卡。刮开充值卡涂层获取充值密码，登录并进入"会员中心"—"在线充值"—"充值卡充值"，充值成功即可购买和查看数据库内容。
- 用户福利最终解释权归社会科学文献出版社所有。

社会科学文献出版社 皮书系列
SOCIAL SCIENCES ACADEMIC PRESS (CHINA)

卡号： 199692759817
密码：

数据库服务热线：400-008-6695
数据库服务QQ：2475522410
数据库服务邮箱：database@ssap.cn
图书销售热线：010-59367070/7028
图书服务QQ：1265056568
图书服务邮箱：duzhe@ssap.cn

法律声明

"皮书系列"（含蓝皮书、绿皮书、黄皮书）之品牌由社会科学文献出版社最早使用并持续至今，现已被中国图书行业所熟知。"皮书系列"的相关商标已在国家商标管理部门商标局注册，包括但不限于LOGO（ ）、皮书、Pishu、经济蓝皮书、社会蓝皮书等。"皮书系列"图书的注册商标专用权及封面设计、版式设计的著作权均为社会科学文献出版社所有。未经社会科学文献出版社书面授权许可，任何使用与"皮书系列"图书注册商标、封面设计、版式设计相同或者近似的文字、图形或其组合的行为均系侵权行为。

经作者授权，本书的专有出版权及信息网络传播权等为社会科学文献出版社享有。未经社会科学文献出版社书面授权许可，任何就本书内容的复制、发行或以数字形式进行网络传播的行为均系侵权行为。

社会科学文献出版社将通过法律途径追究上述侵权行为的法律责任，维护自身合法权益。

欢迎社会各界人士对侵犯社会科学文献出版社上述权利的侵权行为进行举报。电话：010-59367121，电子邮箱：fawubu@ssap.cn。

社会科学文献出版社